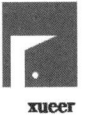
xueer

学而书坊 —— 学而时习之 不亦说乎

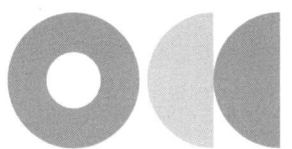

Solution-Focused Therapy

Theory, Research & Practice

(2nd Edition)

焦点解决治疗

理论、研究与实践

（第二版）

［英］阿拉斯代尔·詹姆斯·麦克唐纳 著

骆宏 洪芳 沈宣元 译

宁波出版社
NINGBO PUBLISHING HOUSE

Solution-Focused Therapy: Theory, Research & Practice (2nd Edition)
by Alasdair J. Macdonald
English language edition published by SAGE Publications of London, Thousand Oaks, New Delhi and Singapore, @ Alasdair J. Macdonald, 2007, 2011.

版权合同登记号：图字：11-2011-177 号

图书在版编目(CIP)数据

焦点解决治疗：理论、研究与实践 /（英）阿拉斯代尔·詹姆斯·麦克唐纳著；骆宏，洪芳，沈宣元译. — 2 版. —宁波：宁波出版社, 2020.8（2025.1 重印）
ISBN 978-7-5526-3777-9

Ⅰ.①焦… Ⅱ.①阿…②骆…③洪…④沈… Ⅲ.①精神疗法 Ⅳ.①R749.055

中国版本图书馆 CIP 数据核字（2019）第 291147 号

焦点解决治疗：理论、研究与实践
［英］阿拉斯代尔·詹姆斯·麦克唐纳　著
骆宏　洪芳　沈宣元　译

出版发行	宁波出版社
地　　址	宁波市甬江大道 1 号宁波书城 8 号楼 6 楼（315040）
网　　址	http://www.nbcbs.com
责任编辑	陈　静　张利萍
责任校对	谢路漫
印　　刷	宁波白云印刷有限公司
开　　本	787mm×1092mm　1/16
印　　张	19.5
字　　数	300 千
版　　次	2020 年 8 月第 2 版
印　　次	2025 年 1 月第 2 次印刷
标准书号	ISBN 978-7-5526-3777-9
定　　价	59.00 元

如发现印刷质量问题，请与出版社联系调换，电话：0574-87248279
版权所有，侵权必究

作者中文版序

我很高兴自己的书能够得到关注并被翻译成中文。

我相信焦点解决短期治疗是一种有着特别优势的方法。它已经被成功地应用在各个年龄层,并被用来解决各种各样的问题。与其他模式相比,它的治疗花费时间少,这对于个案以及卫生机构来说都很有价值。这一模式在不同的社会经济文化背景下也都显示了同样的效用。它意味着这种方法可以在卫生保健系统内、不同国家的不同种族人群中被广泛应用。焦点解决模式在工作领域及组织计划中也发挥了很好的效果。

按照我的观点,这些特点意味着焦点解决疗法非常适合于一个经济和政治都在快速发展的国家。

我要特别感谢骆宏博士以及杭州市五云山疗养院对我的工作表示了极大的兴趣。我还要感谢塞奇(SAGE)出版社的伦敦发行人 Hum Alexander,感谢所有的中文翻译者,感谢宁波出版社的陈静女士以及所有为出版本书付出辛劳的人。

Alasdair J macdonald

推荐序

这几年,在中国大陆,焦点解决短期治疗慢慢地被推广起来,也越来越被心理咨询界所重视,尤其受企业咨询与教育团体的欢迎。在台湾地区,焦点解决短期治疗已经推广了将近十五年之久,已是一个众所皆知的实用取向。由此显见,焦点解决短期治疗能与华人文化相容,也深具使用价值。

在推广任一咨询取向时,书籍是一个不可或缺的重要工具。本书是由英国实务经验丰富、投身于焦点解决治疗训练多年的Macdonald博士所撰写。这本书一经出版,即被我推荐为师大研究所焦点解决短期治疗课程的必读教材之一。过去,因爱好与培训的需要,我积极翻译了一些焦点解决短期治疗的基本导论及在学校、社区应用的初进阶段相关书籍,更觉得本书的应用价值极高。这本书,除介绍焦点解决短期治疗的基本精神与技术外,最可贵的是,清楚地说明了如何协助各种精神疾病患者以及如何在医院中工作,还包括了一些危机干预的案例与原则,真是一本不可多得的好书,也是在目前焦点解决短期治疗诸多应用于学校、企业、训练等相关领域中,唯一一本关于这些医疗主题的翻译专著。

骆宏博士之所以能独具慧眼地挑选本书进行翻译,除与其咨询和医疗背景的呼应之外,也因为他与Macdonald博士亦师亦友的关系联系了这译书的缘分;而他们相互密集的讨论,更造就了这本好书的翩然问世。

像我这样一位焦点解决短期治疗的狂热者,在台湾与大陆推广焦点解决短期治疗多年、翻译与著写许多本书籍之后,对引进又一本新的焦点解决短期治疗书籍感到相当高兴,但我更高兴的是能在大陆认识这位焦点解决短期治疗的狂热分子——骆宏博士。在与骆宏博士的合作中,我真正地体会到焦点解决短期治疗团队合作的愉快与意义。所以,对我来说,本书的诞生,除了把焦点解决短期治疗相关资讯介绍给华人世界，更是象征着更多华人世界焦点解决短期治疗爱好者的加入的美好愿望。让我们一起努力，相互激荡，共创美好奇迹。

台湾师范大学教育心理与辅导系教授　许维素

译者序

如果说 2003 年选择学习焦点解决治疗（Solution-Focused Therapy，以下简称 SFT）是受"功利心"驱动（被它的快速起效所吸引）的话，那么选择将 Macdonald 博士的著作翻成中文，则是被"认同"所驱动。

Macdonald 博士在焦点解决治疗专业领域可以说是一位多面手、实战派。他有精神科医生的背景，一直在一线工作，经验丰富；同时他还在英国圣马丁大学讲授焦点解决课程，有着丰富的教学经验；更为可贵的是，他还是一名焦点解决循证研究者，这也使得他的专业视野里始终有着一份严谨的科学态度。仔细阅读他的著作，这些特点会跃然纸上。

Macdonald 博士精心撰写的这本书，每章都有看点。学习 SFT 过程的种种困惑皆可从中寻解！

SFT "知易行难"，属于那种入门容易、精熟不易的咨询技术。Macdonald 博士用了两章加一个案例（前三章）完成了对 SFT 的框架性介绍。只用三章的篇幅似乎凸显了 SFT "简单易学"的特点。但在我看来，其中信息量很大，特别是整合了不少他个人的实践经验，值得学习者反复阅读。

很少有一种疗法会单独把咨询伦理作为整体的一部分来介绍，Macdonald 博士在第四章却选择了这个主题，十分独特！依我的理解，其意义聚焦在了 SFT 没有"副作用"的特点上。咨询伦理的根本是"尽可能地不伤害对方"，但当我们用一种理论假设去剖析当事人时，不正确、不适合就变得无法避免。焦点解决取向提供了一种新的解决之道，它最大化地践行了"尽量不造成伤害"的原则。

记得几年前，我曾经把 SFT 誉为"吸星大法"，以此形容这种疗法的兼容性。因为基于我的实践，所有的咨询起效因素皆可整合在 SFT 中运用。但这么说的理论依据,大部分却是在 Macdonald 博士关于 SFT 历史起源的章节(第五章)中找到。尽管 SFT 的先驱们一直声称焦点解决是没有理论依据的,但正如 Macdonald 博士总结的一样,它汲取了各种主流疗法的精髓。对咨询整合感兴趣的读者,可以在这里获得很多启发。

对老百姓来说,接受心理治疗首先要能相信"谈话真能解决问题"。面对这种需求,提出科学证据是我们不能回避的一个问题。Macdonald 博士一直十分关注这个命题。在他的个人网站上,他至今还在更新全球关于 SFT 的研究。第六章值得那些对此有责任感的治疗师拜读。

这两年,SFT 的译著在国内一下子热门起来,但大多以介绍疗法的理论和咨询技巧为主。Macdonald 博士精神科医生的身份,让他有机会把自己在精神卫生领域的大量工作心得拿出来与大家分享(第七至八章),而他作为管理项目负责人,又有不少 SFT 在工作领域应用的经验,特别是运用在冲突管理上(第九章),这也是他的这本书值得大家阅读的另一个重要理由。

如今每次谈及 SFT 的未来,我就会不由自主地想到 Macdonald 博士在本书结束语的一句经典:Every therapist is now either a solution-focused therapist or would like to be a solution-focused therapist(每个咨询师要不是一名焦点解决治疗师,就是想成为一名焦点解决治疗师)。初听这句话的时候,或许会让人感觉人总是站在什么山头就吆喝什么,但我相信如果你深谙 SFT 的理念,你会更加认同这种疗法背后的"人本"哲学思想,而这种充分尊重个案的理念一定能被不同疗法的每个治疗师所认同。

英式英语比美式英语难翻译。刚开始着手翻译的时候,维素老师就这么提醒我。事实的确如此,好在自己找到了一位非常好的导师。如果说华人世界里,谁是我最敬重的焦点解决大师,我一定会毫不犹豫地说:许维素。在五云山的一次工作坊中,我曾对学员说过:世界有茵素,华人有维素。我想以她对 SFT 的热爱和执着,这样的地位是当之无愧的!为了本书,我要感谢她几乎每天和我互通邮件,感谢她百忙之中给予我支持,翻译的过程已经让我感到功力提升。

洪芳老师、沈宣元老师一直是我的焦点解决的兴趣伙伴。在本书翻译的过程中,他们的建议和意见,他们对 SFT 的推崇和认同,也是激励我去做好这件事的动力之一。这本书也有我两位研究生的功劳,她们分别是张菌和周巧英。两位正在攻读心理学硕士,但本科却是天文学和英语专业。相信她们协助翻译的过程一定很艰辛,不过我想如果翻译帮助她们领会了SFT的精神,那将是她们最大的收获。

最后要提及的是我的爱人路星和女儿骆宜婕。她们不懂SFT,只是知道我的大量时间被它占据。我自认为是个书呆子,很少承担家务,空下来除了学习还是学习,如果没有爱人的包容和担待,可能很难去做自己喜欢的事情。而骆宜婕是我"焦点生活化"的对象。在和她的相处中,我运用了大量焦点解决思维,感谢她给我生活带来的无尽乐趣,正是这份乐趣推动着我去追逐更多的梦想!

杭州师范大学附属医院党委书记　　骆宏
杭州师范大学儿童青少年心理健康研究所所长

感谢西莉亚及我的同事们

推荐语

理想情况下,每一位渴望卓越的临床治疗师、督导师或培训师亦是一位拥有丰富临床实践经验且充满智慧和无条件关怀的人生导师或同伴。实践经验可以通过广泛阅读尽可能多的相关文献而得到弥补。本书就是这么一本具备丰富实践经验的非常有用且令你满意的著作!Macdonald 撰写的焦点解决实践技巧涉猎很多领域,读者将会发现这涵盖了临床、督导、教练和教育等方面,充满艺术性的陈述风格,简单直白地概括了当前时代下的焦点解决模式。

伊冯·多兰 伊利诺伊州芝加哥焦点解决短期治疗研究所主任

无论你在焦点解决治疗方面是一位专家还是一位菜鸟,这本书拥有你想要的一切。书中不仅阐释了焦点解决疗法是什么,而且介绍了其历史来源、与其他治疗方法的区别、应用领域,以及起效机制。此书的再次修订出版已充分说明了其价值所在。

朱迪思·米尔纳 焦点解决实践者(www.judithmilner.co.uk)

如果在治疗界中想要介绍焦点解决模式,或者对该领域的研究进展怀有浓厚兴趣,那么 Alasdair 这本再版的著作就是必要的参考读物。作者用治疗师与来访者之间小品文的方式向读者叙述焦点解决技术在治疗中的应用。史新的研究章节提供了对 SFBT 日益增长的证据基础的非常有益和当代的批判,提高了对未来研究的优势、局限及潜在方向的认识。

弗雷德·鲁迪克 高级讲师(心理健康研究)、注册精神科护士、一般注册护士、高级心理咨询师、坎布里亚大学咨询心理学硕士

焦点解决治疗：理论、研究与实践（第二版）

Alasdair Macdonald 的著作是对研究和了解焦点解决模式的重要资料。新版包括了所有最新的研究文献和分析，并为从严重的心理疾病到工作绩效的广大范围应用 SF 提供简洁和可用的途径。伦理道德的最新章节对共同的顾虑和未来前景提出了简洁又尖锐的评论。对 SF 模式的证据、研究和应用感兴趣的人都应该人手一本。真的。

马克·麦克高　MBA 博士，《焦点解决：教练和改变如此简单》(The Solutions Focus: Making coaching & change SIMPLE)作者、SFCT 和 SOLWorld 创始人之一

本书架构严谨、内容充实，以一种严肃的方式呈现了 SFT 的权威。该书几乎涵盖了所有应知内容，包括 SF 模式的历史概览、伦理道德、研究、设置和疑问等。这是一本非常值得推荐的著作。

科林·费尔森　英国谢菲尔德哈勒姆大学批判性思维名誉教授

介 绍

焦点解决短期治疗是20世纪80年代美国威斯康星州密尔沃基短期家庭治疗中心(Brief Family Therapy Center,以下简称 BFTC)的 Steve de Shazer 和 Insoo Kim Berg 夫妇发展起来的。他们都是社会工作者,早年在加利福尼亚州帕洛·阿尔托(Palo Alto)精神研究所一起学习和工作,这个地方也是策略治疗早期的发源地。婚后两位移居到密尔沃基,计划创立一个"中西部的精神研究所",并继续在自己的诊所开展研究,根据从来访者那里得到的治疗反馈完善短期治疗的方法。在这一过程中,他们渐渐地省略了许多传统心理治疗中没有实际效用的技术和方法。

他们工作的结果最终使得焦点解决短期治疗具有了与传统心理治疗许多的不同之处。前者的核心"理论假设"是:治疗目标应由来访者选择,而来访者本身拥有令他们做出改变的资源。焦点解决咨询模式,不再强调对既往经历的回顾。

焦点解决模式的会谈包含了许多特定的技术元素。为了帮助来访者达到"解决问题"的目的,问题和目标始终强调操作性定义。在会谈中,咨询前改变、问题的例外时刻、刻度化提问以及"奇迹提问",所有这些元素都把会谈的核心聚焦在有效的解决上。在一次会谈结束时,治疗师通常给予反馈,鼓励来访者进一步做出改变,布置的家庭作业往往是"做那些有效的事情"或者是"做一些和过去不一样的事情"来帮助维持改变。

在焦点解决模式中,以个人、夫妻或者家庭的形式展开都可以,来访者通常不会感到任何的强势,而过程往往是一次愉悦的享受。通常3~5次会谈就能取得明显的变化,而大约25%的来访者仅仅需要一次会谈。与其他治疗相比,问题存在的时间长短对于治疗并非十分重要。而药物治疗以及其他治疗也都可以与焦点解决治疗结合在一起使用。采用这种模式已被证明能够缩短住院或者等候治疗时间。甚至心理卫生工作者会发现这种方法大大地增加了他们面对当事人的信心。

关于作者

我的父亲是一名内科医生和精神分析师，这使得我早年就一直受到那些心理治疗思想的影响。在我的精神病学训练中，我学习了个体和团体的精神动力学治疗，并在苏格兰人类关系研究所学习精神分析课程以及接受个人成长分析，之后从学习系统家庭治疗到策略治疗，最后到焦点解决治疗。后来作为一名医疗主管，我一直在精神病学临床实践中采用焦点解决模式。

关于本书

这本书的目的在于提供入门级的介绍以及试图描述它在包括精神卫生、儿童保护以及职场咨询等诸多领域的应用。

治疗师常常有不太关注研究的倾向，然而如今不少发达国家越来越强调提供循证的治疗。这就意味着治疗师必须能够采用科学的方法来呈现治疗的效果。为此，这本书还包含了目前关于焦点解决模式的大量研究，其中包括了我们自己的研究（Macdonald，1994a，1997，2005）。本书对不少焦点解决思想产生的历史根源也一并做了探讨。

由于本书的范围包括了焦点解决模式在组织环境中的应用，我希望这对管理者和管理顾问在他们的管理实践中寻找有效的干预措施提供有用信息。

关于本书结构

1. **焦点解决治疗模式：第一次会谈**

   第一章主要介绍了这种模式的提出以及它的实践发展。这一章的核心是介绍这种模式的基本方法，特别是如何完成第一次会谈。其中包括了治疗过程，以及在实践中需要应用到的一些微观技巧。第一章和第二章的内容是英国圣马丁大学焦点解决短期治疗资质培训课程的讲义，其中包含了1997年以来培训学员所得到的反馈意见。

2. 焦点解决治疗模式：后续会谈

第二章主要介绍了完成第一次会谈后的休息过程以及如何给来访者提供反馈，其中详细地呈现了结构式反馈的过程。对后续会谈的策略也进行了详细的描述，并且提供了许多实际治疗会谈的对话示例，以及 SFT 在家庭治疗、夫妻治疗以及儿童青少年、学校治疗中的应用。

3. 个案分析

第三章包含了与一对夫妻第一次会谈的完整文字稿。妻子很少做家务活，丈夫常常外出喝酒。他们寻求帮助是为恢复他们对婚姻的满意度以及他们共有的生活。通过文字稿可以了解焦点解决模式在临床实践应用的特点。案例分析中还介绍了如何灵活应用前面两章所涉及的诸多技巧和方法。

4. 治疗中的伦理议题

第四章主要讨论在咨询和心理治疗实践中涉及的一些常见伦理道德问题。其中，有一些是共通的，适用于任何地方的心理治疗师，而有些只适合英国。主要参考的是英国焦点解决实践协会（the United Kingdom Association of Solution Focused Practice，UKASFP）和健康专业委员会的道德准则。在某些治疗方法上，还特别提出了其他问题。然后讨论了焦点解决短期疗法特有的伦理问题。

5. 焦点解决短期治疗的历史根源

焦点解决短期治疗常常被描述成一种与传统和诸多心理治疗方法十分不同的后现代治疗方法。然而，焦点解决短期治疗中的诸多元素却都能在已有的治疗方法中找到痕迹。了解和掌握这些对于实践、教授和发展该模式很有必要。第五章着重讨论了包括行为学派等现有学派和系统理论对焦点解决模式哲学假设的影响。

6. 焦点解决短期治疗的研究和循证依据

　　第六章提供了关于英语国家以及其他语言国家对焦点解决模式所开展的各种研究,所有的材料都放在心理治疗现状研究的层面进行了探讨,包括已有研究的不足。与其他治疗不同的是,已有研究显示,焦点解决短期治疗呈现出对各个社会阶层以及各类问题群体的广泛适用性。

7. 焦点解决短期治疗应用于精神卫生服务

　　焦点解决思想首先应用于精神卫生领域,并在这一领域开展了大量实践,所以本章综合了大量已有的实践,包括作者自身的实践经验。尽管各类疾病诊断与焦点解决短期治疗并不直接相关,但第七章还是按照焦虑、冲动行为、物质滥用、进食障碍、人格障碍等不同的疾病诊断讨论了该模式的应用。有关议题还包括自伤、自杀、家庭暴力、性异常以及儿童保护等。

8. 焦点解决模式应用于重性精神障碍

　　焦点解决短期治疗可以和许多其他治疗方法结合在一起使用,进而提高患者对治疗和药物的依从性。作者描述了自己以及其他从业者的工作经验,这些经验包括了对住院病人、康复病人的治疗。

9. 焦点解决模式应用于工作场所

　　第九章描述了管理人员如何将这一技术应用在危机管理,如何解决团队和组织冲突,还包括如何给予建设性批评。督导以及焦点解决反思团队都可以作为一种管理工具来提高管理效率。新方法的提出是为了处理更强大的既得利益集团将员工或客户置于压力之下的情况。"微观工具"代表了一种新的思考方式,即如何将简单的问题集与焦点解决的语言和态度结合起来,并在文中给出了一些例子。关于如何处理大型组织的一些想法也被包括在内。

10. 焦点解决模式的常见问题

在训练过程中，通常会对焦点解决模式提出一些反对和质疑。本章讨论了这种治疗模式中情绪的地位及其跨文化的显著效果。有时，焦点解决模式的工具不是首选，比如调查可能的滥用问题。有时，客户可以用另一种方法做得更好。尽管有共同因素的重要性，但在治疗方法上有许多不同的理论。理论并不是所有治疗方法的一个重要因素，这方面的问题也会进行讨论。

11. 焦点解决疗法的未来

培训和认证是目前英国官方对焦点解决模式和治疗规定的回应。培训和认证的现况在世界各地有很大的不同。目前在欧洲和其他地方的研究正在进行中。欧洲短期治疗协会就提供研究资助和传播研究成果以及未来可能的研究方向在本章中做了讨论。

附录

附录一　相关网站及网址

附录二　焦点解决模式如何治疗习惯性过度换气（一种类似焦虑的症状）

目 录 MULU

作者中文版序 / 1

推荐序 / 3

译者序 / 5

推荐语 / 9

介绍 / 11

第一章　焦点解决疗法模式（Ⅰ）：第一次会谈 / 1

第二章　焦点解决疗法模式（Ⅱ）/ 23

第三章　案例研究 / 47

第四章　治疗中的伦理议题 / 75

第五章　焦点解决短期治疗的历史根源 / 87

第六章　焦点解决疗法研究与循证依据 / 99

第七章　焦点解决短期治疗应用于精神卫生服务 / 135

第八章　焦点解决模式应用于重性精神障碍 / 163

第九章　焦点解决模式应用于工作场所 / 189

第十章　关于焦点解决模式的常见疑问 / 213

第十一章　焦点解决疗法的未来方向 / 223

附录一　常用链接及网址 / 233

附录二　过度换气：一种可治的"焦虑"症状 / 238

参考文献 / 245

索引 / 275

＊另一个案例研究可参考

www.sagepub.co.uk/macdonald

第一章

焦点解决疗法模式(Ⅰ):第一次会谈

内容提要

◇影响焦点解决疗法内涵的"理论假设"

◇初次会谈的结构

◇来访者的问题

◇会谈前的改变

◇目标

◇例外

◇刻度化

◇奇迹提问

◇总结

　　本章按照上述顺序描述和解释了焦点解决短期疗法中初次会谈的框架、谈话的逻辑顺序以及采用这种取向的原因。继本章探讨焦点解决模式的一些独特之处后,在第二章中还将介绍(咨询中)休息和后续会谈框架。

> 唯一需要的是：处在问题情境中的人着手做一些改变。
> ——Steve de Shazer《短期疗法中解决问题的关键》（1985，p.7）

Steve de Shazer 认为，心理治疗的本质是让来访者得到帮助，进而使他们的生活出现一些改变。根据心理研究所的实践经验，Steve de Shazer 意识到任何变化都可能是有益的，而唯一能确定的改变就是改变自己。在焦点解决疗法中，初次会谈是最重要的。对很多来访者来说，治疗效用的一大部分就体现在第一次会谈中。这与其他心理疗法很不一样，SFT 并没有过多地对既往史进行回顾，治疗过程在会谈之初就立即开始了。

在第一次会谈还没正式开始前，治疗师可以先与来访者一起谈论遇到的问题，注意当事人在治疗前已经做了些什么改变。然后聚焦于此时此刻，明确问题解决的目标和例外情况（指问题较不严重或没有问题的时候是怎样的情形）。这个过程可以利用 0~10 的刻度化评分来协助定义。同时，由于"奇迹提问"鼓励了创造性思维，也发掘了可能的未来，因此可以作为帮助来访者发展计划的一种手段。当治疗师着眼于当事人的优势、给予结构式回馈以及与来访者探讨下一步打算之后，第一次会谈就结束了。第二次和接下来的会谈相对来说形式更为简单，焦点主要集中在上次会谈后有什么进步以及接下来还要做什么。这种从过去到未来的会谈逻辑非常有用。本章和下一章将详细并举例描述这一会谈过程。

接下来所呈现的会谈过程都是根据我的临床经验和自 1997 年以来在圣马丁大学教授 SFT 课程所涉及的内容。学习了这些内容之后，从业者可以根据自己的情况对这些内容加以应用，进行调整或增补。然而，就像学习演奏一件乐器一样，在开始即兴创作前掌握基本技能是必需的。同时，保持会谈的流畅性也是颇为重要的。如果有人提到了奇迹、刻度化或者百分比，那么治疗师可以选择马上切入相应话题而非一定要遵循原有的谈话程序。有时候那些涉及目标或者刻度化的提问若已得到了充分探讨，"奇迹提问"便可以不用涉及或提出。当然，依据我的经验，运用"奇迹提问"总能引导来访者，让他们更多地谈谈过去未被谈及的那些对未来的美好预期。

影响焦点解决疗法内涵的"理论假设"

焦点解决疗法的核心假设是:治疗目标是来访者自己选择的,同时,来访者自己拥有做出改变的资源。治疗师通过与当事人的会谈互动促进那些具体的、细小的、积极的改变。治疗师把会谈的内容更多聚焦在探讨解决方法而非消除问题;聚焦在会出现什么新的改变而非阻止已经发生的事情。治疗师采取的是一种尊重来访者的、非指责与合作的态度,目的是朝着属于来访者参照框架(reference frame)内的目标前进。

焦点解决短期疗法不强调对既往史的收集。然而,若是某个故事之前从未被提及,那么在继续之前我们也有必要先听一听。不论何种情况,若有资料表明来访者或其他人涉及安全问题,从而需要对来访者进行安全性评估时,必须对其既往史进行详尽了解。在焦点解决疗法会谈中,那些针对"问题原因"的探讨以及对症状"目的"的探讨都需要避免。

焦点解决疗法更为强调的是,治疗师需要保持对来访者谈话内容的关注,而非关注那些隐蔽的动机和对无意识机制做出的假设。对此,de Shazer(1994)谈到,访谈应聚焦在来访者本身的"言语文字"上。就是说,我们获得的信息是来访者提供的,是用他们的理解和语言所表述的;相反,对传统治疗师而言,访谈聚焦于听众,听众,或者说是治疗师,有着特别的知识结构,治疗师只需要从来访者身上获取足够的信息来匹配自己已有的想法和假设。"聚焦言语文字"与维特根斯坦(1965)的把语言作为思维的必要工具之观点有着紧密的联系。来访者拥有自己的"思维文本",治疗师不该在其中强行加入自己的语言、观点和思想。焦点解决疗法不强调使用专业术语的特点正是这个观点的结论,也是与来访者保持交流的一项促进因素。

Steve de Shazer 接纳了这一观点并由此进一步观察了在谈话中运用来访者自身词汇或短语对其言谈进行反馈的效果。应当说,这是一项快速与来访者建立咨访关系的高效技巧。这项技巧应用在与来访者的其他谈话中也是同样有效的。这项技巧可以通俗地称为"语言匹配"(language matching),用以指代这一种与来访者处境及其生活经历保持一致的方法。语言匹配的作用不仅在于确保治疗师对来访者每个用词的关注,更在于它能将治疗师的关注清楚地传达给来访者。理想的状况是,治疗师将来访者最近一次回答中的词汇用到自己下一个评论或问题中去。如果回答是语气词或者是"不知道",那么可以使用更早应答中的词汇。这项技巧要求治疗师不仅能提出必要的问题,还要将来访者自身回答中的一些词汇运用进去。

精神动力学派治疗师认为,如果在一次会谈中提及某种情绪的名称,那么这种情绪很快出现,随之而来的是相关的记忆和经历。这正如演员们在刻画情绪时所使用的斯坦尼斯拉夫斯基表演法一样。因此,于会谈时介绍主题或者引入情绪都是不明智的,除非来访者先这样做了。我们的团队总是问"你对此有什么想法",而不是"你对此有什么感受",因为有关感受的回答不够准确,不够行动化,与"改变"之间的关联也都不够直接。催眠、眼动脱敏再加工技术(EMDR)、服药都会改变一个人的感觉,而这些改变感觉的方法都有赖于治疗师或药物提供者的辅助。另外,通过认知或者行为事件也可以改变感觉。

大量生理和心理的研究都已经证明了语言对我们功能和行为的影响。Hausdorff 及其同事(1999)的研究表明:相对于那些看了有关老化的消极评论的老人,看了积极评论的老年人表现出更少的忧虑。在一项更为细致的研究中,Rosenkranz 及其同事(2005)的研究表明,当哮喘患者听到与哮喘有关的词汇,如"喘息"时,他们的大脑和肺部功能随后便朝着与疾病相关的形式变化了。Seligman(2002)发展了积极心理学(positive psychology),其所有理论假设是,运用积极性质的词汇或者资源可以带来更为有效的个人或者情绪功能。

初次会谈的结构

安排会谈时可先告知来访者,若觉得会谈有帮助,可邀其家人和朋友一起参与。与那些有改变意愿或能够提供资源的人一起会谈往往收获很大。这里,焦点解决疗法与家庭治疗是有区别的,因为在大部分的家庭治疗中,通常是与所有的家庭成员会谈,甚至包括那些捣乱的人或根本不想有任何改变的人。

让来访者记下在初次会谈前他们已经做出的改变也是很有用的。这样做暗示着改变是必然的,且来访者本身可以主动促进改变。

介绍

> **介绍:关键提问**
>
> 请介绍一下你自己。
> 你喜欢我怎么称呼你?
> 今天你想从这儿得到什么帮助?

这时候,尽可能使用来访者自己的词汇和语言。创立了策略疗法(Watzlawick et al.,1974)的心理研究所工作人员指出,使用来访者自己给其问题所取的名字比运用专业名称效用更大。介绍时,最好避免专业"行话",除非有特殊目的。使用一个新的说法通常会让来访者觉得他们被反驳了,这也使得他们自身对问题的认识没有得到应有的重视。

这里所指的语言也包括非言语行为。在日常交流中,55%的信息是如穿着、姿势等由非言语线索传递的,38%是由如语音、语调声音等传递的,还有7%是由语言内容传递的(Mehrabian,1981)。同样地,语言本身也是一种行为,因此行为描述可能由所做的交谈构成。如果有人使用语言来描述他们做的某件事情,那么他们提到的行为很可能成为接下来所采取行动的一部分。因此,如果有人说"这事我可以做",那么这事很有可能被做好。谈论改变是所有治疗师都会涉及的一个共同元素。

很多治疗师喜欢改述或扼要重述来访者的话,但这有可能被认为是对他们的反驳。因此在这样做时,一定要保持尊重,让来访者觉得这样做是为了更准确地理解他们所做的澄清。这点特别重要。

来访者的问题

这一阶段所获得的信息对后面有关目标和例外的谈话同样有帮助。早期对问题的基本了解有助于评估整个治疗的进展。反复诉说自己的问题，在治疗中很常见，这也许是因为人们认为治疗师需要他们这样时不时地回顾问题。弗洛伊德的自由联想谈话技巧，其理论基础之一便是如果给予来访者足够多的机会来谈论问题，那么他们最终会竭尽其描述能力，揭示出新的东西。在治疗的一开始倾听来访者对问题的描述，那么当来访者再次提及问题时就更容易影响或者改变之后的谈话方向。

一段时间的自由谈话（George et al.，1999）往往是一个良好的治疗开端，尤其是当来访者在一开始不确定自己想要从会谈中获得什么的时候。花几分钟时间谈谈他们所享受的事情或是他们所拥有的技巧，都会使得来访者有时间考虑他们想要的是什么。此阶段的另一个任务是收集诸如他们做什么工作、住在哪里、拥有怎样的家庭成员或邻居等基本信息。这些通常是中性或是自由的问题，但会提供颇有价值的关于当事人社会背景和个人能力的信息。同样，如果对来访者来说这次会谈推进得太快了，简短地谈论一项技巧或者一次愉快的经历，都有助于让会谈进度变得能够被接受。下面例外提问所涉及的很多话题也常常会采用这种方式。

如果有多人在场，很重要的是，询问他们是否同意对问题和所发生变化所做的描述。这样做会带出很多有用的信息，有助于鼓励其他人为问题的解决献计献策。

问题：关键提问

这种情况发生的频率是怎样的？（几天？一天中的什么时候？）
一般持续多久？
之前发生过吗？
那时候你是怎么处理的？
获得在行为方面的实际描述是很重要的。
说/做了什么？
谁说/做的？

> 谁注意到了?
>
> 接下来发生了什么?然后又发生了什么?
>
> 然后呢?
>
> 如果描述不够清楚,你可以问:"假设你当时录像了,我会在带子上看到什么?"或者"假设我是墙上的一只虫子,我会看到发生了什么?"

治疗师:今天来到这儿,你想得到什么帮助?

来访者:不知道,我觉得我只是想让自己不再喝酒。

治疗师:一个星期中有几天是喝酒的?

来访者:每天。

治疗师:每天喝得一样多吗?

来访者:是的,每天中午和下午茶时间都会喝四或五品脱啤酒,晚上喝红酒,周末时喝白酒。

治疗师:啤酒和红酒……喝多了你会怎么样?

来访者:我会一直喝到醉倒。

治疗师:你从什么时候开始喝酒喝到醉倒?

来访者:我曾经说过,这么喝已经大约有两年了。

治疗师:两年……还有谁注意到了你喝那么多?

来访者:我母亲……上个星期她让我不要喝的时候,我打了她。

治疗师:还有谁像你母亲一样注意到了这些?

来访者:在我打了母亲之后,其他家庭成员让我好好反省一下自己。

来访者有时候会说他们有很多问题或者不知道从何开始。然而,在短期疗法中,一个时间段只解决一个问题是颇为重要的。如果会谈焦点在不同的问题间摇摆不定,来访者和治疗师很难取得进展。下面的例子告诉我们应如何处理来自来访者的此类反应。

焦点解决治疗：理论、研究与实践（第二版）

> 治疗师：在一个时间段内我们最多只解决一个问题。对你而言，目前最大的问题是哪一个？
>
> 来访者：喝酒这个问题最困扰我，但是这源自抑郁。
>
> 治疗师：解决喝酒这个问题后，如果有必要我们可以再转向其他问题。

在实际情况中，很少需要再处理第二个问题。通常在解决了最主要的问题后，来访者已经有足够的能量去应对其他问题。当然也不排除这样的情况：来访者解决了一个次要的问题，然后暴露出来一个更主要的问题。在那种情况下，有必要和来访者澄清哪一个问题是他们首先想要解决的。

在焦点解决疗法中，Steve de Shazer 在很多情况下都曾提到应该避免说"为什么"这个词。"为什么"这个词引出的往往是不太能够澄清目标和行为的猜测与一般性回答。如果我们想获得更多能够引出结果的细节，而又想试图问"为什么"（why）来获得信息，问"怎么会……"（how come...）是一个很好的选择，因为这样更可能引出行为性的描述。

如果你听到来访者说"应该"（should），请仔细听。在英语中，"应该"有两层含义。具体的含义出现在陈述句中，像"财政部门应该把你的支票寄给你"这个陈述句表明，这样做是财政部门的应尽责任。"应该"的另一种不太具体的含义是，"这个行为应该被做"。这通常是指情感性的行为，是来访者不能或者不愿控制的。这个意思通常在"我应该忘记他"或者"我应该停止担忧"。这也许代表着"我曾经被告知我应该……"，因此，问"是谁说你应该……"可能会有用。这通常是指一个对他们过去或现在的生活有特殊影响的人物。这个人的观点对现在的情境而言或许并不准确或并没有帮助。同样地，如果有"人们认为……"或"大家都知道……"这样的话语出现，那么问"你生活中有谁说／认为／知道这些"会有用。同样，这也通常是一个对其有影响力的人物。有时候，把这个人物引入治疗可能会有效果，或者可以在接下来的会谈中询问这个人物对奇迹和其他改变会有什么想法。

很少有人会在会谈中谈及之前从未和人谈过的问题的原委。在极少数的情况下会有这个现象出现。这个问题往往是对儿童的性虐待或者其他的一些主要家庭秘密。在这样的情况下，有必要在进入焦点解决工作前听听这个故事。第八章包括了如何把握这些问题的一些讨论方式。

然而,通常不需要通过揭秘来推动治疗的进展,治疗的进展依赖于来访者的目标。有时候,询问这样的问题可能会有用:"假设你已经告诉过我这件事情了,那对你来说,事情将会有什么不同呢?"如果来访者坚持重述漫长的故事,在每一个停顿的时候问"接下来发生了什么"有助于保持叙述的顺利进行。这表明治疗师始终保持着兴趣,尽量减少说一些无关的细节,使得叙述继续下去。

会谈前的改变

一个人处理一个问题并不是仅从见治疗师那一刻才开始的。大多数人在之前都尝试过不少方法。"找个咨询师谈谈"往往已经是尝试着解决问题之后得出的结果,并不是刚刚开始着手解决问题。萨拉曼卡团队(1996)发现,那些认为自己有能力影响事情发展的来访者往往都有会谈前的改变,这也预示着良好的疗效(详见第六章)。

> **会谈前改变:关键提问**
> 在你决定采取行动后,情况变好了还是更糟了呢?
> 还有什么人注意到了这个改变?

当问及会谈前的改变时,有时一些来访者会批评先前的治疗或治疗师。这可以让治疗师明白在回馈阶段哪些建议是可能被拒绝的。如果其他治疗师受到了批评,一种有用的响应方式是"我之前总听人们说某某还不错"。这既可表明对当事人观点的尊重,也避免了治疗师成为替罪羊或同谋。

治疗师:自从你决定不再喝酒之后有了什么改变?
来访者:事实上我已经减少了一点,因此我已经成功完成了四项大学作业,这可谓一大安慰。

治疗师：在完成作业的同时还发生了什么？

来访者：我还参加了驾驶课，花更多的时间与一些不喝酒的或至少没有喝那么多酒的朋友在一起。对我来说，他们是不错的朋友。

目标

寻找关于目标详细的、可操作的描述，检验其现实性，例如："你确定不会再有异议了吗？"如果治疗过程没有取得任何进展或者来访者采取的行动毫无作用，那么就需要重新向来访者确证他们的目标是什么，或者问"你来这里时定下的目标是……""这对你达到目标有什么帮助吗"是颇为重要的。对心理研究所的策略治疗师而言，应当要求目标模糊的来访者就目标进行仔细考虑，因为他们的会谈方式建立在详尽的资讯基础上。在焦点解决模式中，一开始就提出具体详尽的目标在这一环节并不那么重要，因为诸如"会有什么不同呢""如果不那么做，你会做些什么呢"此类问题，在即使不能确定目标本身的情况下也往往可以做出清楚的描述。

所有提问都应当运用将来时态，如"当……的时候，你将会做什么"，而不是由过去假设组成的，如"如果当初……你会做什么"。会谈过程中尽可能保持这种指向未来的探寻方式，这非常有用。这样做其实为来访者和治疗师创造了一种假设，即某事确实会发生而不仅仅是可能会发生。这里利用了埃里克森式假设方向（pseudo-orientation）的理念，其中成功未来的故事是共同协作构成的（de Shazer，1988）。这类谈话使得来访者更容易认识到未来是成功的并加以追求。

"还有什么呢？"（What else?）是个很有价值的问题。这意味着你正紧随着故事发展的步骤，同时也显示确信来访者还有更多要说的。来访者对这个简单的询问做出反应的频率是惊人的，也往往会产生更多的信息和想法。为避免被认为是机械重复，你可以通过加上他们最后的回答来延伸这个问题："正如 X，之后还发生了什么呢？""正如 X，还有什么是有帮助的呢？"语义上说，"还有什么"暗示着谈话的继续，所以即使目前治疗师还不是很清楚状况，与来访者保持这种关系也是有用的。这个短语在应对从他那里仅能得到绝少信息的抑郁症患者时也同样有效。一旦不再有新的信息或时间宝贵无法继续时,便问:"应该没有了吧?"这意味着讨论的内容即将结束。

另一个有用的词是"取而代之"(instead)。任何包含否定的陈述可以很容易地转换成"不做X,取而代之你会做什么呢?"这个提问方式上的改变会使得所获得的信息和会谈的氛围有很大的不同。

目标:关键提问

问题解决的时候会变成什么样呢?

你会做些什么不同的事呢?

当这种情况发生时,会有什么不同呢?

其他人如何知道事情变得更好了?

谁会最先注意到?然后又是谁?

还会有哪些不同呢?

还有什么?

还有什么?

询问他们将会做什么,而不是会停止做什么,这很重要。

治疗师:当事情变得更好的时候,你还会继续做这些事吗?

来访者:不会的,我将不再喝那么多酒了。

治疗师:所以你会少喝点儿?

来访者:是的。

治疗师:你不再喝那么多酒的时候,还有什么会变得更好?

来访者:我会花更多的时间跟学校的老朋友们一起做一些事情,及时完成我的大学作业。我也不再会觉得那么疲惫。

治疗师:那么你将会有什么样的感觉?

来访者:时刻准备着去做任何事!

焦点解决治疗:理论、研究与实践(第二版)

为了把焦点保持在解决之道上,适时干涉或打断来访者的"问题谈话"是很重要的。虽然起初这会让人觉得不舒服,但通过语言匹配和谈论他们想在治疗中得到什么,还是有可能向来访者表明你仍然关心他们所关注的东西。

来访者:谈什么目标,没用的,我喝酒这事已经是个问题了。我已经喝酒很多年了……

治疗师:你刚才已经告诉我你有多年的喝酒史了。这成为一个问题已经有很长一段时间了。我想要更准确地理解这一点。如果我知道你想要达到的目标,那会帮助我更好地理解你。

交谈期间的很多回答可以总结为"是的""不是""可能"。一旦清楚是属于以上三种情况中的哪一种,就可以问下一个问题了。只要在谈话过程中秉持着尊重的态度,注意语言匹配,来访者似乎都可以接受。这样可以节省会谈的时间,可以不让来访者不必要地详述他们感到痛苦的话题。

例外

对那些看上去很难改变的目标,比如酒精、药物滥用或家庭暴力问题,询问例外情况尤其有效。有这类问题背景的来访者可能会对改变或控制自身情况的能力感到绝望,但他们会惊奇地发现,生活中确实存在他们可以明显控制或延迟行为的小小例外,这可以提升他们自我掌控的意识,并由此提高了他们进一步规划未来发展的能力。

> **例外:关键提问**
>
> 问题不发生或很少发生的时候是……
> 你提到之前有些日子会好点,那时候是怎么样的?
> 那时候你正在做什么?
> 那时候还有什么变得更好了?

> 当事情有所好转时,谁最先注意到了?
> 然后又是谁注意到了?
> 那时候他们注意到了什么?
> 还有什么?
> 和目标一样,很重要的是获得他们对所做的而非不做的事情的具体描述。

治疗师:和我说说情况比较好的其他时候。
来访者:我和大家一起待在家里,尤其是和妈妈一起在家里的时候会变得好些;我更加享受大学生活,也觉得比平时更为健康。
治疗师:在大学里还有什么不同吗?
来访者:在我没有醉酒的时候,我花更多的时间与我所认识的人一起聊天。
治疗师:在你没有喝醉并聊天的时候,谁注意到了?
来访者:我的朋友注意到了,当我回家的时候我的家人也会注意到。

下面的提问源于系统家庭疗法而非焦点解决疗法。然而,这些回答往往很有用。
- 在你家里谁最有权威?
- 决定是如何做出的?
- 谁做了哪个决定?

在人际关系中,谁最有权威是一个很重要的现实问题。上述提问可以帮助来访者去觉察这些问题,有时甚至帮助来访者第一次意识到这些问题。会谈中得到的回答也许并非口头上的。例如:如果当事人在说"没什么特别权威的人"之前,大家都看着妈妈,那么表明妈妈很可能是关键的决策者。对大多数家庭来说,最有影响力的人物一旦做出决定,其他家庭成员就会跟着做。家庭或成员会对一个完全没有效果的决定感到不舒服,此时如果这个家庭的核心人物想要有所改变,那么这种改变就变得很有可能会实现。当然,如果一个家庭中最有影响力的人物自身是个表现不良的酗酒者或青少年,那么让其他成员认识到这一点会很有帮助。举例来说,刚刚为人父母的家长试图通过让孩子自己决定什么时候吃东西、什么时候睡觉来解决孩子在饮食和睡眠方面的问题,但最终他们发现这个问题还可以通过允许扩大孩子的活动范围来解决。这种觉察往往会带来期望的变化。

刻度化

刻度化提问是焦点解决治疗师的看家本领之一。这种方法可以让治疗师帮助来访者从全或无的目标中找到不那么艰巨的、可以把握的前进步调。刻度化本身没有现实意义,但在与治疗师协商的过程中,它提供了一种可以追踪进展的实时可用方法,同时也可以让来访者、专业人员之间的交流变得更清晰。

刻度化还可以用于其他途径。例如:那些仅仅把来治疗作为最后选择的人们可能会从中找到他们想到却没有信心实现的那些目标。此时可以问:"在0~10评分的选择上,对于达到你所选目标,你有多大自信?"在关系提问时可以问:"在0~10评分的选择上,你对你们两年后会在一起有多大自信?"不管另一半是否在场,来访者常常会从他们自己的回答中领悟些什么。如果两人都在场,那么相同的提问也是有效的。如果一个人说两年,另一个人说十年,那么他们也会领悟到彼此交流中的问题。此时,治疗师没有必要对此进行直接的评论。

评估:关键提问

请考虑以0~10分进行评估,10分代表最好的。0分是事情最糟糕时你的感受,10分是事情获得最好结果时你的感受。

现在你处于评分的哪一个位置呢?(停顿)给出一个数字(例如2或3)。

如果不够准确,"更接近2还是3"?

多久后会达到10分?(必要时给点提示以获得一个时间——5年?更久?更少?)

> 抑或是10分这个目标太大了?
> 分数低点会更现实吗?
> 对你而言,哪个数字是可以接受的?
> 当你在量表上的得分高了一分时,你怎样能认识到这一点呢?
> 当你再高1分时有什么会不一样?
> 谁会意识到?
> 再高1分需要花多少时间?

来访者有时候需要给点提示来回答"多久"。如果你提示性地问"可能是一年?或更久?",他们常常会反应过来其实他们期望尽快改变。之后,你可以提议一个更短的时间。来访者对所需时间的估量常常是错误的,但是这个过程会向来访者证明其对情况的预测力比自己所知的还要好。治疗师也会从中看出他们喜欢以什么方式来做出改变。如果有人想马上看到效果,那么在回馈时可以指出:若问题的存在已经有很长一段时间了,马上见效是不太可能的。如果一个人想要慢慢改变,那么隔久一点再进行下一次会谈比较合理。治疗中有这样一条黄金规则:治疗师不应该比来访者更努力,或者说发展的步调不应该超过来访者的接受能力。"焦点解决"这个短语曾用于描述这个现象(Nylund & Corsiglia, 1994),在提问时尽可能使用"将会"而不是"如果当初",因为这样可以提高对未来的预测效果。

治疗师:如果0代表最糟,10代表最好,你觉得今天的问题处于刻度化的哪个位置呢?
来访者:我得说可能是4或5。
治疗师:更接近4还是5呢?
来访者:5。
治疗师:如果使刻度上的得分再高半分,需要有什么事发生或改变什么吗?
来访者:离开我的那些酗酒的坏"朋友"。
治疗师:你将如何远离他们呢?

来访者：我会告诉他们，我需要把更多的精力花在我的大学功课上。

治疗师：当你集中精力，量表上的得分高了1分，其他人会有什么看法？

来访者：他们会看到我更快乐，更能够掌控每件事，也更少喝酒了。我对别人，尤其是对我妈妈，也不再会那么暴躁或粗鲁。总的来说，会对周围的人更加友好。

治疗师可以问在场的其他人是否同意当事人给出的回答，若来访者所做出的刻度评分是他们所期望的，那么询问他们会对来访者的改变很有帮助。

焦点解决疗法时有忽视当事人感受之讥。不过事实上，当来访者被问到"当你在量表上的分数提高了1分时，你会认识到什么"时，他们的第一反应往往是"我感到……"。在确定相关感受后，便可以延伸至伴随着这种感受的行为，以及对这些变化的其他反应。"当你觉得……的时候，还会有什么不同吗？"

"在0~10刻度化评分上，对于达到你想要的目标，你有多坚定呢？"回答这个问题常常有助于确定优势与资源，尤其是当来访者感觉消极的时候。

治疗师：你说今天的评分是5分。如果我们再考虑另一个从0~10的评分，对于控制你的喝酒情况，你有多坚定呢？能给出一个数字吗？

来访者：多坚定……你的意思是问我摆脱它的决心有多大吗？我猜是8或9，我想尽快摆脱这种情况。

治疗师：既然你10分里面有8分那么大的决心，怎么做才能帮助你摆脱这种情况呢？

来访者：我之前有固定的事情可做，我的妈妈和朋友也会帮助我。

Steve de Shazer(1994)指出目标与问题是相关的，刻度化与奇迹提问是未来导向的，与问题之解决是相关的。

奇迹提问

这是焦点解决治疗师常用的一项工具。在回答奇迹提问过程中,来访者似乎会经历愉快的情绪体验,这将增强他们对治疗的感受,而且相对于之前的状态而言,奇迹本身就是一个例外,令当事人的创造性思维受到了激发。对于奇迹提问,来访者开始时会踌躇不定,但马上就能提出一些全新的目标和抱负,这种情况在会谈中很常见。

> **奇迹提问**
>
> 我现在要问你一个有点奇怪的问题。
>
> 假设,(停顿)
>
> 你今晚像往常一样上床睡觉,(停顿)
>
> 在你睡着的时候,一个奇迹发生了,(停顿)
>
> 你今天到这儿来谈的所有的问题都解决了,(停顿)
>
> 但是因为你睡着了,你不知道问题已经解决了。(停顿)
>
> 奇迹已经发生,问题已经解决的最初迹象是什么呢?

NLP(Neuro-Linguistic Programming)创始者 Bandler 和 Grinder 的研究强调,眼动是交流过程的一个指示器。他们特别指出,对于那些拥有正常神经组织的大多数人而言,如果想象一种新的情景,他们的眼睛会快速向上和向右移动,或者眼神会暂时不集中。在来访者面对奇迹提问所做出的反应中,这种现象会时常发生。出现任何这样一种情况都代表了有希望,这表明对奇迹提问的一些有效反应将会出现。Bandler 和 Grinder 也表示,50%的人是视觉导向的,30%的人更喜欢听觉信息,还有20%的人喜欢动觉和肢体信息。然而,对响应奇迹提问的大多数来访者来说,这种眼动现象是较为普遍的,可能不仅仅是 50%而已。这表明,奇迹也有可能最初是种视觉体验。

对于奇迹提问,来访者普遍的第一反应是沉默或者说"我不知道"。这似乎是一种思维延迟,因为随后常常会有更多的细节回答。瑞典的 Harry Korman 通过研究治疗师表现的录像,确定在初次回应期间,治疗师保持安静或沉默一段时间是很重要的。他指出,如果你发出动作或声响,就意味着轮到你说些什么了,而这会阻止来访者的回应。Steve de Shazer 也赞同这个发现,他指出 6~10 秒的停顿足够长了。Bryson 引用了语言研究,指出在英语语言中,4 秒是正常交流中可以被忍受的最长沉默了。如果仍然没有反应,那么下面的提问可以用来引出更多信息:

- 你会在通常的时间醒来吗?
- 你会马上知道发生了奇迹吗?你是怎么知道的?
- 接下来会发生什么?
- 还有什么人会意识到?
- 他们会怎么说?
- 然后是谁?
- 接着又会发生什么?

如果有必要,可以通过询问早餐、服饰、工作和兴趣上的变化来进行扩展。先前所描述的目标和例外会提供这方面的观点。可以邀请在场的其他人来谈谈这个奇迹会是怎么样的。小孩子可能更喜欢这样的说法——"如果你可以挥动魔法棒……"或者"假设魔法降临了……"。

一些伊斯兰教的信徒可能认为奇迹用在人类身上显得太自大了,因为他们认为这是上帝的特权。一些佛教的传统中也反对奇迹的形式,因为佛祖不喜欢他的信徒利用奇迹来使得人们相信他的说教,而认为人们应该自己悟道。

如果"奇迹"形式不能够被接受,你可以这样问——"你在 5 年里再次遇到我们,问题已经解决了,你会告诉我们发生了什么?"或"你送给我们一盘 5 年里你所做事情的录像带,我们会在录像里看到什么?"或者是利用 Bill O'Hanlon 的版本:"如果我们可以通过一个水晶球看到未来,我们会看到什么?"

治疗师:我想问你一个奇怪的问题:假设你今晚像往常一样去睡觉,在你睡着的时候,一个奇迹发生了,你刚才所说的你目前所有的问题都解决了。但是因为你睡着了,你不知道奇迹已经发生。那么奇迹已经发生,问题已经解决的最初迹象会是什么呢?

来访者:我不知道,没有喝醉? 嗯……我会觉得更快乐。下午我将不再喝酒。

治疗师:谁会注意到这个奇迹发生了?

来访者:每个人! 尤其是我妈妈!

治疗师:你怎么知道你妈妈注意到了呢?

来访者:她会告诉我的,她会对我笑而不是唠叨。

Ferdinand Wolf 和他的同事在维也纳检验了奇迹提问回答中"将会"(will)和"如果当初"(would)的用法之间是否有差异。结果他们发现,不管来访者使用哪一种时态,都无法预测整个结果或是所提到的奇迹中哪个特定方面得以实现的可能性。他们没有检验治疗师对这些时态的使用,但他们发现与奇迹提问相关的任何回答,都能预测治疗会谈的疗效(引自 de Shazer,2005)。

一些刚刚经历了丧亲或失恋之痛的来访者,他们的奇迹可能会是想失而复得,如"我的女朋友会回心转意""我的奶奶不会死"。这说明他们仍然沉浸在失去的"麻木"状态,还没有接受他们的失去。奇迹提问是快速确定他们是否处于这种状态的有效方法。除非他们接受这种失去,不然无法放眼于新的未来,因此,在这一阶段更进一步的奇迹细节可能派不上用场,此时可能的反应是:"你和你女朋友还有任何在一起的可能性吗?"或者"如果你奶奶能够活过来那该多好,但是我觉得这不太可能发生。"焦点随后便集中在了危机干预提问上,如以下提问。其他有用的提问可以参见第二章有关自我伤害部分的讨论。

活在当下:关键提问

你将如何度过今天的其他时间?

你是如何坚持这么久的?

还有什么是有帮助的?

(继续)

> 有人和你一起分享吗?
> 和××最快乐的时光是什么时候?
> 没有××的时候,你也可以做同样的事情吗?
> 你会做些什么事情来保持记忆的鲜活?
> 现在××会想要你怎么样?
> 现在发生的变化中,你希望哪些变化以后继续发生?

"阻抗"的概念可以在很多治疗学派中找到。如果治疗没有取得进展,那么来访者便会因其自身的原因,有意无意地无法与治疗师合作。这种解释很大程度上赦免了治疗师的责任,明里暗里责备了来访者。在早期论文《阻抗的灭亡》(*The Death of Resistance*)中,Steve de Shazer(1984)批评了这种立场。他认为没有阻抗这回事,阻抗仅仅代表了来访者需要独特的合作方式,而寻找与来访者成功合作的方式是治疗师的工作之一。如果治疗师没有做这项工作,那么错误在于工作本身、提出问题的时机或表述方式,而不在于来访者。心理研究所也支持这个阻抗与合作的观点。

Walter 和 Peller(1992)指出"信息的意义在于你所接收到的回答(P.26)"。在焦点解决疗法中,治疗师很清楚该问什么问题,但是所问问题包含的互动和社会建构的意义是什么,则只有从来访者那得到回答后才能知晓。这个观点反对指责来访者"误解"或者"曲解"问题的含义。与来访者进行清楚的交流,是治疗师应承担的责任。同样地,识别来访者的语言且利用来访者所给出的回答也是治疗师的任务之一。如果并不是所期望的回答,那么治疗师就需要弄清楚这位来访者的情况以及对这位来访者来说什么才是重要的。

同样地,要牢记不要比来访者更努力。会谈的流畅性颇为重要。在"焦点解决"中,过早地进行赞美或按部就班地就焦点解决疗法的各种提问做出回答都是不恰当的。Nylund 和 Corsiglia(1994)对这个过程进行了分析。他们视其为新手犯的错误,且往往和过度热情、过度承担个案责任有关。在焦点解决会谈中,他们强调了谈话步调匹配和时限性的重要性。最近几年,Steve de Shazer(2005)说如果他不得不删掉一个焦点解决的提问技术,那么他宁愿去掉奇迹提问而保留刻度化提问。他认为使用刻度化提问很容易保持会谈的流畅性。

总结

这章阐述了如何进行焦点解决模式首次会谈中的最初部分。来访者描述了问题,确定了目标和问题的例外情况,利用刻度化提问评估了变化,确定了前进的步骤。而奇迹提问扩展了这个过程,还可能产生新的可能性。这个时候,很多治疗师都会休息一下以便好好思考。这一环节我们会在下一章进一步探讨。

本章要点

语言匹配是焦点解决疗法的一大优势。
- 一旦治疗师觉得胸有成竹,那么便可以对各种提问的顺序进行调整。
- 保持会谈的流畅性很重要。
- 澄清来访者问题的内容和行为表现,有助于更好地把握治疗。
- 谈论问题是融入来访者的一种手段。
- 会谈前改变对于推进改变颇为重要。
- 目标是衡量治疗进展的关键。
- 例外普遍存在但是常常被忽视。
- 刻度化可以用多种不同的方式运用。
- 奇迹提问激发了创造性思维,一些想象不到的改变会随之而来。

第二章

焦点解决疗法模式（Ⅱ）

内容提要

◇休息以及目的

◇反馈

◇随后的会谈

◇向着结束治疗的目标前进

◇家庭实践：焦点解决辅导以及全科医生

◇夫妻与家庭治疗

◇青少年

◇焦点解决团体辅导

◇治疗中的有限进展

◇非奇迹场景

◇总结

第一章描述了初次会谈的基本结构。第二章则补充了第一章的内容并探讨治疗中对一些特殊状况的处理。后续会谈以及整个焦点解决会谈都强调对语言的关注以及会谈中一些微技巧的运用。

焦点会谈过程本身一直倡导对问题和解决方法的反应及新思考。在会谈第一部分所获得的信息在这一部分可以用来给来访者提供适当的反馈。称赞是这一环节的关键要素,它可以帮助来访者建立自尊和希望。再次会谈则遵循一个简单的结构,这一模式可以有很多应用形式。焦点解决模式的这些方法在家庭练习以及与青少年的会谈中特别有帮助,而与多个来访者甚至一个机构在某些方面的洽谈都可以采用焦点解决所提供的谈话范式。

休息以及目的

短期疗法的创立者以及来自传统家庭治疗的很多治疗师都觉得,为了完成反馈而在会谈结束前稍作休息比较好。当我们离开某一情境后才会产生适当的反应,这是大家普遍的经历。法国哲学家把这描述为"L'esprit de l'escalier"。只有当你离开房间,走出去的楼梯上后,才会想到明智的回答。这是人类的本性,我们会受到其他人情绪的影响,这也是人类存在的乐趣之一。然而,当来访者太紧张或不能够反应时,如果我们和他们的关系很近,我们便会受其影响。离开房间或者与同事或督导进行另一番谈话,会使我们保留恰当的认知空间,这样我们才可以更清晰地思考当事人的情境以及给出什么样的评价才是最有效的。在传统治疗中,这类思考一般是在两次会谈间或在督导下进行的,而在一次会谈中的短暂休息可以使来访者在此环节进行反思而带来好处。将反思放在下一次会谈中很可能会降低当事人的感受和事件的相关性,毕竟世事总在不断变迁。

在我们团队的实践中,休息会带来许多有用的反馈。这似乎是团队进行集体思考与治疗师暂时远离会谈情绪氛围所带来的结果。一些治疗师如果在休息期间记起了任何重要的事情,他们会在回来后问来访者。这种状况最好避免,因为这便重新开始了探究对话,而非结束会谈。如果是在某人家里总结会谈,治疗师可以要求去其他房间待一段时间。过去,英国家庭医生一般会说他得去车里拿温度计,这样就给自己一些时间来做冷静的思考。

也有一些治疗师认为休息是没有必要的,这会中断治疗的谈话。如果由于时间或环境因素，进行休息不具有可操作性，那么我会说："你刚才和我说了一个复杂的情况，在我给出反馈前请给我点时间好好想想。"来访者一般都视其为对他们这种情况的一种尊重，心甘情愿保持安静。

在给出反馈或休息前很有必要问问下面这个问题。

在结束前，你还想说说哪些我们刚才没有提及的情况呢？

这是个用以结束会谈的安全提问，给来访者提供了提出其他问题的机会，这可能与本次会谈的表面原因没有什么联系。在会谈期间，他们会确定治疗师是否值得信赖，是否可以暴露他们之前从未想要暴露的情况。如果他们的反应是需要进行进一步的询问，像自我伤害或对其他人的威胁，那么便可以立即询问。如果事情不是那么紧急，那么可以把这个问题同团队人员进行讨论，在反馈中加入针对于此的评论。如果话题有了完全的改变，那么需要进行另外一次会谈。

如果这个问题是关于未来的治疗方式的，那么这既可以被视为一种诚恳的要求，也可以被视为对团队将要表达或建议内容的焦虑反应。同样地，可以把这个问题和团队人员进行讨论，在反馈中加入对此的评论。

反馈

每次会谈结束时都需要给来访者反馈，而组织良好的反馈对来访者和治疗师都有帮助。在许多会谈中我们能够发现，来访者通常对他们即将收到的反馈感到焦虑。不管最初咨访关系有多好，他们似乎都会预感到批评。一般而言，这种焦虑在接下来的会谈中会有所减少。

> **反馈：关键内容**
> 以特定或一般的方式简要告知其存在的问题。

这使得来访者确信治疗师没有忽视或低估问题的严重性。

> **赞美**
>
> 对在场的每人称呼其名并至少给予一次赞美。

有些文化中,会谈开始阶段有些赞美是可以接受的。然而,如果赞美给人感觉是低估了问题的严重性,便会有一定的风险。在英国,似乎只有在反馈阶段给予赞美才容易被接受。一种有用的方法是,在会谈期间给值得表扬的地方做个记号,以便在反馈时指出。有时候可以把一些小的积极面结合起来,例如:健谈、尝试做会谈前的几个改变、同时兼有两份工作,这些可以总结为"你的精力很充沛"或"你是个有决心的人"。比起只单一表扬某一事件,表扬其本身持久的个性更有可能引起改变。

称赞的次数也受到当地文化的影响。在美国,人们似乎更习惯受到表扬,因此称赞的次数可以很多。在英国,三次以上的称赞就会让人产生怀疑。对于夫妻或家庭成员而言,每人一次的表扬似乎已经足够了,可以再加上一次有关家庭或家庭关系的称赞。

任务建议

任务 1:思考或者讨论在你目前的生活中,你想要继续保持不变的是什么。

任务 2:你已经有几个达到目标的好主意了。我们认为你应该做更多你已经在做的事情。

任务 3:你已经尝试了很多效果有限的想法。现在是时候尝试一些全新的东西了。在你考虑过后,你自己最清楚自己想要尝试什么。

任务 4:每天晚上预测第二天的刻度化评分,然后在第二天晚上验证你的预测是否正确。

任务 5:假设每周的某一天奇迹会发生,但是不要告诉任何人你选择了哪一天。

据 Steve de Shazer 和很多心理治疗研究显示,来访者期望治疗师给予建议或布置任务。因此,如果这样做有助于达成治疗联盟,不管来访者有没有做这个任务都不会影响结果。最好不要把任务说成是"家庭作业",这个词对很多人来说都有消极含义。如果不是很清楚状况或者没有时间完成初次会谈的整个流程,那么给出任务 1 很有帮助,这比过早地建议做出一些改变来得安全。它可以鼓励人们思考目前状况的积极面,但是暗示其变化很快就会出现。即使你不给任何特殊的建议,来访者也会在一些事件中做出改变。变化总是不断地发生,有些会变得越来越好,尤其是当他们意识到或强化这种变化时,这是人类生存的本性。大多数来访者都喜欢慢慢来,而非立刻发生改变(Watzlawick et al., 1974),任务 1 就包含了这一潜在信息。

如果来访者已经做出了有效的会谈前改变或在会谈期间提出了自己的想法,那么可以使用任务 2;如果来访者在接下来的会谈中进展顺利,也可以选择这个任务。

当会谈前的改变没有效果或者来访者有很强烈的动机想要快速改变时,那么可以使用任务 3。当被给予这个任务时,来访者会提出一些值得注意的和意料之外的想法。

当来访者因预测的分数比较低而悲观,以及从一个失败者被纠正为一个成功的观察者时可以用任务 4。不管他们有没有预测正确,成功了就是好的,这样一些例外的变化就增加了。

当夫妻和家庭人员需要观察彼此,看看他们是否可以说出什么时候对方是在假装发生了好的事情时可以用任务 5。这样可以让他们以积极的眼光看待彼此的行为。在焦点解决短期疗法中,建议人们以"好像"已经发生了什么变化的方式进行事项常规练习。它的提出是基于这样的假设:人们相信是自己而不是别人可以让自己改变。一个人的改变会大大影响整个家庭,而且会惊奇地发现随后其他人也会不时发生改变。

有时候,一种特殊的行为可能会作为一种可能的变化而出现在来访者身上。偶尔,治疗师会有特殊的想法,虽然来访者很少按照这种建议来做。如果尝试不是很确定的话可以这样说:"只试一次……"或"作为一个实验……"有时候,在会谈中提供一些正常化的信息也是较为适宜的,例如:是否每个小孩在晚上都会口渴,或是否大多数青少年在他们走向成熟的某些阶段中都会有一些困惑。

治疗师:(告知其问题)就你的饮酒问题你已经操了很多心了。(称赞)真的很高兴你已经开始戒酒了。你确实很努力,你也知道你想要什么。你有很多好的方法来戒酒。你也想到了一些具备操作性的方法,如不和喝酒的朋友一起出去,周末时工作更长的时间,出去时带少一点的钱,不喝多种酒。(任务)下次来之前,你去试试这些方法。

反馈:总的要点

在会谈中,点头和开放的姿势被看成是一种鼓励的信号。比起言语评论,非言语的反应提供了更好的指导。

心理研究所的研究发现,在发展策略学派治疗时,很多时候对给出的反馈进行评论不一定合适。在治疗中,如果反馈成功提升了改变发生的可能性,那么这种改变就有可能发生。在实际生活中,很少有人会在事后回想起那些评论,这似乎支持了心理研究所的假设,即这是自发的反应,因此最好不要允许有针对反馈的任何讨论。如果被问及,可以简单地回答反馈中的一部分或者说可以在他们下次来访时重温这个话题。当然,在焦点解决辅导中,很少在反馈之后做出任何评论。

反馈之后,可以询问来访者是否需要安排下一次会谈,以及大概是多久之后。来访者往往需要足够的时间来思考刚才所说的话,在下一次来访前尝试做一些改变。除非确实不需要,在其他情况下安排下一次会谈时应暗示来访者"如果你不需要可以取消"。人们往往不会取消预约,但会到时候不来。但是,这样的结果比不提供下一次会谈要好。如果有人必须制造出一些麻烦以便进行下一次治疗,这对来访者和治疗师都不是好事。

如果有人不能够如约参加会谈,一种行之有效的方式是给来访者送上会谈反馈的复印件。有时候,给相关人员看这些反馈内容可以加强那些已被认同的技巧和称赞。当然,这种总是定期发送反馈内容方式的有效性还没得到证实。

2005年在焦点解决网站上展开了关于英语句式中"是的,但是……"的讨论。这些讨论的网站可以通过本书附录一了解到。目前,一致认同的是当使用这种句式时,"但是"之前任何话的作用都可以忽略不计。换句话说,"是的,但是……"一般给人传递了"否定"含义。例如:"我不想批评,但是……"意味着"我正在批评"。凭我自己和其他治疗师的经验,对"是的,但是……"的理解是一项有效和有用的观察。作为治疗师,如果你发现自己使用了这种语言形式,你可以想想你是否可以用不同的方式或更清晰的方式表达。例如,如果是说"你说不会发生反复但是已经发生了三次了",可以换成下面的表达:"对你来说复发已经成为一个问题……"或者"若是反复还是出乎你的意愿发生了,你会做什么?"

一旦治疗师熟悉了这种模式,便可以运用基于这一系列提问的很多版本了。Harry Korman 是瑞典一个拥有多年家庭治疗经验的儿科精神医生。他问:"什么会告诉你今天来这儿是有用的?"一旦提到一个症状,他便询问有关那个症状的奇迹问题。然后他会发掘例外情况,对奇迹提问的反应进行评估。他更喜欢非常小的任务或者在下次会谈前尝试一些全新的东西(仅限一次)。

伦敦的"精简"(BRIEF)机构[1]在焦点解决短期疗法中已经实践好多年了。如今,他们采用的模式是:"你今天来这儿的最大希望是什么?"然后是奇迹提问,之后寻找那些奇迹描述中曾经发生过的标记。他们指出,对最大希望、目标设置或刻度化提问回答很细致时,就不需要再特别用奇迹提问了。然而,以我的经验来说,奇迹提问总是会带来全新的或额外的信息,或是以一种有效的方式改变来访者的情绪。

随后的会谈

对单个来访者而言,再次会谈通常比初次会谈更为简短;而夫妻或整个家庭成员的再次会谈通常需要更多的时间,因为他们通常对于事件有两种或多种说法。

再次会谈中,很重要的事是要把积极事件都归功于来访者。同样地,指出消极事件是意外,而非来访者的错,也很重要。例如:如果来访者报告说伤害到了某人,可以问"怎么会这样?"或"是怎么发生的?",这样都会揭示一些信息,但不至于直接指责其行为。

最好不要问上次会谈结束时布置的任务。他们可能会自己主动报告,如果有必要,在反馈时也会重新提起。称赞来访者很重要。如果他们做了但失败了,治疗师可以为选择了错误的任务或在错误的时间给出建议而道歉;如果他们没有做,

---

[1] 一个开展焦点解决模式研究、培训和实践的机构名称。

询问此事不利于促进合作。问题的关键是,来访者的情况是否变得更好了,而非任务进展如何。很多信息都会从他们做的另一件事情中体现出来。接受无作为的表现有助于建立合作关系,很有可能是那项任务对这个特殊的来访者并不适用(de Shazer, 1985)。

随后的会谈:关键提问

自从上次来这里后有什么变得更好了?

还有什么?

还有什么?

(如果发生了积极的事件)你是怎么做的?

(如果发生了消极的事件)是怎么发生的?你是怎么处理的?

今天在0~10的评分刻度上,你处于哪个位置?

你的下一步是什么?

如果要在刻度化评分上提高1分,会发生什么?

(获得可操作的描述)

反馈:告知问题/表扬/任务

下一次会谈大概需要间隔多久?

你现在比没有来这里见我们前感觉好多了吗?

Insoo Kim Berg 和 Norm Reuss(1995)提出了一种供再次会谈时使用的结构,为方便记忆,缩写为 EARS:引出、扩展、加强、重复。

EARS 问题

引出(elicit)

更好的情况是什么?

有过什么例外情况?

第二章 焦点解决疗法模式(Ⅱ)

> 扩展(amplify)
>
> 有关上述提问的更多细节。
>
> 加强(reinforce)
>
> 针对这些改善与例外情况,治疗师给予来访者称赞与非言语的鼓励。
>
> 重复(start again)
>
> 重复这个程序,直到没有改善与例外情况出现。然后进行刻度化评估,接着再进行下一步骤。

Berg 和 Reuss(1995)指出,在一段时间治疗相对成功后,来访者常会报告出现一些情况的反复。在听到有关反复的情况后,治疗师可以尊重地询问有关情况,然后按照 EARS 继续下去。

治疗师:早上好!自从我们上次见面后有什么变得更好了吗?

来访者:你好!事情进展得挺顺利的,但是昨天挺糟糕的。我真的很想喝一杯。

治疗师:是怎么个糟糕法?

来访者:我的作业得分很低,我妈挺不高兴的。

治疗师:你是如何处理的?

来访者:我记得我上次作业是全对的,因为我写作业时没有喝酒。我发短信给我的朋友,她对此感到高兴。在决定接下来的计划之前,我们同意去公园散步。

治疗师:她是不那么喝酒的其中一个好朋友吗?

来访者:是的,她是我的老朋友。我们常常一起去学校。

治疗师:昨天的散步有用吗?

来访者:有用,我昨天晚上控制住了,没有喝酒。

治疗师:你说你有时候不喝酒,就像你做上次的作业时?

来访者:我已经好几天没有喝酒了,直到那个晚上,那时也只是一点点。

治疗师：你是怎么做到几天不喝酒的？
来访者：我猜仅仅是靠意志力。
治疗师：就像意志力，还有什么变得更好了呢？
来访者：如果我喝多了，在妈妈和我说话时我也会有所留意了，而且我会待在房间里而不是怒气冲冲地离开家。

会谈中，一般不会提醒来访者在上次会谈时其处在刻度化的什么位置，除非他们有特别的要求。刻度化只是一种内在感受程度的评估，所以这个数字并非那么有意义。重要的是现在的得分和下一步的发展。如果他们在刻度化上的得分与上次会谈一致或者更低，那么这样的提醒会让人觉得是批评。如果他们的得分比以前更高了，发掘其成就远比与之前进行比较来得重要，因为不管怎么样都不可能被改变了。

治疗师：所以在0到10分的量表上，你今天处于哪个位置呢？
来访者：在昨天之前我可能会说是7，但是现在可能是6吧。
治疗师：如果现在是6，当你再提高1分或半分的时候会有什么不同呢？
来访者：对于这么低的分数我依然感觉很糟，但可能我会阅读相关资料找出我的失分点。
治疗师：当你进步了一点点和阅读相关资料时，还有谁会注意到？
来访者：妈妈和我的朋友。如果我开始喝酒，他们会注意到的。
治疗师：如果你觉得你喝太多了，你会怎么做？
来访者：有时候发短信或打电话给朋友，或者像我之前说的那样待在房间里，或者在卧室停止喝酒，这样我就必须经过妈妈到厨房去拿酒。
治疗师：这样有用吗？像你必须走到厨房去拿酒，这足以使你停止喝酒吗？
来访者：到目前为止似乎可以。
治疗师：如果不可以，你会怎么做？
来访者：可能打电话给你。
治疗师：除了打电话来这里呢？

来访者：可能会让妈妈帮我。

治疗师：今天你还想说些其他的事情吗？

来访者：没有了，谢谢你。

让来访者自己选择多久之后进行下一次会谈是颇有价值的。一般来说，他们要求的时间间隔会比治疗师期望得要长，以此展现出他们控制情况的自信。此时，家庭成员往往会说："在我们再次来见你之前，我们需要时间来尝试着做一些事情。"由于他们自己选择了时间间隔，当事人一般很少会要求提前见面或者放弃下次预约。

当问及他们是否需要再次辅导时，最好采取这样的思路：即所有非直接否定的回答都按照肯定的回答对待。安全的做法是，主动提出预约下次会面。尽管当事人可能不来，但这样会好于没有提供下次见面的机会。

治疗师：(告知问题)你曾经喝很多酒或想喝很多。(表扬)通过你的意志力以及朋友与妈妈的帮助，你成功地控制住了。你成功地做到了很多天不喝酒或不喝很多酒。当你的大学功课取得高分时，你为自己感到骄傲。如果你喝得太多了，你也有很多处理的好方法。(任务)我们认为你应该继续做那些对你有帮助的事情。你希望多久之后再回来呢？你需要再来吗？

来访者：我想再次见到你……六个星期后怎么样？

治疗师：好的。这是预约卡。

（结果这个来访者打电话来说所有的事情都进展顺利，她不想再参加这次会谈了。在接下来的两年里她再也没有提及这项治疗服务。）

向着结束治疗的目标前进

一旦人们有时间开始总结自己的进步，他们往往会决定不需要进行辅导了。

不幸的是，不到最后时刻，很少有人会通知治疗师他们不再需要这次会谈了，所以治疗期间，临时取消会谈的现象很常见。追踪研究最终显示，这种状况下大多数来访者的状态都不错，但有些来访者在没有告知的情况下不参加会谈，会让治疗师有点担忧。如果没有接到取消的通知，治疗师可以给来访者和推荐人寄一封标准格式的信件："很遗憾今天的会谈没有见到你。我们希望这意味着事情进展得很顺利。我们将不再发出下一个预约邀请，除非我们收到回复说有这个必要。"向没有需要的来访者主动提供治疗预约是不合适的，除非其他信息表明有必要进行安全评估。这封标准信件意味着治疗师尊重他们的决定，绝不指责他们的缺席。这可以帮助当事人和推荐人清楚地明白他们需要对任何进一步的行为负责，比如要求另外的预约。

大多数来访者在刻度化评分达到7分或更高分时就准备结束治疗了。一些研究发现，25%的来访者只要求一次会谈。然而，焦点解决疗法所有公开发表的研究表明，较为常见的治疗次数是平均3到5次。Steve de Shazer 在一次工作坊中(2005)指出，"如果你告诉来访者需要4到6次会谈，那么直到第5次会谈他们都不会做些什么"。很多案例中，随着结束治疗时间的推进，会谈的间隔会开始拉长。很多短期疗法治疗师的辅导都有10到12次的抽象限制。如果10次会谈之后依然没有成功的迹象，那么可能焦点解决疗法或这个治疗师不适合此时的来访者。然而，人们改变的速度不同，所以采用固定不变的限制并不适合。许多慢性或长期问题可以要求更多次的会谈。Steve de Shazer 的规则是："不要超过所需的会谈次数。"

焦点解决短期疗法的一个优点似乎是没有副作用。即使来访者的情况没有得到改善，但提问过程并没有害处，而且表扬总是受人感激的。在有关来访者目标和喜好的焦点解决式讨论后，往往更容易选择合适的替代治疗。对于其他学派的治疗师可能需要更长的时间来确定治疗是否有效，焦点解决模式常常可以在来访者排到其他治疗学派候诊队伍之前就能够结束了。如果他们没有在焦点解决辅导中得到改善，那么他们可以再换其他治疗。一般而言，70%的来访者会在焦点解决辅导中得到改善（参见第六章）。因此，只有30%对焦点解决短期疗法没有反应的来访者需要换其他疗法的治疗师。在英国，这些短程模式的治疗师大多很走俏,供不应求。

对于那些显然已经做得很好但是却不想正式结束的来访者,这样说可能会有用:"因为你改变得如此之快,你还没有用完所有的会谈,你还有保留的会谈次数,所以如果有需要你可以直接打电话让我们安排另外的会谈。"这可以打消很多来访者的疑虑。事实上,很少有人使用"保留的会谈"。在我们诊所,如果六个月之后都没有收到来访者的任何回复,我们往往可以因管理原因结案了。

家庭实践:焦点解决辅导以及全科医生

繁忙的家庭医生总是觉得时间不够用。医疗文献中提到了3万种需要面对的治疗状况,而家庭医生可能是遇到这些情况的首位医疗者。英国常规咨询所规定的时间是大约10分钟。在这种情境下工作的家庭医生自然会对短程有效的会谈与节省时间的会谈法感兴趣。焦点解决会谈的结构使得这种方法可以从来访者选择的谈话开始而开始,由此进行的记录也容易跟进并便于安排进一步的会谈。社区医生发现焦点解决治疗不仅对情感和心理健康问题有效,这种方式对很多医疗问题都适用。在初次接触之后,焦点的会谈程序几乎可以用于所有医疗咨询。

Park(1997)给出了大量用于韩国家庭治疗中的焦点解决方法,针对的心理社会因素涉及身心疾病、长期躯体疾病、丧亲和其他严重疾病。他建议一种适合家庭医生的心理治疗方法应该是应用广泛的、短期的、聚焦的、对医生与家庭低风险的、只要具备一定程度的心理学知识就可以使用的。从经验中他们发现,焦点解决疗法满足这些原则。他们把焦点解决疗法用于短期的支持性会谈和少数特殊问题的计划会谈中。他的案例还举例说明了焦点解决谈话与药物治疗的结合使用。

Unwin(2005)出版了焦点解决思维在英国家庭实践的个人经验。他指出了把候诊室里的来访者看成与病魔做斗争的英雄而非满身疾病的患者的意义,并指出了关注当下与未来而非过去的好处,强调了不触及消极记忆以避免伤害的重要性。

焦点解决治疗：理论、研究与实践（第二版）

夫妻与家庭治疗

还没有研究证据表明个人、夫妻和家庭治疗效果之间的差异。我们鼓励人们带上任何他们觉得有帮助的人来参加初次会谈。我们认为，不管那个人是谁，他在场就会有帮助。有时候，尤其是当个案没有进展的时候，我们会让其他人参与进来（例如其伴侣），或者分别会见某人。那些想要改变的人不总是家庭中最有权威的人。例如：一个问题少年可能并不想改变，但参与会谈的其他人却相反。有时候见一次这样的来访者，表现出对其家庭的尊重，并提供让所有人都交流的机会，往往对治疗会很有效。其后，与那些想要改变的来访者会谈可能会更有效。

Burns(2005)指出家庭成员至少可以扮演 5 个有益角色。他们可以通过之前的技能和问题例外情况来证明来访者是"个案专家"。家庭成员可以是欣赏来访者的人，也可能是注意到和促进例外情况的同伴，而他们自身也是来访者现存的资源。他们可以提供谁是注意到变化与奇迹的"另一个人或最好的朋友"。Burns 认为"自尊"是生理和心理疾病康复的重要因素，但对自尊的研究远远不像抑郁和焦虑那么多。她推荐使用 VASES 自陈式量表，该量表有 10 项自尊条目，每一项都由来访者进行 1~5 分的评定(Brumfitt & Sheeran, 1999)。

Milwaukee 团队报告说他们用于夫妻和家庭访谈的时间要比个人访谈长。相比之下，我们团队发现任何组合形式的访谈所需时间都是一样的。如果对提问过程进行一些调整，那么每个人都可以对一些问题做出回答。我们发现夫妻的治疗过程会更为容易，因为在阐述中我们很快就可以得到言语和非言语的反馈。相反，对于个体则需要提问一些关键点："你的另一半或家人对此会怎么想？"这种必要性意味着治疗过程变得更长。整个家庭通常是由两个人联合运转的，这两个人可能是家长或一个家长加上一个孩子。所以事情往往是由这两个人完成而其他人跟着做。

由 Palazzoli 等(1978)构建的循环提问有助于澄清家庭成员的选择。很多人更喜欢听别人替自己回答问题，这样更容易获得信息。询问丈夫他认为妻子会把自己放在量表的哪个位置，或他是否预料到了她所给出的回答，这样可以得到很多有关其关系的信息。家中的孩子往往会告诉你他们的爸爸妈妈对你的问题有可能做出的回答。这使得他们可以在不太有合作压力的情况下各抒己见。

对于让小孩加入其生活的成人谈话中，Milner有一项独创的技巧（2001，p. 139）。她给孩子两张分别写有"正确"和"错误"的纸。然后她让"妈妈演孩子"，孩子举起其中的一张纸表达他对妈妈回答的看法。"脾气像什么？""像火山，会爆发！""正确！"然后治疗师让"孩子演妈妈"，妈妈举起相应的纸而不说任何话。在"孩子演妈妈"中，"他会使用f这个字母吗？""不会！""错！"双方都参与交流。在接下来的会谈中，孩子和妈妈都各自回答，但是却变得更能直接协商他们的回答。

基于这个结构顺序的交谈大概需要4.5~5分钟（Zunin，1972）。这在社会情境中得到了验证，在与一个陌生人交谈时，通常5分钟左右就可以确定是否有进一步交流的欲望。交流与关系是由一系列连贯的事件构成的。

这种交流规则可以作为治疗中的一种手段去运用。每天都有培养亲密关系的关键时刻。如果这关键的5分钟相处融洽，那么整个关系很可能得到改善。对孩子和为人父母的成年人来说，这个关键时刻是去工作或上学前的早晨以及回家后的时间。对孩子来说，另一个重要时刻是其受了小伤之后，5分钟可以使孩子的反应完全不同。大多数人都愿意在一天少数的5分钟里表现得亲切。这样做的好处通常很快就可以显现出来，所以这对关系紧张的夫妻和家庭成员来说是一项颇为有效的任务。

在夫妻和家庭辅导中，尤其是在会谈早期，他们担心自己的观点会被忽视，所以彼此的交流有时候会变得异常激烈。治疗师会通过各种方法处理这种情况。最简单的方法是使交流限于治疗师与对方之间，而非家庭成员之间。这可以通过提问上面列出的问题做到，直接看着那个人并称呼其名字："比尔，反之，你想看到什么样的情况发生？"如果一个人说太多了，那么打断他，然后问另一个人："这也是你所看到的吗？"另一个方法是让他们放慢步调，因为他们一下子给你太多的信息，而你又不想错过其中任何可能重要的信息。

如果来访者之间的争论是如此激烈以至于都不可能回答你的问题，或者激烈到有发生暴力事件的倾向时，那么需要中断这次会谈。这样问可能会有效果："这对你有用吗？但这不利于我理解。"沉浸于争论的来访者可能没有意识到治疗师并没有参与其中。如果这没有改变交流现状,那么可以建议先停止会谈,在会谈可以继续进行时再安排另外一次会谈。值得注意的是,有时候看似主要的家庭矛盾在讨论预约时间时会马上停下来。

夫妻因为争论而不再试图回答来自治疗师的问题时,这样说可能会有用:"我没法正确理解了,我需要和你们中的一个单独谈谈,另一个请到等候室等一下。谁想先留在这里呢?"通常双方都会停止争论,然后竞争谁是最先留在这里的"良好"人选。在夫妻和家庭治疗时,如果有一个监督团队,那么这时候其中一个成员可以进来或打电话来帮助治疗师,并给出一些不同的建议。这样的干涉通常已经足以改变交谈的现状。

有时候,不管治疗师受过怎样的训练,有着怎样的技能和良好愿望,都无法对其中某些来访者有帮助。除道德问题之外,认识到这种现状并做出相应的处理对来访者和治疗师都是有利的。

青少年

青少年通常很难与传统治疗相适应。有时候他们预期的只有批评。焦点解决疗法对他们可能会有用,因为这种疗法尊重他们的世界观,关注他们的愿望,还会给予赞美。有些青少年拼命想从原有的家庭中独立出来,他们只是把治疗师看作另一个想要把他们拉回去的成人。穿着个性化表明了他们需要独立及做"大人"的愿望,将谈话聚焦在例外状况和奇迹问题可以激发他们的潜能、弹性和希望。

一些青少年在他们自己的活动中有了相当高的满意度,也发现减少这些活动对他们并没有什么好处,而希望他们改变行为的是家长、学校和法律体系。根据权利关系,往往是感觉自己失利的一方想要寻求治疗师的帮助。在这样的案例中,与家长和学校的合作常常比与青少年合作更有效果。焦点解决疗法一直都在寻找积极点、例外和潜能,而非谈论消极面。如果青少年愿意参与,和他们做一次会谈也是有帮助的。有时候可能会如前面所描述的那样,与他们合作顺利。这样做可以明确治疗师在与父母和其他成人在内的地位,避免在治疗出现状况时被说成"你不了解他是怎么样的"。

第二章 焦点解决疗法模式（Ⅱ）

应用于学校

Ron Kral(1998)开发了一种焦点解决会谈的简短模式,用于感到较大压力的学校咨询师以及那些不准备正式接受治疗会谈的青少年。

- 是什么问题让你来这儿？
- 按百分比来算,问题处于什么程度？如果低一点会更糟吗？
- 如果把百分比换成从0~10评分,会是几分？
- 过去曾经低于或高于这个百分比吗？
- (如果高于,)你是如何做到高于或保持那个分数的？
- (如果低于,)你是如何做到今天这个分数的？

Ron Kral 说,如果你一开始让青少年用 0 到 10 评分的量表,他们会回答说用百分比以显示他们在成人世界的优越性,因此最好先让其用百分比来衡量。在学校,用量表和百分比可以很快获得测量进展,因为只有治疗师和来访者明白"这星期是 76%"或"高了 5 分"指的是什么。所以在走廊或操场的快速交流就足以维持进展。

John J. Murphy 在有关学校咨询的教科书中有大量不同学校背景的研究案例。除了常规的焦点解决提问,他还设计了用于有效提问例外情况的 5E 法。

1. 引出(eliciting)问题的一个例外。
2. 详述(elaborating)与例外相关的细节与情境。
3. 扩展(expanding)例外情况至其他情境,并使其发生得更为频繁。
4. 评估(evaluating)访谈的效果。
5. 赋能(empowering)维持想要的改变。

对于"评估",Murphy 推荐说不仅仅要使用量表,还要使用客观测试、教师评定、个案测量等所有适用于特殊案例的评估,他指出焦点解决咨询并没有归属于任何发展了的特定理论或治疗,因此利用任何现存的模式或知识以评估进展或提出重构与赞美都是可以的,只要能够促使青少年以及其他人改变观点。

FKC Mellansjo 是瑞典斯德哥尔摩一所专为残疾儿童开设的全日制私人学校。整个组织都依据焦点解决模式提供治疗、咨询以及教育。学校有两个高级职员记录校内每天焦点解决辅导应用情况（Måhlberg & Sjöblom, 2004）。他们工作中一个有趣的方面是，在"语言的重要性"这一章节中指出了一些可以应用于所有年龄段个案的关键要素。对他们而言，语言可以创造可能性。因此，如果谈论问题，你就创造了问题；如果谈论可能性，你便创造了可能性。提问时用"当……的时候"而不是"如果……"就会增强某事发生的可能性。他们建议说，避免使用"不要……"，因为词语所描述的事情似乎总会发生，虽然我们谈论的是不要发生这样的事。反之，他们提出用积极的方式来提出建议。如，不是说"不要冒犯"，而是说"小心"；不是说"别迟到"，而是说"请准时"。

Fletcher Peacock 建议在日常生活中，每个人都使用带有积极暗示的（post-hypnotic）叮嘱。像"不要摔了镜子"这样的阐述在脑海中制造了摔了镜子的画面。如果叮嘱换成是"拿镜子时要小心"，那么脑海中的印象便是积极、成功的。在治疗室或学校，聚焦于积极面会创造积极的未来图景，所以治疗师和来访者都要渐渐开始使用带有积极暗示的叮嘱。同样地，以"什么变好了"这样的提问开始会谈可以创造出积极的暗示，即事情变得更好了。

在美国，Linda Metcalf 为家长和教育工作者写了很多有关如何在学校和成长环境中运用焦点解决思维的书（Metcalf, 1997, 1998a）。她的书中包含了很多适合各个发展阶段的文件和工作表。她也是焦点解决团体辅导的专家（Metcalf, 1998a）。她最近的作品是本自我辅导手册——《奇迹提问：回答，从而改变你的人生》（*The Miracle Question: Answer It and Change Your Life*）。其中包含了工作表和日记，使人们可以自己经历焦点解决的过程。

Rhodes 和 Ajmal 描述了焦点解决思维在英国学校的运用。他们指出，如果我们理解我们所使用的方法，那么心理认知能力，即我们处理信息和理解新知识的能力会增强。因此，学习现存技能的技巧就可以被理解，然后转换成拼写与阅读。他们的写作包括给老师提供"创造性咨询"所需的有用材料，一个用于监督治疗及为商业部门提供指导的类似程序。他们描述了一些在学校中有助于班级管理和组织变化的方法，其中包括确定会谈前的改变和例外情况。通过澄清所做辅导工作的"合同"开始计划会谈,其中包括次数和时间、参加人物、谁需要知道发展状况等。然后是设定目标和寻找例外。回顾会谈包括对小孩与班级的直接观察,根据焦点解决的常规内容记录下什么变得更好了,再为接下来的步骤设定目标和任务。

Cynthia Franklin 博士(Franklin et al.,2001)研究了在学校背景下的焦点解决模式。她是美国得克萨斯州奥斯汀 Gonzalo Garza 中学(自始至终按焦点解决思路操作的一所学校)最有影响力的人物之一。学校这种观念的最初动力来自对那些没有完成中学学业的学生的观察,发现其生活命运相对完成中学学业的学生来说更为糟糕。他们已经开发了一些类似于焦点解决的方法来处理那些中学辍学者。下面是该学校的使命阐述:

想象一下,在一所中学里,学生掌控了他们的命运。想象在一所中学里,人们相信学生的环境以及过去史都不会决定他们的未来。想象在一所中学教授学生如何解决家庭问题,同时告诉他们不要在学校或工作中到处宣扬他所取得的个人成就,这可以使你拥有更好的个人品质。想象在一所中学里,鼓励人们怀抱希望,教导学生他们所迈出的小小步子也会促使生活的极大改变。想象在一所中学里,包括校长、老师、社工和职工在内的所有人都深信每个学生都有可以塑造的能力而使其有积极的结果。想象在一所中学里,所有危险分子和辍学的学生都来上学,完成学业,顺利进入大学或走上工作岗位。想象一下在 Gonzalo Garza 独立中学——一所焦点解决式的中学,可以让人梦想成真。

更多有关该学校和项目的信息可以通过 Franklin 博士的账户进入在奥斯汀的得克萨斯大学的网址(www.utexas.edu 或者 Garza 中学的网址 http://www.ausitinisd.org/school/website.phtml?id=024)而获得。

监护所的年轻人

传统的监护所主要接纳功能有缺陷的年轻人。存在问题或犯罪是进入这个系统的识别标志。即使是那些以保护的名义被安置在这里治疗的,人们也会认为他们有问题或者有缺陷,毕竟他们被带离了家庭。所带来的结果之一是在监护所

焦点解决治疗：理论、研究与实践（第二版）

从事为这些青少年服务工作的社工和护理人员都相当困难。因此，很难雇到和留住员工，这也意味着在这些机构里，那些最没有经验的员工在照顾那些既难对付又在人生关键期特别需要帮助的当事人。可以说，焦点解决疗法为这些年轻人和医疗工作者带来了希望。

Triantafillou 描述了焦点解决式监督的效果（参见第五章）。Wilmshurst(2002) 指出，有证据表明，即使使用焦点解决法，定点监护这种方法本身对那些当事人也是有害的。Bob Bertolino 及其同事的研究强调了能力导向模式对定点监护的好处。他(1999)列举了快速建立关系、改变员工对当事人问题理解的视角以及危机管理的方法。书中提供了表格和评估工具，这些都使发生良性改变以及工作人员和当事人的成长成为可能。

焦点解决团体辅导

很多工作者都运用过焦点解决进行团体辅导。大多数都使用了焦点解决团体辅导的标准形式，但有些也做了变通。其中有一种是运用团体形式来设定目标、评估和报告进展，但却让来访者两两结对互相进行奇迹提问。奇迹问题也有可能是咨询师依次问每一个来访者，虽然这在一定程度上减少了小组互动的机会。

瑞典的社会工作者 Britta Severin 曾用过另一种形式。她曾经对一组被判了长期徒刑的性犯罪者进行咨询(2001)。她单独会见了每个来访者，其他的囚犯（还有监狱工作人员）扮演听众。在同一时间内，每组限四人。她发现奇迹提问很重要，就像每个人的临终陈述。监狱工作人员开始自发鼓励狱友在会谈期间追求自己的理想。每隔 5 次会谈就会有一次综合评估，其中包括由她自己和狱友评估的会谈内容。这个工作很有意思，因为很多狱友来自各个国家而非瑞典，讲的也不是本地瑞典语。当然，他们的目标和步骤都相当小，因为他们中的大多数都被判了长期徒刑。

Ron Banks(2005)出版了他对焦点解决团体辅导的总结。他引用了 Ben Furman 的研究以及 Milwaukee 焦点解决模式。就像 Severin，他把这个过程视为团体辅导情境下的个人辅导。然而，在他的工作中，由小组成员提问、咨询师带着小组成员

经历各个不同的阶段,必要时进行干涉以改变或避免问一些不恰当的"病理学"问题。在团体辅导中,他确定了这样六个步骤:

- 引入问题
- 澄清细节
- 告知问题,并验证积极面
- 讨论奇迹或更好的未来
- 构建过程,进行赞美
- 规划来访者的下一步骤

在整个过程中,他使用了"问题如朋友"这个概念:"做这事会让你更强还是更弱?"或"你是如何成功处理那些问题的?"

John Sharry 写的这本《焦点解决团体辅导》(*Solution-Focused Groupwork*)绝好地介绍了这个话题。这本书不同寻常,它提供了在开始团体辅导前需要做的管理和准备,很少有团体辅导关注过这些问题,这些信息对任何治疗学派的工作者来说都是有价值的。Sharry 还介绍了以促进者为中心和以团体为中心两种会谈模式下团体的设置和目标。

治疗中的有限进展

Fletcher Peacock(2001)曾经采用"消费者、抱怨者、参观者"这三个术语来描述最初与来访者可能的三种关系。他指出,也可以把来访者分为"高速的""中速的"和"低速的"。高速的来访者已经准备做点什么,中速的来访者可以要求他们去观察或者指出需要发生什么。而对低速的来访者来说,有效的做法是建议他们慢慢来,并给予赞美和积极的反馈。心理研究所(1974)指出,人们做事情有自己的速度和步调。这在刻度化提问期间便会显现出来,也可以通过问来访者是喜欢快速行动还是喜欢仔细考虑后再行动来确定。这为治疗师提供了一些如何推荐任务和安排会谈的有效信息。

焦点解决治疗:理论、研究与实践(第二版)

从某种程度上来说,这类似于 Prochaska 和 Diclemente(1982)描述的变化过程。他们指出,根据来访者所达到的变化阶段,需要有不同的会谈。所需的时间间隔也被进行了研究,Prochaska(1999)也对其进行了很好的描述。所以在前意向阶段(不是指接下来的6个月),可能来访者唯一可以接受的便是提供信息。在意向阶段(可能是变化前的6个月),有关资源的信息与思考,以及解决方法可能会成为讨论的话题。在准备阶段(变化前的几周),如何做出改变与使用什么样的资源变得意义非凡。在行动阶段,整个流程便开始运行。Prochaska 指出,这部分内容会花费6个月的时间,通常和心理治疗中其他一些研究结果相同(参见第五章)。在维持阶段,复发干预与复发管理是核心。有人预测整个阶段会持续6个月到5年,也可能持续一辈子。最后是结束阶段,来访者永远摆脱了所有的问题。

在焦点解决辅导中,Prochaska 的准备、行动、维持和结束阶段符合这个模式。然而,识别出那些仍然处于前意向阶段和思考阶段的来访者颇为重要。他们还不准备做出改变。在这些来访者中,存在着变成"强迫解决"的风险,除非小心留意他们的目标以及对奇迹提问的反应。在刻度化对话期间,回答有关"多久后才会到量表上的10分或者其他分数"的问题颇为有效。其变化的时间量表可以与 Prochaska 和 Diclemente 上面提出的时间顺序大纲进行比较。

Hawkes、Marsh 和 Wilgosh(1998)总结了一些在来访者没有像他们所想的那样做出很大进展时可以问的问题。他们称之为"非奇迹场景"。

非奇迹场景

当来访者没有发生改变或当他们觉得其他人需要做另外一些改变的时候,又或者他们觉得自己无法掌控变化的时候,使用下面的问题有助于来访者找到另外的目标。

- 目前的变化对你来说已经足够了吗?
- 还需要发生什么变化以使你离奇迹更近一点?
- 我还可以做些什么事来更好地帮你?

●既然你已经尝试了所有方法,并觉得你无法改变你丈夫或妻子的行为,那么你会做些什么事让自己变好一点呢?

●当你等着某事发生改变时,你可以如何更好地照顾自己呢?

一些来访者患有长期或慢性生理疾病,所以他们必然有不可能做出的改变。很多来访者都知道他们的身体疾病不会消失,所以觉得很难积极地运用奇迹提问。对他们来说,最有效的技巧是寻找小目标,如"你的第一步会是什么",还有就是运用例外情况与刻度化评估。然而,Burns(2005)曾把焦点解决短期疗法用于患有重大生理疾病的患者,焦点解决模式还被推荐用于姑息治疗(2004),以及心脏病康复中伴随出现抑郁和焦虑时(2002)。

心理研究所指出,有时候治疗过程的失败并不意味着治疗或治疗师的失败,但来访者确实是选择了不适合自己的专家。有时候是一种关系已经超出了治疗本身,或者说治疗师无法给出来访者所期望的建议。例如:有一对夫妻来咨询是因为他们其中一人想通过"咨询"来使另一方放弃和他结束关系;比起治疗师,也许他们能从律师那里得到更多的帮助。有时候,来访者会要求进行特殊干预而非焦点解决治疗。这些要求是合法的,也是可以得到治疗师的支持的。有个例子是这样的:一个年长的已婚男士在第四次会谈时说:"你希望我真正做这些事情,但是我不想做。我想定期和一位有魅力的女士谈谈我的妻子,正如我与之前的咨询师做的那样。"治疗师祝贺他明晰了自己的目标,并把他移交给了另外一个可以提供这种服务的团队。

另外还有一个例子:有人想要当下获利,或者让医生给他们开一些让他们快乐的药。这可能是治疗师无能为力的任务。可能存在这样的情况,因为道德原因,治疗师不想提供帮助,比如:来访者要求治疗师写一份有利的报告以期对考评其试用情况的官员产生一定的影响;有时候是写 份不利的报告以支持其赔偿诉讼。应该说,来访者提出这种要求的时候并不多,有些时候他们不愿意让治疗师了解这些以避免不必要的麻烦。

如果治疗没有取得预期的进展,那么既要询问变化的优点,也要询问变化的缺点。通常,治疗师可以指出来访者不想改变的一个真正理由,并允许来访者再谈更多的。例如：对失业或患慢性疾病三年后再开始工作的来访者来说，需要每天早起可能是个困难的改变。又如：一方伴侣的加入除了会带来更多的支持，也会带来更多的家务。

总结

很多想要尝试焦点解决模式的人们发现，他们很难改变之前的会谈风格。有很多方法可以让这个过程变得更简单。有些人喜欢在开始时把使用刻度化提问作为常规方法的一种，并从中开发他们的技能；另一些人则选择一名合适的来访者来完成焦点模式的整个初次会谈；还有一些人在开始时告诉"顽固"的来访者，说他们听说了一种新的方法，想要试一下。大多数来访者都觉得这很尊重人，也很有意思。在培训课程中，成员们被要求尝试所有的提问，对不同的来访者都要使用对话的各个部分。一旦对这些问题感到舒服，他们便开始与来访者单独完成初次会谈。

本章要点

- 向来访者反馈前休息一下是种比较有用的方法。
- 根据一定的逻辑顺序构建一个有效的赞美式反馈。
- 遵循简单的结构展开接下来的会谈。
- 结束会谈通常直截了当。
- 焦点解决疗法可以在初级保健中提供帮助，尤其是寻找优势与例外。
- 这个基本模式易于在夫妻、家庭和团体辅导中应用。
- 青少年与学校：焦点模式应用方法的变通有助于处理一些特殊情境或扩大应用范围。
- 焦点解决的手段能成功处理治疗过程中的失败。

第三章

案例研究

内容提要

◇ 一段消沉的婚姻

◇ 问题

◇ 治疗前改变

◇ 目标

◇ 例外时刻

◇ 刻度化提问：当前状态；改变的自信心

◇ 奇迹提问

◇ 团体讨论

◇ 反馈

◇ 后续进程

◇ 总结

这项案例研究的对象是一对夫妇所接受的治疗，这对夫妇在此次研究之前并未接受过任何咨询或心理治疗。以下文字资料是这对夫妇接受的第一次访谈转录后的文本。几段对话中间加入了对治疗过程的评论。这些评论是由在治疗过程中坐在单向玻璃后面对整个过程进行观察的一个团队所做的。

一段消沉的婚姻

这对夫妇现年四十余岁。由于妻子(Carol)出现了抑郁的症状,他们的家庭医生推荐他们前来接受治疗。

AJM:两位下午好。相信你们已经从预约信中知道,有一个团队将会协助我来帮助你们。你们希望我怎么称呼你们呢?

Bob 和 Carol:就叫我们 Bob 和 Carol 吧。

问题

AJM:那么,是你们的家庭医生推荐你们前来治疗的,对吗?

Bob:是的,我曾经想把 Carol 带去看医生,因为这个家不那么正常已经有些日子了。她的举止怪异,每天干坐着什么也不做;我们的家庭因此开始产生一些实际的问题。我觉得她应该吃点药什么的,来使自己恢复正常。

AJM:你认为这是你们今天来这儿的理由吗,Carol?

Carol:是的,我想大概是吧,尽管我不那么确定。

AJM:你和 Bob 一起去看医生了吗?

Carol:我们是一块儿去的,Bob 去的时候带上了我。

Bob:我把她带出家门,让她坐进车里然后就那么等着。

AJM:那么,你们今天想要在离开这里之前得到些什么样的改变呢?

Bob:这个,我希望一切能回到正轨,就像以前那样。

AJM:当一切回到正轨时是怎样的一个情景?

Bob:嗯,Carol 不会一天八个小时在屋子里干坐着什么也不做。我辛苦工作了一天回家之后发现什么变化也没有。家里跟垃圾堆一样乱。桌上也没

第三章 案例研究

有茶和茶点,什么也没有,只是……

Carol: 我有做事情,我准备了茶和茶点。

Bob: 哦,如果你把那点小零食叫作茶点的话我也随便你。

AJM: 这样的情况持续有多久了,Bob? 这些事情成为困扰你的问题有多久了?

Bob: 可以说已经有四个月了。

AJM: 四个月……你同意这个说法吗,Carol?

Carol: 我觉得其实从九月一开始就这样了,已经有五个月了。

AJM: 五个月,好的。你刚才提到你确实做了一些事情,比如你准备了茶和茶点?

Carol: 对,我觉得从九月Jane上大学了之后我就不怎么想做太多事情了。

Bob: 你不能把错推到Jane身上,Carol。

Carol: 是的,这我知道,我只是回想我们曾经相处得那么好,曾经一起做家务。

AJM: 你和Jane曾经相处得非常融洽?

Carol: 是的,我真的非常想念她。她以前经常帮我准备茶和茶点,我们可以在她放学之后一起完成这项工作。事实上,这个暑假我们绝大多数时间都待在一起。

Bob: Carol,我承认你说得有道理,但我不能理解的是,为什么她离开之后情况就必须改变?我的意思是,她去上大学之后。我是说你从来不跟我太多地谈论这些事,所有决定都是在我不知情的情况下做出的。

Carol: 不,我们曾经问过你的意见,但是你常常不在家或者我需要帮助她完成作业之类的。

Bob: 我不在家是因为工作。

Carol: 我知道。

AJM: 你工作时间很长吗,Bob?

Bob: 我工作时间非常长,是体力性质的工作,有时回家很晚,因为需要换班。

AJM: 换班非常频繁吗?

Bob: 是的,常常倒班。

Carol：你去酒吧轮班可是雷打不动的，我是说你下班后就老往那儿跑。

Bob：就算是，我去那儿也是为了暂时逃离这样的环境，在家实在没什么可做的。你又不和我说话，就坐在那儿一直看电视，所以我就只好去酒吧找人说说话。

AJM：之前你有多少次因为家里的原因而在酒吧里打发很多时间的？

Bob：我一直都去那儿，不过……

Carol：你以前从来不……

Bob：……不过之前这五六个月里去的次数更多些。

AJM：之前，我是说这之前几年有没有你非去酒吧不可的时候？

Bob：现在记不起来了，不过我觉得与其说是突然变成现在的情形，不如说是慢慢发展成这样的。我希望Carol重新积聚能量，开始做家务并且与我交谈。

夫妇二人从时间和行为表现两个方面描述了问题，同时提供了有关他们社会背景的一些信息。丈夫Bob已经开始描述他想改变的目标。

治疗前改变

AJM：能量……我是否可以问一下，在你们去拜访家庭医生和来这里接受治疗之间的这段时间，有发生什么样的变化吗？

Bob：嗯，要说服Carol开始做些什么来应对现状这件事本身就是一场搏斗，因为她并不觉得需要做什么，不觉得有任何问题。所以，我的意思是仅仅能让她走出家门，坐在这里就已经是一项成就了。

AJM：还有别的改变吗？

Bob：嗯，我想我们现在可以以一种奇怪的方式进行更多的交流了，就像一起讨论到这儿来的事，在争吵但确实也是在谈话。

Carol：哦，我不介意。

AJM：Carol，你观察到在去看医生之后到来这儿之前，发生了哪些改变？

Carol：嗯，我认为他稍稍变得通情达理了一点儿。

AJM：他怎样表现出这样的通情达理？

Carol：他不像之前那么频繁地指责我了。我们的家庭医生说，他之所以推荐我来这儿是因为他觉得我并不抑郁。

AJM：因为这样，所以 Bob 的态度变得更为支持也更善解人意了？

Carol：他不再一直在我耳边唠叨：你真是消沉，你真是焦虑，你应该这么做，你应该那么做。他回家也稍微早了些，虽然不是一下班就回家，但是与之前要在外面逗留两三个甚至四个小时才回家的情况相比，现在他下班后一两个小时就回家了。

AJM：你是说他回家得更早一些了吗？

Carol：是的。

AJM：这对你有帮助吗？

Carol：当然，我讨厌一个人孤单的日子，我怀念我的工作。我曾试着再找一份工作，不过还没找到。

Bob：哦，你在那儿工作的时候状况确实好得多。

言语匹配应始终紧贴交谈内容，维系治疗关系，在治疗过程中双方都感觉始终参与交谈是非常有帮助的。治疗前发生的改变，也许正反映出来访者对于改变的动力和能量。最好在会谈的早期阶段就询问这类改变，因为这个问题关注的是过去而不是未来。因此，如果过迟地问这个问题，就会使来访者不那么聚焦在对未来的关注上。

目标

AJM：当情况变好之后，你希望 Carol 会做些什么事情？

Bob：嗯，我希望她能够保持家里整洁。我希望她能够处理好她以前一手处理的琐事，比如付账单。她最近不再留心这些事情，于是我们通过邮件或者其他渠道收到了红色信笺，因为她根本就懒得……

Carol：我们只收到两封红色信笺。

Bob：两封。

Carol：行了吧，我们收到账单的总数可是16甚至是20份。

AJM：这是说你付清了余下的所有16份账单是吗？

Carol：是的，我付清了。他根本不清楚我做了多少，因为他对这些从来不感兴趣。我支付抵押贷款的利息、买东西、做家务。我曾经做过一份兼职，Jane事实上也是我带大的，我花了许多时间和她相处。你确实工作很长时间，对此我很感激，但我做的事也不少。

Bob：哦，我对于已经付过的16份账单并不担心。

AJM：Bob会把他的收入交给你吗？

Carol：我们有一个联合户头，因此我没有工作就成了一个问题。你开始厌烦我了，Bob。

AJM：Jane是你们唯一的孩子吗？

Carol：是的。

AJM：那么Carol，你过去是有自己的工作的，对吗？

Bob：是的，她以前有工作，我是说这也能带来一些不同的东西，比如为这个家带来点额外的收入。

Carol：我们不缺这点钱。

AJM：Carol不工作有多久了？

Bob：一年前，大概是那个时候。

Carol：我之前在一家面包房工作，但是那家店停业了，所以并不是我自己不想工作的，我其实真的很愿意工作。

AJM：那么，Bob，你期望着这个家里的一切都井井有条，你们再也不会收到任何红色信笺。

Bob：是的，那样就太好了。

AJM：这就是你希望见到的第一项进步吗？或者说在达到这样的状态之前，你还希望有什么不一样？

Bob：我希望看到Carol做些什么，因为我觉得她太无所事事了。

AJM：你希望她做的是什么？

Bob：做饭，洗衣服。

Carol：这些我都做了。

Bob：……买买东西，把两份拖了好久没付的红色账单付清。任何事，任何一点类似于这些的活动。

AJM：你怎么认为呢，Carol？你最希望首先看到的改变是什么？

Carol：我希望是他能体谅我的心情。

AJM：那么当 Bob 能做到体谅时……

Carol：不要在自己回家越来越晚的时候，还不停地数落我。他一回家就说我这也不做那也不做，他总盯着那些没完成的事，但我确实做了些什么。我承认家里不像以前那么整洁，但是他说我们住在垃圾堆里，这样的话真让人受不了。

AJM：那么当情况开始好转时，他会说些什么而不是指责你？

Carol：他会说些什么？嗯，诸如"你好，亲爱的，今天过得愉快吗"这样的话就好得多。只要不说"你怎么这也不做那也不做"或者"你付清账单了吗"。我付清了大多数账单。

AJM：还有什么会变得不一样？

Carol：噢，只要回家来和我说说话，说说这一天过得怎么样，然后一起吃个饭。我是说他总说我不做饭，但我做了。

Bob：你得先把食物进行烹饪。

AJM：一起在家里吃饭吗？

Carol：是的，我确实准备了食物，你却不回来，食物凉了我就只好扔了它们。

Bob：我回家的时候累坏了，我工作了一整天。

Carol：你回家之前就吃了个一肚饱。

Bob：只是几品脱啤酒罢了。

Carol：岂止，还有6大包薯片和别的东西，我做了饭，但你一回家就说吃饱了。Jane 在家的时候，我们总是尽量一起坐下吃饭。有时是我们三个，有时还会加上我的父母。我父母多数星期天都会来我家，除非我们出门去了。我们通常会选择在周日外出。如果我们没有出门,他们会来我家,我是说我会准备晚餐。他们会晚上过来,有时候……

AJM:你的父母亲现在还会在周日来你家吗?

Carol:哦,他们还会来的,我们不再在周末外出旅行,但爸爸妈妈还是会来,因为我每周日还是会准备大餐,但他通常都不在家。

Bob:那是因为有时候我连周日都必须工作。

Carol:而且就算你不在工作,你也会去酒吧。

AJM:那么当情况变好时,是否意味着Bob会回来参加周日的家庭聚餐呢?

Carol:噢,是的。

AJM:当情况变好时,还会发生什么?

Carol:你说呢,Bob?

Bob:嗯,除了……

AJM:让我们来确认一下,Bob,Carol说你不像以前那样总能够参加周日的家庭聚餐了,对吗?

Bob:哦,我不工作的那几个星期我们会一起吃饭的,这对我来说不是什么特别的大事。

Carol:但是你没来,你不在家。

AJM:你们还希望看到发生些什么别的事?

Bob:我想回到以前那样的状态,我们两人可以在一起说说话。

AJM:你和Carol一块儿聊天。

Bob:噢,我不知道怎么了,Jane去上大学之前,我总感到我被排除在你们俩的关系之外。我感到自己游离在整个家庭的边缘,你知道吗?你们看起来关系那么紧密,我感到非常孤单,绝大多数时候我都被排除在外。

Carol:我真不知道你是这样的感受,因为不管怎样,我们总还时不时地进行交谈。

AJM:让我来问个问题,Bob,你是不是说当Jane在家的时候,你们夫妇俩不怎么交谈,不过当事情都处理完毕了,你们还是会一起聊聊天?这样做会有一些不一样的变化吗?

Bob：确实会是某种不同的局面，我们以前确实有过这样的日子，但是我记得我们通常都是谈论 Jane，和 Jane 说话，或者通过 Jane 来沟通，要么就是你想说什么话题就说什么。

Carol：不是这样的。Jane 会露个面然后出门去，我的意思是说她是典型的青春期女孩，你也知道，大多数晚上她都在俱乐部度过，如果不是，那就在房间里学习。你一回来，我们就会谈论这一天过得怎么样。所以，我根本不知道你感觉到被排除在外了。

AJM：你说你们之前也常常交谈，就是你和 Bob？

Carol：是的。我是说我们通常会一起吃饭，坐下来谈谈彼此的一天，我们每周末都一起参与些活动。我们总是一起度过假期。

Bob：这样的日子哪儿去了？

Carol：都去了该死的酒吧，进了你脑袋下面的啤酒杯了。

Bob：你这么说就好像我酗酒似的。

Carol：我没这意思，我只是说你从不在家，你从不在家。

夫妇二人都描述了他们的治疗目标。在这个过程当中他们没有通过治疗师就互相传达了观点。这对夫妇往往一不留神又回头开始纠结于存在的问题，治疗师需要时不时地进行干预。

例外时刻

AJM：我能否问一下，你是否希望在将来能与 Bob 进行更多此类的沟通交流呢？

Carol：是的，没错。

AJM：Bob 之前也说到了他希望能更多地与你交谈。当 Jane 不在你们身边时，你们也曾有这样的交流吗？

Carol：对，对，我真怀念那样的时光。我搞不明白你为什么说那样的交流从未发生过。

AJM：Bob，你希望首先产生的改变是不是重拾与Carol的沟通？还是说希望看到家里的事情都被处理得井井有条，账单都能及时付清？

Bob：哦，我希望这些同时发生，不过……

AJM：哪个是你最先期待看到的？

Bob：如果我们能平心静气地坐下谈谈那就太好了。我们能谈些别的事而不是争吵不休，因为那只是……

AJM：如果你们能平心静气地坐下来，你们会谈些什么？

Bob：哦，谈谈我们刚结婚那会儿，Jane出生前的那些日子。

Carol：那已经是20多年前的事了！

Bob：我们一起度过了一些美好的假期。

Carol：我们去年的假期也很美好。

Bob：我们一起做事情。

AJM：如果现在就让你们好好地坐下来谈谈，你们会说些什么呢？

Bob：嗯，比如谈谈我们计划做的一些事，我们假期的计划。我们一年中都会有四周的假期。

Carol：我们总是会出去走走，以往我们每年都出去，包括去年夏天。这是我们最近一次家庭出游，很愉快对吗？

Bob：噢，如果你还记得的话，去年的假期倒真是不错。我是说今年头六个月你越来越把自己关起来了。

AJM：除假期之外，你们还会一起谈论些什么呢？

Bob：你是说……

AJM：你们坐下来聊天时，除了假期还会谈论些什么呢？

Bob：就是每天都会发生的一些事。

Carol：家庭生活。

Bob：对，我是说我们的家是个大家庭。我们有家人在海外生活。我们也有住在当地的家人。我们常常会被邀请参加一些聚会什么的。不过，在最近十二个月里我们没有去参加，因为……你也知道。

Carol：来，说出来，跟医生说说到底是为什么啊。

Bob：那个，首先我每天都很累，也不那么想去参加了，不过，另外的原因是你总是那么恹恹无力的。哦，对了，你之前的惊恐发作怎样了呢？这就是我为什么叫医生给你开点儿药，你吃了药，治好了病，我们就可以有个新开始了，你知道的。

AJM：当情况好转时，你们会更多地一同外出吗？

Bob：一起，是的，我想这样。不过我看不出怎样实现。

Carol：我能看出来。要是我跟他一块儿去酒吧那也算是一起行动。但我不想跟他一起去酒吧，因为那儿全是他的朋友，他的酒肉朋友。我没说过你酗酒，你指责了我从没说过的话。

AJM：你是说情况变好时，你会跟他一块儿去酒吧还是去别的地方？

Carol：不，我们会去别的地方。他以前从不那么做，我们会一起去酒吧，一起做饭吃，或者一起去拜访朋友，一起吃饭，然后喝点酒。他喝酒并不是问题所在，问题是他不回家。他老说我抑郁，事实不是这样的。

Bob：听起来好像问题是出在我身上了。我说我们来这儿不是为了这个对吧？这段日子你焦躁不安、心情低落，这才是我们到这里来要解决的问题。我们不要再涉及我喝酒的问题了，尽管我确实爱喝。

例外时刻能发掘彼此相处快乐的经历，在这方面 Carol 有时已处于引导地位。Steve de Shazer（1994）指出，要看来访者是否正确地理解了你的提问就要看他们是如何作答的。当来访者对某个提问的回答无法提供你需要的信息，或者来访者听错了问句的话时，你需要用相同的词语但是更易理解的表达方式复述一遍。对一条未能得到有效回答的问句，重复提问也表明了治疗师对治疗过程是做了规划的，他需要从他问的每一个提问中得到信息。这样做可以使来访者消除恐慌的心理。同样的处理技术还可以用在某些没有被回答的问题上，这样既能防止不合适的回答，也能避免用不同问句所带来的干扰。如果一个提问连续问了三遍还是得不到有用的信息，那么最好用其他词语或者干脆换个问法。

Carol：我通常会和我的朋友们聚上一天，那可真是……

AJM：与朋友聚会，这和平常不太一样，还是说你平常一直都是这样做的？

Carol：不是，我一直都在进行这些活动，但我想说，你肯定想不到吧？

Bob：我跟她们不怎么熟。

Carol：不，我不是说这个，我是说你根本就不知道我跟她们见面。我们有时一起吃个午饭，有时她们会来我们家吃，而这种时候因为她们来了，所以我做的家务就没有平时多，不过我仍然会打扫卫生，准备午饭，因为我不想跟她们断绝来往。但要是他认为我不做家务是因为跟她们见面而耽误了，还因此生气，我是不承认的。

Bob：噢，你总是趁我不在家干这些事儿。

AJM：当情况好转之后，你会更多地与这些朋友相聚，还是维持现有状态呢？

Carol：如果情况比现在好得多的话，我们应该会更多地相聚，这是我所希望的。我的身边有一群朋友，我喜欢这些朋友在我身边，这是不同的概念。

Bob：你之前是这么做的，关键是她们确实像你说的那样常常来访吗？你并不是那么欢乐活泼的人，你是吗？

AJM：（对Carol）你说到以前你会比较频繁地和朋友们聚会，你也说到了以后你希望能更经常地见到大家。你们以前度假的时候，是否做过一些平常没有机会做的活动呢？

此处治疗师对Bob的消极言论不予关注。

Bob：我们会特意找个能徒步旅行的地方去度假。

AJM：比如暴走或者登山？

Bob：是的，就是类似的地方。我们喜欢山区以及任何能带给我们些许挑战的地方。我们过去常常去那样的地方，不过到现在已经好几年没有去了。

Carol：我们今年稍微进行了一些徒步活动，但不像往年那么多，因为我们想把更多的时间用来和Jane相处，通常我们会参加假日俱乐部，这样我们就可以一同参加了。很明显，这孩子越大越不愿参加活动了。

AJM：Jane不和你们一起参加徒步活动？

Carol：也不是，我们通常会一起去徒步的，如果带上我父母的话，Jane 通常会跟着去，她会漫无目的地到处走来走去或者逛逛商店。

Bob：当 Carol 还在工作的时候，我们会把她那一份收入存起来，这样我们就可以去一些平时去不起的地方，做一些平时做不起的事，但这样的日子已经消失了。

Carol：我们会去湖滨度假。

AJM：这种情况的消失限制了你们对如何度假的选择，对吗？

Bob：是有一点儿。

Carol：我不这么认为，我们确实需要在 Jane 身上花点钱，但她是个非常独立的孩子，所以我们并不穷。当然你要是喝很多酒，我就不敢说了。

Bob：就算没影响，你也得打算去度假，你打算去吗？你有足够的精力吗？

AJM：(对 Carol)但你并没提到说你们对度假地或别的什么活动的选择范围受到了限制。你们的财政状况已经有所改变了吗？

Carol：确实改变了，他现在开始把一笔钱用在喝酒上，但我们负担不起这个。我不是在责骂你，不过你要知道付账单的那个人是我。

Bob：对，不过挣钱的人是我。

AJM：现在是否有这么一个度假计划，你们没有足够的钱来实现它，但你们仍然想去那个地方？

Carol：确实有那么个计划，不过问题并不在于我们负担不起。我们有钱，我们可以去度假，所以钱不是问题所在。真正的问题是我们好像从没有机会好好地来讨论下度假这件事，因为 Bob 的工作时间很长。当他筋疲力尽地回家之后，没一会儿就又出门去，说是喝两杯放松放松。等他回家我已经上床休息了，所以我们根本没机会交谈。

AJM：除了徒步，你们在假期里还一起做什么活动呢？

Bob：还有参观博物馆之类。她通常会选择比较能代表当地历史的地方，我们一般不会在日光浴床上躺上一整天，然后烧烤什么的。

Carol：我们不喜欢那样，对吧？

AJM：你们给大多数假期都安排了徒步或者类似的活动吗？

Bob：以前是的，不过最近没有。

AJM：你们是否希望在将来继续进行这样的活动呢？

Bob：我是这么想的，我确实是这么想的。

Carol：那是什么阻碍了我们去实现？

Bob：只要你好起来，我认为就有可能实现。

AJM：以后你们对于去什么地方度假有什么想法？

Bob：我一直想去趟意大利，我们听说那儿有几个值得去的好地方。

Carol：我们去希腊的几个小岛游玩过，我们喜欢奥地利，因为那是个徒步行走的好地方。

AJM：那么，类似于奥地利这样的地方就是你们想去度假的地点吗？

Carol：我们度过了一些愉快的假期。不过对我来讲，我希望能去一些我们都没去过的地方。我们和Jane一起去一些不受打扰、轻松自在的地方。

AJM：能想到哪些具体的地点呢？

Carol：嗯，比如许多欧洲城市，像是布拉格，我们曾想过去比利时的布鲁日。我们很久之前去过巴塞罗那，我们想再去看看。我们也确实很想去意大利。我们在加拿大有亲戚，所以去那儿的机会也很多。

Bob：你能看出Carol有多喜欢旅行了吧！她也是一个非常棒的组织者。她以前很擅长规划事情，也很擅长处理事情。她以前是个很有条理的人。她曾经，我是说她曾经让一切事情都井井有条。她做什么都准确无误。她做事谨慎小心，她就是那么一个人，相信你也看出来了。度假的时候，她组织大家的行动，而我只是跟从她的领导，不用费心考虑所有事情。有个人能安排一切事物真好啊。

Carol：但度假地都是我们共同选择的啊，我是说我们每次都会坐下来一起翻看旅游手册。

Bob：噢，没错，如果你真的希望去哪儿玩，我从来都不会太担心你的决定，你也知道我是这么想的。

AJM：在选择度假地、制订度假计划的时候你会和Carol一同参与，之后Carol会把计划付诸实施。

Bob：是的,但我非常乐意放手让 Carol 去处理一切事情,实现制订好的计划。

AJM：好的,那么你也会与 Carol 分担任务,对吗?

Bob：是的。

Carol：因为他上班时间比较长,所以我很乐意接手这些事情,因为我做的是兼职工作,所以有比较多的时间去旅行社缴费什么的。他说得对,我确实是,我是说我仍然认为我是个有条理的人。

Bob：哦,在这些事情上她确实强过我很多,我怀念之前的日子,因为我觉得日子过得艰难了起来,自从……

AJM：她有那样的能力而你没有。

Bob：是的,我不像她那么擅长。

刻度化提问:当前状态;改变的自信心

AJM：好了,接下来我会问你们一些稍微有所不同的问题。如果我们用 0~10 分量表来度量你们所面临的问题,10 分是最好。你们认为目前的状况是几分呢?

Bob：我觉得大概是 2 分吧,大概是这样。

AJM：2 分。Carol,你认为是 2 分吗?

Carol：不是的,我认为事情没有那么糟糕。大概是中间的位置吧。5 分或 6 分的样子。

AJM：靠 5 一边还是靠 6 一边?

Carol：也许靠 6 更近一些。

Bob：你真这么认为?

AJM：你能预料到 Bob 会评 2 分吗?

Carol：我该料到他会说 2 分。我真有些哭笑不得,虽然知道他的评分一定比我低,但我料不到会低到这个程度。

AJM：好的。(对 Bob)你预计到 Carol 会评 6 分左右吗?

Bob：不,我没有料到。因为最近这些日子事情变得糟糕而且令人绝望,我甚至还以为她的评分会比我还低呢。

AJM：好的，我知道了。

Carol：我怎么能评出比2还低的分！

Bob：怎么不能，这是极有可能的。

AJM：那么你觉得要达到10分需要多久呢？10分对你们来说是一个现实的目标吗？是你们一直想要达到的状态吗？

Bob：不，这对我来说是奢求了，至少在短时间内达不到。

AJM：那么你的目标是……

Bob：6分听起来不错。

AJM：6分，好的。

Bob：6分对我来说已经很好了，我是说任何朝向积极方向的改变都挺好的。

AJM：好的，那么Carol，你愿意达到10分吗？

Carol：要是Jane在家我会乐意这么想的。我会想象事情又回到了本来的样子，但这是不可能发生的了，因为她已有了自己的生活。

AJM：她目前正在读大学，过她自己的生活，独立自主了是吗？

Carol：是的，她做得很好，过得很快乐。

AJM：她过得很开心是吗？

Carol：对，对，她真正地融入了那样的生活。

Bob：我们真为她骄傲，她表现优秀，并且考进了大学。她做得真的很好。我想说当她回家来的时候会发现一切都不同了，我是说，我还是觉得我被排除在这个家庭生活之外。

Carol：但这对我来说是现实的，这就是我的10分，她回家来就是我所要的一切。

AJM：但是她还会像从前那样留在家里吗？

Carol：不会了。

Bob：那样我也就不会再喝酒。

Carol：不，我没说那个。

Carol：不过如果你真的不喝酒的话我愿意打9分。

AJM：你认为需要多久来达到这个分数呢？

Carol：你说要多久呢？

Bob：哦，我不觉得我的评分能达到9，不过如果要达到一个略低于9的分数的话，我估摸着要一年。

Carol：哦，上帝！

AJM：你是不是觉得一年太长了？

Carol：不，我压根儿就不愿意这样想。

Bob：说实在的，我也不愿意。

AJM：你认为需要多久呢？

Carol：几个月足够了。我不认为需要这么长时间来处理现有的问题。

AJM：你认为几个月就够了，不需要一年这么长，那么是六个月左右吗？

Carol：或许还不需要这么长时间。（对Bob）我并没有责备你，所以你也别急着反驳，不过我确实认为如果你每天下班早些回家，然后别喝那么多酒，我们的银行账户上就会有更多的钱，然后我们可以规划一次假期。这些事不需要六个月才能完成，或许四个月就够了。我们通常都是在六七月间出门度假的。这样的情形短时间内就可以发生。

Bob：如果你能做到一周出门一天或者几天，然后重新开始着手做些什么。你以前手头总不闲着，那个时候你的状态总是很好，你现在可不是这样。

Carol：是，我现在是不像以前做得那么多，但我仍然在努力寻找一份工作。我是说我现在仍在继续申请兼职工作，但我在很多事情上都不是特别熟练。我只在面包房工作过。

AJM：你在面包房工作了多久？

Carol：噢，有八九年吧。在那儿，你会认识很多老客户。他们都是相当和善的人。另外，我女红手艺不错，因此我以前也会做些家纺用品活儿。

AJM：那是相当长的一段日子了。

Carol：是啊，我想说要不是因为面包房关门了，老板不干了，我是不会离开那儿的。

Bob：她有事做的时候总是充满生命力。

焦点解决治疗：理论、研究与实践（第二版）

Carol：我做了很多这类的家纺用品以及缝纫手工。老客户们都知道。

AJM：那么Bob，我们来谈谈如何能使量表上的分数从现在的状态提高1分好吗？如果提高了一分的话，你们会通过什么事觉察到呢？

Bob：噢，我觉得我们之间的争执会减少。我们会一起谈论我们之前常常做的事。我们会一起度过快乐的时光，更多地谈论这些。

AJM：你说的更多，是否指每天呢？

Bob：我认为我们将会一起考虑该如何使用我们的时间，因为正如我说过的，我一回家就感到很累，而且……

AJM：你说更多的交流。更多的交流是指一周一次吗？

Bob：不，我希望每天都是。我不认为只有到了周四或者某个特定的日子才这么做。

Carol：我们可以在日记或者日历上记录下我们之间的交谈！

Bob：我希望这是件持之以恒的事。如果我们每天都能有那么一小段时间来好好地聊聊天而不是争吵不休，可真好。

AJM：那么，如果你们实现了更多的交流，是否会使量表上的分数提高1分呢？如果类似于这样的好现象每天都发生的话，提高的仅仅是1分吗？

Bob：哦，只要像每天早上起来后做的那样就可以了。因为Carol通常都会早起，我不知道是不是等我出了门她还会回去睡个回笼觉。但在我出门上班之前，她的早起确实可以让我们有半小时左右的相处时间。

AJM：这可以说是在一起聊天的时候吗？

Bob：这个嘛，以前不是，不过这是可以做到的，只要……

AJM：如果做到了，你对现状的评分会不会高1分？

Bob：噢，这对我来说意义是显著的。我们又可以像以前那样坐下来交流。这对我来说确确实实是很重要的。

AJM：你怎么想呢，Carol？什么事会让你的评分提高1分？

Carol：只要Bob一下班马上回家就行。

AJM：那么，如果他在一周之内有一天下班之后马上回家，这能不能让评分提高1分呢？

Carol：不够，我很抱歉这么说，我希望他在更多的日子里这么做。他一周上班5天，起码要有3天及时回家才够。

Bob：如果我们有更多的交流的话，我倒是希望早回家。这也是我现在不愿意早回家的原因。

Carol：但是，你不在家，我们又如何交流呢？

AJM：好的，让我来问下一个问题，还是用0~10分来评价。你们前面谈到了六个月到一年时间可以达到你们的目标。Bob，如果你需要在六个月内将你对现状的评价提高1分的话，你的信心是几分呢？

Bob：听起来很不错。

AJM：那么你的信心有几分？10分满分？

Bob：不，我很确信不是10分满分，或许……我不那么确定，大概7分左右的样子。

Carol：你不认为应该比7分更高点吗？

Bob：我们坐在这儿谈论时，事情看起来并不如现实中那么困难。

AJM：你觉得呢，Carol？你对提高1分的信心有几分呢？

Carol：我认为不到六个月事情就可以变好了，所以我要说我是比较有信心的。（对Bob）我无法相信你会认为需要这么长时间。

AJM：那么你的信心是几分呢？10分满分？

Carol：是的，如果只是提高1分的话。如果六个月之后我们还需要来这儿，我想想都觉得可怕。我更愿意设想一切都好转了起来，说10分或许有些夸张，但我更愿意相信我们下周之内就可以提高1分而不是需要半年，不需要到这样的地步。

在制定小的可操作的目标的同时，刻度化提问促使Carol提出了她自己的时间表。用刻度化提问来考量信心，也让这对夫妻看到了对方对问题的看法。

奇迹提问

AJM：接下来我想问你们一个听起来有点儿怪的问题。我希望你们能发挥你们的想象力。你们认为可以吗？

Carol：听起来很有意思。

如果某些来访者提出他们不想听你的"怪问题"，那么你可以说："好的，我会问你另一个问题。"然后用一种更平常的方式提出奇迹问题。来访者并不会觉察到这其实就是你一开始想要问的"怪问题"。

AJM：那么……假设你们今天完成了咨询回到家中，如往常一样上床休息……当你们沉睡之时，奇迹发生了……但由于你们处在睡梦之中，所以并未察觉奇迹的发生。那么当你们次日早晨醒来之后，你们如何能察觉奇迹已发生，你们带来的问题已解决了呢？

Bob：噢，对我来说，我应该会发现这一天没有那么难过了。

AJM：你一醒来就会有这样的感觉吗？

Bob：基本感到自己更有活力了。我会期待着这一天，而不是把它当作某种需要忍受的东西。

AJM：如果你某天醒来发现确实有这样的感觉呢？

Bob：那更好了。我以前有过这样的感觉。总的来说，我是个晨间活动型的人，所以早晨感觉好的话，我会觉得一天都好。

AJM：所以你一醒来就会察觉到奇迹已经发生了，对吗？

Bob：没错，哦，我想起我们之前谈到的一些事了。我认为我们至少应该，你知道的，至少应该花20分钟到半个小时相处。就是一块儿坐坐，喝杯茶。我们吃不了多少早饭，但你也知道的，我们起码可以吃一点儿吐司，喝杯茶。和和气气地聊聊天而不是吵架，互相指责。只有这样，我们的一天才算有了一个好的开头。但事实是，你总想着越早离开越好，越晚回来越好。

Carol：我们可以克服这些困难的，对吧？这会是件大好事。

AJM：那么，Carol，你会通过什么来发现奇迹已发生呢？你会像 Bob 一样一起床就感觉到吗？

Carol：对，当我们一觉醒来，会转身彼此拥抱亲吻，互相道一声早安，而不是自顾自跳下床。

AJM：那么，假如你们不是自顾自下床的话……

Carol：嗯，如果我们能转过身给对方一个拥抱和吻，道一声早安，然后你去洗手间，我去楼下给你准备早餐，这样就已经很好了，我们以前一直都是这么做的。

AJM：你们会像曾经有过的那样一起坐下来吃早餐？

Carol：是的，我们会坐下聊聊天，然后我们各自出发去工作，因为我们都是晨间活动型的人。

Bob：因为我们差不多是同一时间出家门的，这取决于我的班次时间。

Carol：可你知道如果我现在不那么做，如果我没能去工作的话是怎样？我想说我还是会按时起床，但却会憋了一肚子气，而这时如果能在各做各事之前来个拥抱也是好的。

AJM：你们将会谈些什么呢？

Carol：我们会看看报纸头条，不过我们不会坐下来正经八百地看报纸。

Bob：没有，我们哪有这么多时间做这些事，我们通常会谈论今天一天会发生些什么，这是人们常常谈论的话题啊，比如今天在哪儿碰面，晚上有什么安排之类的，不是吗？

Carol：但我说的正是我想要的奇迹啊。如果 Bob 能早些回家，对我而言就是一个现实的奇迹。

AJM：这就是奇迹，好的。

Carol：接下来我们会出门走走，或者一起去看看画展，我们以前就常这么做。

AJM：他会早些回家，然后你们可以再度一起出门？

Carol：或许只是待在家里吃些咖喱食品，喝点酒，或者我做些饭菜。这个是我一直在做的，大多数晚上我都做了饭。我不做饭有一段时间了，是因为他根本就不回家，不过总体说来我是个喜欢烹饪的人。

焦点解决治疗：理论、研究与实践（第二版）

AJM：如果奇迹发生，那么你做饭的方式会和现在一样，还是有所不同呢？

Carol：不，没什么不同的，还是按原先的方法来，因为那时当他回家之后，他会在我身边走来走去，在我准备食物的时候和我说说话。

Bob：对我来说，奇迹的发生意味着当我回家时发现Carol做了些事，要是她因为什么事出了门也行。

AJM：她出门去了某个地方。

Carol：我是这么做过呀。

Bob：是啊是啊，我是说当你做了些什么的时候，我们总能有谈论的话题，不过要是她一天到晚坐在家里无所事事的话，我们就没有什么可谈的内容了，只能谈谈她以前工作时的一些陈芝麻烂谷子的事。

AJM：如果她能走到户外的话，会给你们的交流带来新鲜话题？

Bob：她之前常出门走走的时候，我们有更多的话题可谈。

AJM：你们会谈论Carol这一天做了什么，还是你这一天做了什么？

Bob：都有。

Carol：这么说来奇迹马上就可以发生了，因为我确实有时会出去走走。我和我的朋友们见面，而不是什么也不做。只是你从来不问我做了什么而已。你老不在家。

Bob：看起来这些都是在我上班时发生的，所以我不清楚发生了什么，因此也没有谈及。我不知道你这么长时间干了些什么。

Carol：因为你都不在我身边啊。

AJM：陪在你身边……如果奇迹发生的话，会有什么不同呢？

Carol：要是我工作了，奇迹就会发生，或者说我不工作的时候，我会出门走走，去图书馆。我加入桥牌俱乐部并且每周四下午都会参加活动。我会尽量一周与朋友会一次面，当然两次更好。其他大多数日子我会去就业中心转转。我妈妈是个紧跟潮流的人，她参加了一个瘦身课程，她每周三中午都会来我家待一会儿，因此我们就会见个面。我想说我可以做这么多事，问题只是没有人和我分享这些经历，因为你不在我身边。

Bob：老实说，我真不知道你平常都在做这么多事情。

Carol：噢，我总是很乐意做这些事的。

AJM：Carol 说的这些事里,哪些让你听起来觉得很新鲜呢,Bob?

Carol：大概都是吧。

Bob：嗯,大多数吧,因为我出门工作一直到很晚才会回家。

Carol：事实上一点也不新鲜,因为我一直都在做这些事,好像没有哪件是新鲜的吧。

AJM：对你而言有新的吗,Carol?

Carol：每周和我的朋友 Linda 见一次面,这是唯一的新鲜事。

Bob：我都没意识到你像你自己说的那样那么经常和她们见面。

AJM：你认为 Carol 比你想象中更常和朋友见面?

Bob：至少比我知道的要多。因为每当我回到家的时候她都在家,我们也不谈论这些事,或者我们就直接开始争吵什么的,所以我对她正在做的这些事情真是一无所知。

Carol：我唯一不再做了的事是参加每晚的缝纫班。

Bob：这难道不是你以前最喜欢做的一件事吗?

Carol：是啊,我很喜欢缝纫课程。如果我还找不到工作的话我会考虑继续的。

AJM：既然你喜欢这个课程,又因为什么而停止了呢?

Carol：我已经做了够多这方面的活儿了。我做过缝纫衣物,制作室内装饰物。在三年时间内,我做了很多很多这方面的事。所以说,除非我做些完全不同的事,比如家具装饰什么的,我不想再专门做缝纫,因为现阶段我更想做些窗帘之类的。如果我着手开始并且成功地使事业步入正轨的话,我会考虑再做的。

AJM：这会是一项家庭产业吗?

Carol：是的,不过我得先找到工作。

Bob：我不知道原来你曾经想做这么多事。

Carol：我知道,不过我还是要做。当我还在面包房上班的时候,有些人请我帮她们做些坐垫,我的手艺得到了好评。我真的非常喜欢做这些,所以如果我找不到工作的话,我的考虑之一是,多做些这类手工活。只需要在报纸上登篇广告就行了，我是说如果这么做的话，不会有任何损失。我已经设想了一段时间了，现在只欠让我决定下来是不是要这么做。

Bob：我还真是不知道原来你有这么大的志向，真是不知道。

AJM：你应该做些什么来使自己下定最后的决心呢？

Carol：哦，我想要多一些的鼓励。我只想要你在我的身边。

Bob：我好久没听你像刚才那样侃侃而谈了。

Carol：从九月开始我才有些消沉的，这并不意味着我连个性也变了。

Bob：Carol，看起来你对此很有兴趣并且想把这事正正经经地当份事业。我说的是，嗯，我好久没有听你这样谈论一件事了。

AJM：你刚刚提到了从Bob处得到鼓励。你想跟他谈论些什么具体的事呢？

Carol：哦，不会是财政这方面的，因为我能一手操持下来，不是这样的，我只想多听他说说"去做吧"这样的话，能这样的话就太好了，或许就是你说的奇迹吧。你知道，当他说"大胆地去做吧"的时候就会有奇迹发生。如果你在身边，我就可以说："看我正忙着赶手头的活儿，你能自己去拿牛奶喝吗？我必须做完这些窗帘，明天上午就要交付给客户了。"一切的一切，我真怀念有你在身边的日子。我感到好像一下子失去了你们两个人，失去Jane我有心理准备，而我也确实思念她，但我也很想念你，希望你能多陪在我身边。我们各自都做了很多事，但你说那是你的事而我感觉孤单一人。这并不是我想要的。

Bob：不，这是空话。

Carol：不是的，我们盼望这样的日子都很久了。我承认我确实太消沉了，可我不认为我抑郁，这也是我认为医生对我们有帮助的原因，因为你听取了医生的建议，他说我不需要吃药。这就是我期望听到的。

如果来访者在回答奇迹提问时能表现得生机勃勃的话将会是非常有帮助的。然而，任何一例个案中来访者在回答此问题时都会表现出额外的生机，因为这是一个鼓励游戏性和创造性的问句。在本阶段咨询的时候，最好表现得比来访者更为庄重肃穆些，避免看起来像是轻视了来访者的痛苦。弗洛伊德的规则"咨询中没有玩笑"应当被谨记,治疗师宁可表现得不动声色,也不要嬉皮笑脸。

AJM：Carol 想要和你讨论关于家居装饰一类的事,你愿意听吗?

Bob：没问题。事实上这太好了。我敢说这就是我的奇迹的一部分,可以看到 Carol 重新获得了一些活力,因为这正是我们在寻找的东西。

AJM：你说她以前总是那么有活力。

Bob：是啊,她确实是那样的。她出门工作,显然能看出她有兴趣爱好。这些爱好如今看起来隐蔽了些,所以我也就不知道它们是怎么一回事,不过我们确实一起度过假,一起互动过。

AJM：看起来隐蔽了点但却是一直存在的?

Bob：是的,看起来像是躲着我一样。不过听 Carol 刚才的话,我又觉得事情其实一直在发生着,只是我自己没有察觉到而已,其实她正在做些什么事或者她对于她自己的未来有些新的看法。

Carol：你都没发现客厅里的新窗帘吗?

Bob：噢,我装作没看见,蛇纹可不是我喜欢的花式!（两人笑）

Carol：这是我们以前常常会做的事。我们以前总是笑。

Bob：她老是做些怪东西。

Carol：给 Jane 做衣服。

Bob：这是多么古怪,难道不是吗?蛇纹,难道不是吗?我更喜欢条形纹。这么说可能不中听些,不过说实话,你总有那么点儿稀奇古怪的。噢,你以前就是这样的。

Carol：这不正是你爱上我的原因嘛。

AJM：我想我们现在要暂停片刻,我会和我的团队讨论一下,然后回来做个小结。在我们暂停之前,你们对于刚才没有提到的事情有什么要补充的吗?

Bob：记不起什么来了。

Carol：我想问问,我是不是不用吃药了?就是因为不想吃药我才来这里的。我的医生说我不需要,但我们来这儿是因为……

AJM：你来这儿是为了拿药？
Carol：不不，我来这儿是因为……
Bob：我觉得她需要吃点药，帮助她振作精神。
AJM：好的，还有什么吗？我会离开一会儿，和我的团队进行讨论。

奇迹提问使气氛轻松活泼起来，并且为夫妻双方创造了与个人体验相关的话题。可操作的、可实现的行动开始出现，包括Carol提到的关于她自身全新职业生涯的信息。同时还发现了问题的一些例外时刻。在本部分访谈结束时，提到了关于药物的问题。这就回到了在访谈刚开始Bob提到的关于他们来这儿接受干预目的的看法。这可以被看成是对于通过"奇迹治愈"，使得任何一方当事人都不需要做出主动的行为改变就可以解决问题的一种简单的诉求或希冀。

团体讨论

整个团队对同时兼顾了工作、理财、家务以及女儿Jane的抚养的Carol表示了理解。他们发现Bob工作时间较长但有规律，他的饮酒问题只是近来发生的，并且他因为担心Carol而为她寻求帮助。双方都回忆起了从前一起分享的快乐并且找到了一些他们愿意在将来实现的事。他们能提出行为化的目标以及小的改变，他们同样提出了一些有趣的新计划。他们指出，治疗师没有询问两位来访者如果他们所说的那些改变发生的话，有谁会注意到。从目前阶段看来，药物不再是寻求康复的重点。

最后，决定反馈的焦点在于有关未来的积极想法和彼此关系中的分享环节。反馈中还要包含回应来访者提出的有关服药的问题，但可以不给出是否要吃药的具体建议。

反馈

AJM：你们告诉了我很多信息。（承认问题的存在）我们能体会到至少在这最近五个月来你们两个人都过得不容易,你们都感到非常孤立无援。(赞美)尽管对你们而言可能很不容易,但你们今天还是一起来到了这里。在今天的访谈中你们都表现得非常努力,并且都希望一切好起来,回到从前的状态。Carol,你很有志气,你对于未来有很多的想法。Bob,你表现出了鼓励和积极的一面。你们都提出了对于改变的想法,一起聊天或者散步,一起度假,一起吃早餐。不过虽然事情朝着好的方向发展,你也许仍然想要借助药物,但这个问题你还是需要再问问你的家庭医生。(任务)同时,我的团队建议你们回去之后,尝试着去实现你们今天提出的一些东西,下次来的时候可以告诉我们进行得如何了。如果你们认为需要下一次访谈的话,你们希望安排在多久之后呢?

后续进程

这对夫妇预约在 5 周之后进行下一次访谈。在此期间,他们着手做了许多在此次访谈中提及的事务。他们即刻一同启程度过周末,在此过程中,他们看望了 Jane,而且一家人还其乐融融地聚了聚。Carol 花时间考察了在家创业的可能性,但还是没有说服自己做出决定。之后他们又预约了一次 4 周之后的访谈,但 Carol 当天来电说他们进行得"很顺利",于是不想来参加此次访谈,也不需要预约下一次了。她告诉我们 Bob 现在把更多时间放在家里,而不是酒吧。一年之后,他们反馈了一份追踪问卷,记录了自从接受治疗之后他们达到了在治疗中提出的目标,并且此后双方都没有再出现新的问题。

总结

本次访谈过程展现出了在一般的初次访谈过程中包含的许多特征,并且展现出了贯穿始终的言语匹配过程。针对夫妇的治疗需要保证双方都参与到交谈当中来,并且对双方的观点都进行深入探讨。

本章要点

- 共情并建立咨询合作关系。
- 避免纠缠于可能出现的消极情感和态度。
- 治疗师负责掌握焦点,引导访谈。
- 在访谈过程中对来访者自身的能力和资源保持敏感,并可以应用到后面的反馈环节中。
- 对事关当事人安全的议题保持警觉,例如滥用药物、滥用酒精等。
- 如果能即时从观察团队那里得到反馈将会非常有帮助。个案督导起到了类似的作用,但通常要到咨询后才能获得。

备注

谨向在本次访谈过程以及后续出版准备过程中给予我帮助的同事们和其他人士致以感谢。

第四章

治疗中的伦理议题

内容提要

◇ 总体伦理原则

◇ 英国从业者的伦理规范

◇ UKASFP 关于伦理规范的草案

◇ 其他伦理议题

◇ 督导中的伦理规范

◇ 关于焦点解决短期疗法的具体伦理议题

◇ 总结

本章我们就心理咨询和治疗的伦理议题进行讨论,特别是考虑它们如何与焦点解决治疗相结合。

焦点解决治疗：理论、研究与实践（第二版）

总体伦理原则

一般说来，每个重视健康和福利的人都被要求以他们同辈和所处社会规定的伦理准则行事。这些规则在不同的文化中有所不同，但所有文化都接受了医治者及健康护理者的标准。在印度的某些地区，人们在做出某项重大决定之前，先询问占星家的意见这种方式是可取的，但在西欧，占星家的意见就不那么被当回事了。一些济贫院提供的临终关怀服务含有很强的宗教味道，他们可能不愿意为患者开出合适剂量的止痛药，因为他们认为疼痛是对信仰的一种考验。这么做合不合乎伦理道德？对济贫院中有着其他信仰的病患来说，合不合伦理道德？这些都属文化议题，因而我们需要对文化差异做出反应。西方心理治疗领域已经在发生着文化变革，占主导地位的心理动力学范式如今正受到其他"谈话治疗"模式的挑战。

伦理包含了有益于某个社会群体的一系列道德原则。一名从业者的道德准则相当于这个职业的伦理实践，而伦理实践则符合社会对这一职业群体的要求标准。

最早提及健康护理伦理规范的论述见于2000多年前古希腊和古罗马的著作。希波克拉底时代，最初的医生准则被称为"毋伤为首"原则：医生首先要做的是保证患者不受伤害。换句话说，医生首先应当关注的是患者安全，然后才是向他们提供治疗，缓解他们的痛苦。

心理治疗中的伦理原则

心理治疗行业所面临的情况与以上所述有所不同。几个世纪以来，包括宗教和其他干预方式在内的许多支持体系曾被用来安慰人们，心理治疗可被视作这些支持体系的一种发展。当存在问题时，人们总希望自身之外的某个机构能予以解决，这是人类社会属性的一部分，这也使得我们很难说清楚究竟何种支持体系最为有效，而一种支持性的、充满信任感的关系，一直以来被看作心理健康的一个预测指标（Bowlby，1969，1973，1980；Brown & Harris，1978）。

在心理学概念中，对于什么是有益的或者什么是有害的缺乏切实明确的定义，尽管我们可以看到某些技术对绝大多数的来访者都有效，也知道某些治疗师

第四章 治疗中的伦理议题

比其他人更高明，还知道治疗的成功很大一部分原因是各种治疗过程中的共同因素。但由于缺乏科学定义，我们得到更多的是个人经验而不是可靠的数据。事实上，我们并不能够确定起效的就一定是治疗过程，而不是一些普遍因素或者来访者的自身复原力。

然而，执业者必须要达到某种平衡状态，以尽可能减少不适当的方式对来访者造成伤害的风险。治疗师们总希望扮演医治者和助人者的角色，但很多心理上的伤害都不那么容易修补，这些伤害包括儿童性虐待、不适当依赖、创伤性生活应激以及被好心办坏事的治疗师植入的错误记忆等。下面我们会讨论现实中伦理规范的具体实践，但不管如何，将"保证来访者不受伤害"作为首要任务是一切议题的中心。

大多数执业者都是他们自身所采用治疗方法的忠实拥趸，有研究显示这种现象增加了治疗成功的可能性。〔详见 Wampold（2001）& Lambert（2004）关于治疗师忠实性的文章〕但这种现象同样引发了伦理学上的难题，因为这种忠实导致的是意识形态上的争论，而不是循证的讨论。自然科学领域的许多专家可能会完全不同意彼此的观点，然后有理有据地拿出事实来为他们自己的见解辩护。而在心理治疗领域，你会看到一个温和而受人尊敬的专家断然地批评他人的观点，却拿不出任何实质性的证据来证明他自己的观点。因此，为这个行业建立可靠的伦理学规范框架，以此来保护我们的来访者不受治疗师善意、热情的伤害，就显得至关重要了。

许多相关议题的细节可参考 Bond（2000）的文章，他提议我们的伦理规范框架应当至少从以下 6 个方面来考量：自身的价值观；所使用治疗方法表现出的价值观；就职机构的价值使命；接受专业训练所表现出的规范；所处文化环境中蕴涵的道德哲学以及所生活于其中的社会中的法律体系。例如，Bond 指出英国法律规定，在阻止自杀行为的过程中若泄露机密，可以不用担负法律责任，但在美国却恰好相反。然而，在相关工作人员认为来访者表现出的自杀企图确实将要发生而不仅是可能发生时，他很有可能违背治疗中的保密原则，而将信息透露出去。对精神脆弱的成人或老年人进行治疗时，可能面临的精神承受力问题，也属于此类情况。

英国从业者的伦理规范

健康专业委员会(Health Professions Council,HPC)管理着英国健康专业相关的各种议题和标准(见 HPC, 2008)。他们的伦理规范设计是覆盖所有有需要的健康专业的。委员会管理着心理学家、艺术、音乐和戏剧治疗师,同时还希望在不久的将来纳入咨询师和心理治疗师。当然,对"咨询师"和"治疗师"的确切的定义还没有解决。

在英国,针对咨询师的第一代伦理规范是由英国心理咨询与心理治疗协会(British Association for Counselling and Psychotherapy, BACP)提出的。在英国国内有数个心理咨询和治疗团体,但以英国心理治疗委员会(United Kingdom Council for Psychotherapy, UKCP)和 BACP 的成员数最多,其他组织包括英国心理学会、英国心理治疗师联盟以及英国心理治疗师联合会。

英国焦点解决实践协会(UKASFP)采用了健康专业委员会的伦理规范,将其作为自己伦理规范的初稿。

UKASFP 关于伦理规范的草案

作为一位焦点解决实践者,你必须在每一个环节维护客户的健康和福祉。

每一位申请加入 UKASFP 的人都必须确认他们已经阅读并同意遵守该文件中所解释的标准。而且,每位成员都必须熟悉准则,并且必须确保他们遵守这些准则。

行为准则和道德标准

本文解释了所有成员必须遵守的行为准则和道德标准。我们也希望任何想加入协会的人都遵守这些标准。这是我们评估 UKASFP 注册成员投诉的基础,我们可以使用这些标准来帮助我们决定是否允许成员加入。如果不遵守本声明中规定的准则,我们可能就会采取进一步行动。

主要职责概括如下,分为行为、表现和道德。请记住,这不是一个完整的清单,只是列出所有可能出现的行为、表现和道德有关的问题。

下面的准则中,"客户"(client)一词用来代指客户、病人、用户、护理人员、家庭成员、同事或其他公众成员。

第四章 治疗中的伦理议题

你必须始终保持高标准行为。你必须:

1. 以你客户的最大利益行事。

你要确保促进和保护你所关心的人的最大利益,这是你的个人职责。你不能利用与客户的关系,允许你对他们的性别、年龄、肤色、种族、残疾、性、社会或经济地位、生活方式、文化或宗教信仰的看法影响你对待他们的方式。如果你有充分的理由相信会把患者、客户或用户的健康或安全置于危险之中,那么你就不能做此事,或允许此事发生。这包括了你自己和他人的行为举止。

患者、客户和用户的安全必须一直放在你个人和专业忠诚之前。一旦你意识到可能会出现任何使患者、客户或用户处于危险境地的情况时,你应该与一位资深的专业同事讨论这个问题。

2. 尊重客户个人信息的保密性。

你只有在两种情况下可被允许使用个案信息:为了继续服务客户;出于某种目的,经客户本人授权同意使用这些信息。

3. 维持高标准的个人行为。

如果你被判犯了严重刑事罪,我们可以把你从登记册上除名。

4. 提供有关行为、能力或健康的重要信息。

你必须告诉我们有关你个人和专业行为的信息,以及与其他成员有关的信息,并在任何调查中保持合作。你必须始终保持高标准的工作表现。

5. 不断更新你的专业知识和技能。

6. 在你的知识、技能和经验范围内行动,必要时,可以向另一位专业人员征询意见。

7. 与客户及其他专业人士保持适当、有效的沟通。

8. 要求他人为你提供有效的督导。

9. 必要时,需要获得知情同意。

你必须向客户解释你要做什么,以及可能的其他选择。

10. 保留正确的客户档案。

11. 根据你的工作环境,要有健康和安全的指导说明。

12. 如果你的健康状况影响了你的专业表现或判断,那么你的工作会被限制或停止。

最后,你必须始终保持高的道德标准。

13. 以专业和道德的方式履行你的职责。

14. 为人正直诚实。

15. 按照我们的指南对你的服务进行广告宣传。

任何广告都必须是准确的。你不能声称提供比别人更好的服务,除非你能证明这是真的。

在近期的 HPC 指导方针中,BACP 和 UKCP 的道德规范很可能被纳入其中。BACP 强调个人品质和文化社会的多样性。UKCP 系统会更规范。其作用与 HPC 规范接近。关于 UKCP 和 BACP 规范的详细描述可以在它们的网站上找到。

其他伦理议题

Lambert(2004)在关于心理治疗的研究中,对伦理问题进行了探讨。他认同在研究中以及在理解人类的改变时,有价值选择是不可避免的。研究通常局限于单种疾病,这使得所得结论很难应用到日常实践中去。若研究者们在这方面遭到挑战的话,我们就能更清晰地看到,所谓诊断标准其实不像之前声称的那样严密。

许多在研究中固有的缺陷可以通过科学界定、同伴检验以及后续研究加以完善改进。但这是个缓慢的、不断接近的动态过程。同时,个人生活经历以及信息通过电子渠道的传播则进展得迅速得多。

同 Mckeel(1999)的文章一样,Lambert 对在对照研究中设置"无治疗组"的道德立场进行了质疑。如果我们知道一项治疗可能会有效,那么我们能否找到因为团体会从研究过程的精密性中获益,而暂时不对被试施以治疗的正当理由呢?等候名单控制法(waiting list controls)以及对比较组被试施以常规治疗是对这个问题通常的解决方式。

Sue Walrond-Skinner(1986)对与心理治疗师相关的伦理问题进行了综述。她所涉及的许多话题在上述伦理规范中都有涉及,但有些没有提到。例如,她指出在治疗师的培训内容中应该包括临床实践,这其实意味着来访者要面对经验不够丰富的治疗师。团体也许会从受过些训练的治疗师处获益,但是单个的来访者从培训生那里得到的帮助,可能就不如从经验丰富的治疗师那里来得多。家庭治疗和短期治疗中的现场督导有一个优点就是,因为有经验丰富的治疗师在场,来访者们可以免受新手所犯错误的伤害。

心理动力学训练的一个核心元素就是,对治疗师本人进行个人治疗。这项程序费钱费力,却没有证据表明这与提高治疗师的水平有任何相关。McAskill(1988)综述得出结论称,个人治疗对10%以上的治疗师造成了自我或人际关系上的伤害。同样有证据表明,在接受了个人治疗之后,培训生们的治疗效果反而更差了(Strupp,1958;Garfield & Bergin,1971)。

Walrond-Skinner提到,治疗师对来访者有性侵犯是不允许的,但非性含义的接触作为治疗师与来访者之间正常互动的一部分是可以接受的。一些治疗师将抚触作为他们治疗技术中的正式组成部分,但是很难确定各种接触的界限所在,尤其是当来访者正遭受痛苦或之前曾遭遇不恰当的抚触或对待时更是如此。

在美国进行的针对来访者性侵犯的一项研究显示,有7.1%的男性精神科医生和3.1%的女性精神科医生曾对来访者进行虐待。这个数据可能低估了实际情况。其他研究显示,那些不具备行医资质的治疗师进行虐待的比率更高,或许是因为医生角色本身对社会公众来说就含有伦理道德的意味(Gartrell et al.,1986;Beutler et al.,1994)。美国的另一项针对心理治疗师的研究显示,有11%的男性治疗师会与他们的来访者发生性关系,这一比率在女性治疗师中为2%~3%(Pope & Bouhoutsos,1986)。而对于性侵犯的控诉往往在很多年之后才会发生(Bond,2000)。如果我们应用短期治疗方法,治疗中这种不期望发生的状况就能大大地减少。

Walrond-Skinner还考虑了第三方可能对治疗造成的影响。有时候,治疗师是作为第三方的代表对来访者进行治疗的,例如儿童和罪犯。治疗师会发现向法院或某资助机构报告当事人状况,对选择这种还是那种报告形式是相当有压力的。焦点解决治疗师在完成对来访者所做治疗报告时传递的彼此合作的希望,则可以减轻这份额外的压力。

督导中的伦理规范

督导本身并不是一个被广泛接受的概念。几乎所有的从业人员都报告了向资深同事督导和(或)咨询的价值。然而,这方面的证据并不多。Triantafillou(1997;参见第6章)的研究表明,在家庭护理(residential care)中,焦点解决督导比起一般的督导有着更好的效果。Steinhelber 等人(1984)发现,督导和当事人治疗效果之间没有联系。他们发现,当督导者与有相似理论取向的治疗师一起工作时,效果会更好。Harkness(1997)比较了两种督导模式:技能构建和情感聚焦。这两种方法似乎对患者的治疗结果都同样有效,尽管受训者更喜欢技能建构模式。尽管如此,有一些督导形式是世界各地在日常实践中常见的一部分,而且,正如上面所见,大多数道德规范都会特别要求这样做。

Thomas(1996)广泛地论及了督导在焦点解决治疗和其他治疗中所扮演的角色。在他看来,督导者首先要有明确的责任感。当然,根据被督导者是在某个机构中接受培训的学生还是在外独立执业的从业者,情况有所不同。Thomas 对非道德和危险的行为尤为关切,因此他主张将存在的问题以两难问题的方式,在督导者和被督导者之间展开开放式的讨论。他试图使双方的选择范围都达到最大化,尽管最终还是由督导者根据他的善恶观和最佳判断来行动。

就我自己的经验而言,不论哪种疗法,进行督导的背景和与被督导者之间的协议都必须清楚而详尽,因为督导者需要时不时地站在法律或者伦理的角度告诉被督导者该做些什么。如果事先没有进行清楚详尽的约定,那么督导者的专业效用就会大打折扣。例如,被督导者基于某种与治疗有关的原因需要到治疗室之外的某处去会见来访者,督导者会就此提醒他可能出现的问题,但由被督导者自己做决定。然而,若被督导者未能发现自己的来访者或者相关的某人正处在危险中,那么督导者就必须坚持破坏保密原则,以此来尽可能地保证所关注的个体安全。在司法中,如果一个孩子当下正面临着身体或性虐待的威胁时,保密原则是可以不考虑的。这种时候就需要督导者出面,来要求被督导者按指示行事。若被督导者不同意督导者的这些要求,那么有些时候督导协议就应该终止,其中原因需要上报给相关的上级机构或者被督导者所属的专业团体。

Tohn 和 Oshlag 在 1996 年讨论了他们针对强制治疗来访者所做的工作。他们提醒,来访者的有些目标可能是有违伦理道德的,例如希望更有效地实施强奸。其他情境中的目标需要协商,包括避免法律制裁,而想要避免则只有先达到停止攻击行为这个目标。

然而,现实中可能存在这样的来访者——任何一个治疗师都对他起不了作用。在这种情况下,终止治疗关系并就来访者需要进行的后续处理做出安排是符合伦理规范的做法。人类对于自己遇到的10%的人有着天然的好感,对其他10%怀着本能的厌恶,而与剩下80%的人的关系则取决于背景环境以及个体之间交往和发展关系的意愿。这就意味着有一些人际关系无论如何努力也不可能有好的结果。对此种情况的识别和妥善处理是非常重要的。

O'Connell(2005)指出,没有督导的咨询工作是不道德的。像Frank Thomas就利用督导来促进被督导者和培训生的胜任力与专业性。

关于焦点解决短期疗法的具体伦理议题

Cade和O'Hanlon对"非指导性治疗师"的伦理学定位进行了评论。在Goffman(1956)之后,Haley(1976)和Waltzlawick等人(1974)主张,包括心理治疗在内的任何形式的沟通,都是试图获得另一方的回应。因此,沟通总是"操作性的",或是"指导性的"。如果承认这一点,接下来承认指导性的影响并对其进行积极地运用,至少做到不对来访者造成伤害就非常重要了。

短期治疗常会受到心理动力疗法治疗师的质疑,因为他们从自己治疗流派的角度来理解"飞向健康"(flight into health)和"症状代替"(symptom substitution)这样的概念。"飞向健康"指的是在治疗师认为必需的治疗工作还没完成的时候来访者就已经康复了。这被他们视为一种"狂躁防卫"现象,因为没有察觉到由于心理动力学治疗对内心的侵略而产生防御心理本身,由此引发不正常的情绪高涨(Rycroft,1972)。但我们同样也有理由认为"飞向健康"正是治疗师所采取的短期治疗方式贴合了来访者需要的证据。问题可能就出在治疗师把自己的理论凌驾于来访者的体验之上了。有人认为,对来访者内心不恰当的挖掘会使现有症状迟早被更严重的症状或者功能障碍所替代:此即所谓"症状替代"(参见Walrond-Skinner,1986)。

在实际应用中,精神动力学所提出的这些概念既没有被针对短期心理动力疗法的研究,也没有被行为认知疗法或系统家庭疗法中任何一种研究所证实。而在针对焦点解决模式的研究中,Burr(1993)、de Shazer(1985,1991)、de Shazer等(1986)以及Macdonald(1994a,1997,2005)等人都特别探查了新症状的产生、发展情况。其中没有任何一项研究发现新症状数达到统计显著水平。与此同时,即便是漫长的心理动力学治疗也未能成功地解决某些来访者所面临的问题（Wallerstein，1986）。Wallerstein 所做的规模大、耗时长的研究在当前也许不会再受到伦理学上的许可了，但它提供了很多对长程治疗过程的认识。

尽管缺乏相关证据，有些治疗师却以"你必须深入探索症状内在的含义"这样的理由，指出焦点解决短期治疗不符合伦理要求。与此观点恰恰相反的是，大多数来访者都不愿意被过多地带到对以往不愉快经历的讨论当中去。很多人甚至不用依靠治疗师帮助就能自己应对过往的经历并过上了满意的生活。而另外一些人由于和顽固坚持"事出必有因"的治疗师进行了交流而衍生出了很多错误的记忆。在那些经过精神分析得出自己存在心理防御这样结果的人里，并不是每个人都发现情况因此而有所好转。某些心理防御机制对来访者是有好处的，这不是对内心的大量反思或者是共情支持可以替代的。

行为疗法或后现代疗法反过来指责说，那些不让来访者自己选择目标或者将来访者的目标不当一回事的治疗方式，本身就是违反伦理规范的。在治疗过程中目标也许会改变，来访者也许有能力自己寻求目标，而不必理会治疗师的建议，总会有个目标，就像没有出租车司机会说"让我们沿着路往前开，到哪儿算哪儿吧"。

认知行为疗法的治疗师和医生站在"专家"的立场上对焦点解决模式所持有的伦理观念挑刺儿。他们质疑说，我们凭什么相信来访者有能力为他们自己找到解决方案。我们可以发现生活中的许多难题都是在没有治疗师帮助的情况下解决的，有时候能得到的参考也只有自己的经验。他们还问道，当治疗师确切知道怎么做才是对的时候，却不告诉来访者怎么能算是道德的呢！在实际工作中有一些证据可以反驳这种观点。药物和认知行为疗法同其他的治疗方法一样都有着平均70%的成功率，那么在另外 1/3 的情况中，我们给来访者们的建议将会是错误的。许多来访者根本不会遵从这些建议，尽管他们都是以极其委婉的方式表达了拒绝的意思。在很多情况下都存在着在治疗师看来很有用，但实际对来访者完全没用的建议。

焦点解决模式的工作者极少会在他们认为对来访者有帮助的时候给出建议。例如，他们会告诉来访者对 12 个月以下的儿童进行如厕训练是没有什么效果的。这个信息有可能会纠正错误的抚育模式，不过也许没用也说不定。在不同的文化中，对于何时进行如厕训练的看法相差甚远，因此这项建议仅对特定背景下的来访者适用。有时，合作融洽的焦点解决治疗过程意味着来访者更容易接受建议,但不见得比采用其他方式更能获得治疗成功。

强制治疗的当事人与罪犯也许会觉得焦点解决短期治疗有用(详见第五章),或许是因为这种方法看重合作,同时不会要求他们暴露太多个人隐私,而其他大多数心理治疗方法都会在对这些群体的工作中碰钉子。英国内政部规定那些在愤怒控制上存在问题的缓刑犯人必须要接受一项特别的认知行为疗法,而且不允许根据个人的喜好来选择其他治疗模式,也就是说,罪犯是没有选择治疗方式的权利的。这项奢侈的特权至今收效甚微,难道这也是符合伦理规范的做法吗?

总结

这一章简短的讨论包括了心理治疗整体上的伦理限定以及在这些限定范围之内的焦点解决治疗的角色。伦理规范源于社会期许的标准,并在道德允许的范围内以及科学发展的基础上修正得出。焦点解决治疗本身也许就是这么一种发展。在英国,健康专业委员会正在为所有的谈话疗法制定出一套全面的实践标准。个案研究展示了在治疗过程中每一个步骤中所体现出来的伦理规范。

本章要点

- 伦理规范应用于个人,但它的来源是社会群体的标准。
- 即便同一国家内的权威组织对于伦理规定的侧重也有所不同。
- 健康专业委员会正在寻求将这些迥然不同的观点合理化。
- 与伦理相关的议题是大部分咨询和治疗工作的基础。
- 督导必须对伦理问题保持警醒并及时将信息传递给被督导者,必要时应签订正式协议。
- 每个不同流派的治疗师都面临着对他们自身治疗方式在伦理学上的质疑,焦点解决治疗尤其如此。

第五章

焦点解决短期治疗的历史根源

内容提要
◇ 弗洛伊德时代之前关于心理活动的思想
◇ 精神动力学理论
◇ 行为主义疗法
◇ 系统理论
◇ 短期疗法
◇ 总结

后现代短期疗法,包括焦点解决短期治疗在内,有着许多不同于现今或以往治疗模式的假设。本章将从心理疗法历史发展的角度来考察焦点解决理念,并描述这些理念与其他现有疗法的关联。我们将从执业者实践经验和相关文献两方面来论述。

弗洛伊德时代之前关于心理活动的思想

弗洛伊德关于心理动力的描述通常被视为心理治疗作为一门学科的发端。然而,在弗洛伊德的论著刊行之前,人们在这一方面就已经有了很多思考。例如,1759 年,爱尔兰作家 Lawrence Sterne 在他的著名小说《项狄传》(*Tristram Shandy*)中写道:"我的父亲……是一个了不起的'动机贩子',跟他坐在一起是件危险的事,不管你笑还是哭,他总比你自己更了解你这么做的动机。"William James 在 1902 年描写他的宗教体验时用到了"隐含的心理过程"这样的字眼儿。

马塞尔·普鲁斯特在他大师级作品《追忆似水年华》(1922)中写道:"结束不幸的良方是决心;它有这样一种力量,可以瞬间逆转我们的思维,扰乱那股从过去流淌过来的思绪……并且用一股从外界,从未来出发注入的思绪终止它。"(Vol. IV, p.28)我们可以把这段话与 Steve de Shazer 的话相对应(1985, p.7):"那些陷入麻烦中的人唯一需要的就是:做些不一样的事。"

在 19 世纪的英国,人们认为精神疾病绝大部分是由基因决定的。可提供的治疗包括送入精神病院进行看护、给予镇静剂,或者让他们干活。而提供的工作通常都是手工活儿,例如帽子制作或者农活,从中得到的收益归精神病院所有。一份从英国卡莱尔的坎伯兰郡和威特斯·摩兰郡精神病院来的报告显示:在 1882~1892 年接收的 1537 名病人中,有 29%死于躯体疾病,说明疯人院同样提供慢性病或病症晚期的护理服务。但也有 62%的人因为情况有所好转或者痊愈而出院。这一比例对现今任何一种精神疾病来说都是不错的康复率(Macdonald, 2000)。平均而言,53 名护理人员需要为 600 名病人提供 24 小时的服务。这样员工团队的规模以当今英国的标准来看是太小了。

在 19 世纪的欧洲大陆,精神疾病被视作一种器质性疾病,因此施治者通常是神经科医生。Mesmer 在此基础上发展了他的理论和治疗方法,将病人看作物件,由着医生来发挥自己的技术。他的这种方法逐渐因科学的发展被摒弃,但他的方法能吸引人的部分原因是:在他游历各处时,身边总跟着一些他的方法能对之起效的病患,而他反反复复在这些人身上表演他的治疗。看起来好像他减少了这些病人的昏睡状态,事实上他则是为了达到治愈的效果,而首先在他们身上创造了症状。

精神动力学理论

弗洛伊德是一位神经病学家以及熟练的临床观察者。自1895年起,他开始发表文章阐述病人无意识所代表的某种明确信息的价值。他亦提出不需要为了做到这一点而特意让病人变得精神恍惚。他卓越的沟通及写作技巧将他的思想带进了科学领域和公众之间,至今仍然影响深远。

最初,精神分析工作的时程都很简要,一般持续六个月左右。从业者的相关训练内容包括了对自我的个人分析一项,这个时程同样是简短的。从业者的有关训练以及治疗学分析通常是针对一名近身的同事,甚至是家庭中的某一成员。渐渐地,人们相信个人分析能帮助治疗师去除自身无意识中的失败和"盲点",因此现今的精神动力学训练除了个人分析、研讨班,还有临床督导。

在绝大多数情况下,训练分析或者其他内容的训练都将持续3~4年。为了获取资质,一份良好的训练分析进展报告是必需的。许多起源于精神分析治疗的其他治疗方法都需要治疗师有被治疗的个人经历。这个要求无疑加深了人们对这一过程的认识,但没有研究证据表明必须进行这样的培训。其他主流治疗模式如行为主义及系统疗法,则从未将个人分析这一内容视作培训的必需或是相关内容。

Gianetti 和 Wells(1990)描述了弗洛伊德在他个人分析实践中的一项单次治疗。

弗洛伊德的友人和同事们发展了他的思想并产生了分化。与他的同事例如 Jung 和 Ferenczi 的分歧是由于弗洛伊德不同意他们从自己个人的角度对他的理论重新进行解释。尽管英国的精神病学界直到后来才接受了这些理念,但20世纪初精神动力学理念的发展和分化进行得尤为迅速。

由于第一次世界大战的打响,英国被迫接受压力能引发精神疾病这样的事实。这个国家的精英们被送上了战场,但他们的优秀基因未能在恐怖的堑壕战中对他们产生任何保护作用。1916年至1917年,英国驻扎前线的一名下级军官的预期寿命大约为两周。人类学家和精神分析师 W. H. R. Rivers 是当时将精神动力学疗法推广应用于名为"弹震症"的心理障碍治疗中的领导者。这种障碍被认为是由于离爆炸冲击波太近所导致的。然而,这种障碍似乎包含了许多方面的异常,包括精疲力竭、悲伤、战斗疲劳症、抑郁、焦虑以及创伤后应激等。与 Rivers 的做法相反,其他一些人采用了一些极端的手段来应对弹震症,例如电击和高剂量的药物等。由于弹震症抚恤金的条款,使得有些个体延长了其症状表现时间。Shepard(2000)以一位接受过专门训练的历史学家的视角叙述了现代战争中的精神病学史,然而他手上关于脑白质切断术的资料,从历史学角度来讲是不完备的。他的论述称,英国的脑白质切断术于 20 世纪 50 年代早期就停止了,而事实上这种手术直到 1975 年还在进行,当时医学研究委员会正打算对这种手术的效果进行正式调查,但因为公众的反对而取消了。

战争结束之后,一些文学作品使弗洛伊德的思想遍及所有发达国家的艺术和文学领域中。刻在精神疾病这个名词上的烙印逐渐消退,也许正是因为这些思想的广为传播,令人们对心理过程的认识和态度有了转变。然而,到了 20 世纪 20 年代,一种被称为脑炎性嗜睡症的流行病肆虐欧洲(Von Economo,1931)。这种疾病被认为是由病毒引起的。这种病有时会给患者造成大范围的大脑器质性伤害并减弱其冲动控制能力。其中有些个体成了危险人物,而英国一些臭名昭著的杀手使得公众对精神疾病产生了排斥。精神病院从城里搬到了乡下,并且配备了自己的农场来供应食物,同时也为住院患者提供劳动机会。院方不鼓励护士们另谋住处,为此在医院所在地为他们提供了住宅。从这一方面来说,人们态度的改变还非常有限,直到 1948 年国家健康服务中心(National Health Service,NHS)成立之后,精神病院的控制权由地方政府递交到了健康服务机构手中。自此之后,精神病院不仅获得的财政支持显著增加,其所承担的社会责任也大大提升。由于这些优势,英国第一家儿童咨询门诊于 1935 年在伦敦成立。

从 20 世纪 20 年代到 30 年代,许多英国和美国的精神分析学家进一步发展了精神动力学理论。英国客体关系学校扩展了 Melanie Klein 在婴儿发展以及妒忌、憎恨、感恩和补偿这些概念意义方面的工作。而在美国,Alfred Adler 的关注点在于社会角色的重要性以及两性平等。他着重强调了希望与积极体验是人们与生俱来的一种力量。Rank、Sullivan 和 Horney 等人进行的人际分析学关注点在自

第五章 焦点解决短期治疗的历史根源

我的发展。尽管在 Moreno 提出的心理剧中包含了由来访者自己选择目标这一环节，其隐含的模型仍然由以因果关系为基础的精神动力学理论所支配(Holmes & Karp, 1991)。由于精神分析学的培训在许多国家仅限于在医学从业者中施行，医学模式仍然具有影响。一些精神分析学家为了能取得应用精神分析技术的资格，专门要去取得医学从业资格认证。

跟第一次世界大战一样，第二次世界大战伤亡惨重。因为伤者众多而有经验的心理治疗师数量则非常有限，这影响了团体治疗在英国的发展。采取团体治疗的原因还包括军方认为士兵们在团队中会比较自在地做任何事。

从 1954 年开始，谈话治疗在美国取得了井喷式的迅猛发展，因为法律更改后，规定心理健康治疗可以得到健康保险的补贴。这项具有前瞻性的改变得到了许多受困者的肯定。精神动力理论被当作解释情绪与心理过程的最佳理论而颇具影响力。

但在一片喝彩声中却无人察觉精神动力理论未能解释大型群体的行为。在人们饶有兴味地对个人的内心世界加以探索的时候，战争和压迫这样的外在因素的影响却被忽略了。Bruno Bettelheim 是一位曾遭受过集中营关押的幸存者，他写道："……很多人被敌人诅咒，希望他们遭遇不幸；而其他人本该出手相助却冷漠地旁观，最终无情打碎了犹太人的希望(1979, p.211)。"换句话来说就是，所处社会环境对产生的反应是一个至关重要的因素。许多年之后，这一观点才与治疗室中的人际互动联系了起来。治疗的焦点仍然是来访者与治疗师的关系，就好像治疗师是病人个人世界的中心一样。治疗室以外发生的事在治疗中都被认为是次要的。这样对于一对一关系的强调也许有其优势，但它阻碍了我们对人类互动的理解。

精神动力学(非精神分析学)的观点认为，表达情绪(宣泄)、内心"体验正确的情绪感受"并发展洞察力有利于康复。但 Bushman 等人(1999)认为，情绪宣泄使人的攻击性增强而不是减弱了。

疗效肯定的抗精神病药物(氯丙嗪，1952)和抗抑郁药物(单胺氧化酶抑制剂，1957；丙咪嗪，1958)的出现，强化了医学模式在发达国家精神病学领域中的地位。然而，精神动力疗法所取得的治疗效果，将这一方法带入了初级卫生保健，并且成为一项精神卫生技术而在大众中普及。

因此我们可以看到，弗洛伊德模式的影响持续到20世纪60年代。从精神动力疗法中得出有价值的、仍旧反映在焦点解决工作中的特点，包括关注来访者的用词、尊重来访者的观点以及对来访者所表现出的与众不同，不施以任何压力。

罗杰斯的来访者中心疗法从关注心理过程的理论，转为注重咨询室中的沟通交流过程。罗杰斯相信，只要治疗师营造出了彼此间非指导性的关系，并表现出了高质量的共情、温暖和真诚后，来访者就能够自行解决问题。但并非所有来访者都觉得这么做有用，而且这样做很难控制治疗的时长。短期疗法或其他相关的研究显示，来访者希望治疗师能为自己布置任务或提供建议。罗杰斯式的治疗中缺少这一元素，也许削弱了其疗效。但罗杰斯对于来访者自身能力的信任在焦点解决治疗中已经再次体现了出来。

行为主义疗法

现在让我们转而看看另一个20世纪主要的治疗流派：行为主义治疗。19世纪晚期，俄国科学家 I. P. 巴甫洛夫开始了他的开创性工作。他让我们看到了狗身上表现出来的"刺激—反应"之间的条件作用。这个结果通常被概括为：如果食物一呈现就出现铃声，那么接下来只出现铃声而不呈现食物时，也会引发狗的唾液分泌。但巴甫洛夫本人的著作（1926）即是科学和明确的典范，因而从中我们可以读到更为复杂的信息。对巴甫洛夫的工作存在着一项误解，在用俄文写成的著作中，他讨论了"条件的"反射，指的是在经历了特定情境之后引发的反应。翻译为英文后，这一概念被讹传为"有条件的"反射，暗指反应是由实验者诱导或者植入的（详见 en.wikipedia.org/siki/Ivan_Pavlov）。这种误解将人们的兴趣点从动物先天的能力以及引发反应的环境，转向了实验者的操控。这使得行为主义被理解为一种教条主义的形式，并很少关心实验中被试给出的具体反应。

巴甫洛夫本人的著作显示出了他对不同被试所具有多样能力的关注。他的研究并不能使用统计方法加以测量，因为当前的研究所采取的都是团体研究的模式，而巴甫洛夫在一个时间内只测试一只狗。有些狗成功地条件化了；有些狗需要不断地进行训练；有些怎么也学不会，反而变得富于攻击性或者不爱动弹。

也许后面几种狗患有"狗格障碍",或者因为太笨学不会,不然就是天生的无政府主义者。当巴甫洛夫的实验室被洪水浸没之后,一些狗吓得忘记了曾经学过的东西。这种现象对人类的意义尚不明确。("满灌"一词在现代行为主义治疗中的含义有所不同,指的是反复将个体置于其恐惧的事物面前,直到其不再感觉害怕为止。这种方法的效果,随着个性及人际关系因素的不同而有所区别。)

20世纪初期,美国心理学家B. F. 斯金纳拓展了巴甫洛夫在刺激反应关系上的工作。这一时期心理学的主题是测量与匹配:应政府要求,比内于1905年开发出了用以对入学到巴黎各大学校的孩子们进行分类的测验。而在美国,各个研究团队被要求开发出能对从埃利斯岛入境并希望在这个国家定居的几百万移民者中某些人进行评估的智力测验。法国的比内以及美国的韦克斯勒最初的一些想法至今仍被应用。

到了20世纪60年代,许多心理学家已经将行为主义治疗技巧应用到他们已有评估方法的一切环节中去。这个改变催生了许多新的治疗方法,并且令公众能获得的整体治疗时数有所增加。在行为主义治疗中必需的行为目标及基线被短期治疗有效地继承了下来。

从20世纪60年代起,美国的Beck(1967)和英国的Marks(1987)改良了应用于抑郁症和强迫症的认知行为疗法(cognitive-behaviour therapy,CBT)。试图改变与特定行为相关的认知因素,被纳入了治疗过程。从20世纪80年代开始,认知行为模式逐渐取代心理动力疗法,而成为在英国应用最普遍的心理治疗模式。但是,将认知行为疗法应用于抑郁症的个案,受到了Wampold(2002)的质疑。不管怎样,这种方法目前被广泛应用于其他各种心理健康问题中,包括人格改变。但将其进行如此广泛应用的证据支持却不充足。认知行为治疗现在已不再是简要的,治疗可能要在一年或更长时间内进行16~24次。Emmelkamp(1994)认为认知行为疗法和行为矫正间没有本质的区别。

认知分析疗法(cognitive-analytic therapy, CAT)是由精神分析学家Anthony Ryle(1990)发展起来的。治疗的焦点在于找出行为和人际关系中那些反反复复的错误。CAT的理念认为这些错误都是从过去不愉快的经历中习得的。来访者们坚持用日记的形式来对这些错误加以记录,并尝试直接对其进行改正,并同时与治疗师一同探讨这些错误的认知模式是如何形成的。他们认为这样的理解可以一天天改变来访者的行为模式。这种方法被建议应用在边缘型人格障碍的治疗上（Ryle, 1997）。这种方法与 CBT 在治疗时长上相类似。同心理动力范式和认知行为范式一样，CAT 认为治疗师从专家的角度掌握了关于来访者的知识。辩证行为疗法是应用于边缘型人格障碍的一种认知行为疗法变式，它包含了注重来访者对治疗师的看法这一方面（Linehan, 1993）。这个模式在不经研究证实的情况下，已经被扩展应用到许多其他心理健康问题中。尽管目前已发表的有关辩证行为疗法的文章并不多，但它已被 NHS 作为一种有效的、重要的治疗方法而采纳，常常能提供其他治疗方式所没有的资金援助。这不禁使人想起弗洛伊德流派的理论背后的政治影响力远大于其研究证据。

认知行为疗法认识到了来访者自身想法和观点的重要性。这一点与焦点解决疗法是相通的。认知行为治疗假设来访者缺乏控制他们现有境况的能力，因而仍然坚持治疗师给予来访者建议的专家地位。

系统理论

在其他领域发生的控制论革命，引发了关于过程本身以及生命系统相互作用的新观点。社会人类学家 Geoffrey Bateson 所做的工作（Bateson et al., 1956），在将这些新思想引入人类科学中起到了关键作用。加利福尼亚的心理研究所和意大利米兰团队中那些富于创新性的家庭治疗师以及许多不那么有名的天才人物将这些理念同治疗联系到了一起。应用于治疗领域的系统思想的一个重要特征是，这种思想认为人的行为与认知都是在一定的文化和环境背景之下发生的。这些行为或认知通过背景中其他事物的反映得以强化或消除。

当系统思想在治疗领域繁荣起来之时，从行为主义及数学模型中发展而来的、针对个人或团体的行为观察技巧，开始延伸到基于动物观察的社会系统观察中。这方面的范例包括 Hinde（1989）关于猴子母婴互动的观察以及 Goodall（1990）关于黑猩猩家族社会关系的观察。精神分析学家 John Bowlby 根据社会性依恋方面的内容对精神分析的理念进行了重新整理（Bowlby, 1969, 1973, 1980）。他的伟大见解是:恐惧以及依赖都是有意义和有价值的,并非简单的无理性现象。他从行为学及许多有关灵长目和其他科目动物生存必需行为的研究中,为他的假设找到了证据支持。他着重关注了像人类这样社会性动物的互相保护,对年长者依赖及利他行为等现象的优点所在。目前,许多此类的心理动力观点得到了系统理论以及人类婴儿神经生物学研究的支持。

在短期疗法治疗师中,关于焦点解决短期疗法究竟算不算是系统性的疗法存在着争论。焦点解决短期疗法认为任何的互动都会影响到系统或社会团体中的所有部分,这一点与系统论是一致的。每个来访者都只能改变他们自身,但是这种改变却会影响到与之关联的其他人。当作改变已经发生那样来行事的话,就会在来访者所处的系统中造成改变。在治疗中,每次会谈中间暂停一会儿并接受单向玻璃后专家的现场督导是焦点解决治疗中的常用元素,这些做法都是起源于系统论的实践。

短期疗法

在短期治疗领域,Milton Erickson 教授以他的临床催眠技术以及富于创新的行为矫正方法成为主要的影响人物(Haley,1973)。Erickson 并未为他的方法留下正式的叙说,但其他人已经从细节上对他的临床工作进行了研究。对可利用性的关注让他能以来访者表现出来的任何东西作为助人的切入点。他从改变而非理解入手,这是一个卓越的目标,对后现代主义的疗法有着重大影响。社会学家 Erving Goffman(1968)对疯人院和其他机构的研究工作非常有名。他是第一个在采取影响他人的行动时采用"策略"的人(1956)。他在市场营销和广告宣传中,同样运用他自己关于心理异常的知识和社会学调查的方法。

许多耳熟能详的名字都与 Palo Alto 的心理研究所以及策略疗法的发展有关:Don Jackson,Paul Watzlawich,John Weakland,Jay Haley(Watzlawick et al.,1974;Fisch et al.,1982)。Watzlawick 公开声称:在人类情绪和互动交流过程中,逻辑思考是一种无效的工具。

在我看来,策略疗法中包含了焦点解决短期治疗的几大关键因素:

- 非专家立场
- 注重来访者自己的语言
- 所要求的治疗时数都是根据最低需求制定的
- 主张应缓慢地制造改变
- 认识到问题的原因和解决方法未必相关

催眠治疗和神经语言学中运用创造性的想象来启迪新的思维以缓解焦虑（Bandler & Grinder, 1979; Cade & O'Hanlon, 1993）。焦点解决短期治疗中普遍运用的"奇迹提问"常常能刺激来访者对于所期许未来的创造性和想象力。在日常运用当中，各种创造性想象之间都有着相通之处，如 Erickson 提出的"来自未来的信"（letter from yourself in the future）技术（Dolan, 2000），焦点解决短期治疗中的奇迹问题和应用于叙事疗法（详见下文）的"加强矛盾点"（thickening the counterplot）技术。

焦点解决短期疗法独有的理念包括对来访者个人的能力、资源和动力完全的信任以及关于改变的正式理论的缺乏。关注的焦点是来访者而非治疗师的专业知识。

Ben Furman 是芬兰焦点解决治疗师和精神病学家的领导人物。他和他的同事 Tapani Ahola 已经开发出了一整套围绕"解决谈话"（solution talk）的技术（1992）。这些模式已经被应用到工业和大众服务广播业中去了。他们的培训项目使芬兰政府在全国范围内对焦点解决治疗给予了认可。他们的技术大部分来自焦点解决疗法，但也有受叙事疗法和这些工作者们自身领悟情况的影响。

南半球顶尖的叙事疗法治疗师们（White & Epston, 1990）描述了如何建构一个新的故事，以及"重新创作"的概念以及"加强矛盾点"。对一个外行来说，这些说法看起来好像叙事疗法和焦点解决短期疗法都在运用，尽管它们在培训和营销时都被当作不同的方法来传授。White 和 Epston 还讨论了"文本治疗"的概念，但这些是从 Wittgenstein 和 de Shazer 以外的资料中得出的。叙事疗法治疗师强调人们各种情况中的政治因素，这在焦点解决治疗师们看来是不合适的，除非来访

第五章 焦点解决短期治疗的历史根源

者特别要求吐露这些信息。

由 T. Andersen(1995)提出的"谈话后"(after conversations)及回馈小组在概念上也与焦点解决治疗和叙事治疗模式非常接近,尽管它们都是独立发展起来的。Milner 和 O'Byrne(1998)详细地讨论了这些重叠的部分。

最后不得不提到的是,现在治疗中的关系问题越来越被摆到核心位置上来了。Sapolsky(2002)和他的同事们指出,在狒狒的社会中,个体间友谊比起社会等级阶层来可以说是微不足道。更近一步说,狒狒们看起来似乎能识别哪些群体成员有可能是自己的子孙后裔,它们会对那些可能携带有自身基因的个体给予格外的优待。这个结果显示,狒狒拥有的长时知识的程度远比我们预期的要高。如果两年前一次偶然的交配会影响一只雄性狒狒对下一代某一成员的行为,那么我们尚未察觉的影响人类的假设又是什么呢?

总结

焦点解决短期疗法中的许多元素都可以从历史前辈们那里找到根源,而所有的疗法都有其实用的理念方法来整合到后现代主义的实践中去。弗洛伊德、巴甫洛夫、埃里克森以及心理研究所都在界定焦点解决模式的核心技能中发挥了作用。保留任何心理治疗理论模式中有效的元素,摒弃那些不必要的部分。当清楚地认识到这一点之后,我们又看到了 Wampold 和 Seligman 的工作,使我们对"哪些在治疗中是重要的"的认识又有了变化。他们指出许多不同形式的心理谈话都有着相同的效果,而治疗的主要价值来自治疗师和来访者这两个变量,与具体应用的治疗模式没有多大关系。

从 1986 年起,由 Milwaukee 小组带入焦点解决短期疗法中的诸多新元素,进一步引导疗法发生了方法学上的改变。关于个体如何看待治疗的知识得到了促进。这些理念的扩大与发展对治疗有着巨大的影响。相关的议题已经超越了心理治疗的领域,传播到了管理科学、人类学以及哲学。来自语言学和叙事疗法的平行概念继续着这样的改变。如今,焦点解决疗法的语言常常可以在其他行为改变模式的治疗师所应用的教学材料中见到。

科学的历史表明,一个复杂的概念往往每60年就会被回顾总结一次。那时候会将这些复杂概念重组或者摒弃。也许目前心理治疗正处在这样一个发展阶段。无论如何,我们都需要对我们所应用的工作方法的历史根源有着清晰的认识,以此来保留历史的精华,避免那些已经被运用过并发现无效的理念。

本章要点

- 在弗洛伊德的著作面世之前,心理活动的许多方面已经得到研究。
- 心理动力疗法强调来访者的用语、尊重来访者的看法以及对他们的与众不同不施加任何压力。
- 罗杰斯对来访者自身能力的信心被重新运用在焦点解决治疗中。
- 目标和基线测量与行为主义疗法相关。
- 认知行为疗法同样强调了来访者的想法和观点。
- 系统元素包括用当作改变已发生情况下的行为举止在所处的系统中引发改变。
- 策略疗法为短期疗法定义了关键元素:非专家立场,注重来访者自己的语言,要求的治疗时数都是根据最低需求制定,主张应缓慢地制造改变,认识到问题的原因和解决方法未必相关。
- 焦点解决短期治疗独有的新观点包括:对来访者个人的能力、资源和动力完全的信任以及不需要系统理论。

第六章

焦点解决疗法研究与循证依据

内容提要
◇ 关于心理治疗过程的研究
◇ 关于焦点解决疗法的过程研究
◇ 元分析
◇ 系统回顾
◇ 焦点解决短期疗法效果的随机控制研究
◇ 焦点解决疗法效果的比较研究
◇ 焦点解决短期疗法的效用研究
◇ 焦点解决治疗对治疗师的影响
◇ 未来发展
◇ 总结

焦点解决疗法有着坚实的实证基础,从1994年的6项评估研究开始到目前为止,已有97项相关研究,包括2篇元分析和3篇系统回顾。这样的研究成果比心理治疗流派都要好。本章评价了心理治疗研究的现状,并特别考察了有关焦点解决疗法的有用信息。

密尔沃基小组所开发的焦点解决短期疗法,从一开始就是基于研究证据支持的。这里的证据是指根据从来访者那里取得的反馈来判断治疗中哪部分元素有用。这与其他许多心理治疗方法的不同之处在于,其他很多方法都是基于一定的理论假设而提出的,他们对人类行为的规律以及如何对其施加影响事先做出了假定。对焦点解决疗法来说,整个过程的核心是来访者而非治疗师的专业知识。我们之前讨论过,Steve de Shazer 区分过以下两个概念:"以文本为中心"和"以阅读者为中心"。"以文本为中心"意味着信息是直接由某种材料或者某段对话过程本身提供的,而"以阅读者为中心"则认为阅读者总将自己已有的信息持续不断地与文本或对话的内容进行着比对。就"来访者能给治疗带来什么"这个命题,Shazer 在不同的治疗方法之间做出了对比。传统疗法治疗师或者阅读者拥有特定的知识,来访者需要做的就是配合治疗师的预想和计划一步步前进。一个极端的例子就是在早期的精神分析治疗中,若来访者提及有关乱伦的话题,往往会被认为是一种想要实现这个愿望而产生的不良幻想,这是精神分析学派教科书里所说的。当今治疗师已经很少会在没有确认来访者是否正在报告真实发生的事件之前做出这么武断的假设了。

咨询中"以文本为中心"这一概念类似于维特根斯坦的"语言是思维的重要工具"这一观点。之所以在焦点解决短期疗法中没有相关的术语,正是因为基于这样的观念,以及与来访者交流过程中的有益经验的结果。

任何疗法的科学性必须以规范评估作为基础,因此必须明确我们应该关注哪些评估研究。对结果效果研究而言,我所持的摘选标准为:必须由同行评议后再正式发表,而且必须包含某种治疗持续追踪的数据资料。许多心理治疗的研究都是记录下治疗结束时的结果,而那个时候来访者和治疗师双方也许都正受着"蜜月"效应的影响。而且,除非治疗师所在的机构坚持要求结束治疗,否则很少有治疗师会放弃治疗,哪怕治疗的效果眼看着越来越坏。

现在文献资料增长迅猛,在谷歌用英文搜索,每年新增 800~1200 篇相关研究。在写作本书第二版时(英文版,2010),总共有 97 篇相关研究,2 篇元分析,以及 17 篇随机控制试验证实了焦点解决方法的有效性,而其他已存方法仅有 9 篇。在 36 项对照研究中,26 项支持焦点解决的研究目的。4000 多个个案的效用数据证明成功率为60%以上，平均治疗次数是3~5次。目前看来，这一系列的研究要好于其他心理疗法。不管诊断类别是什么，心理治疗的整体有效性是60%~70%，当然其他专业团队或项目也可能会有更高的成功率（Wampold,2001；Seligman,1995）。

美国联邦政府支持焦点解决模式，这在华盛顿州和俄勒冈州已被承认是一种有效的治疗方法。得克萨斯州也正在申请批准过程中。芬兰已有政府审核的认证项目。加拿大已有大量注册的从业人员和治疗师。

关于心理治疗过程的研究

在当前我们可以找到的大多数主要心理治疗方法的细节信息中，某些共同因素在不同疗法间发挥的作用被日益重视。下面总结一些主要的发现。

Seligman在1995年所做的来访者反馈研究，是从2900名接受过治疗的来访者那里取得了自我报告的数据。这是史无前例最大规模的心理治疗追踪研究。这项研究有一个重大的发现：在心理治疗中问题的类型和行之有效的治疗方式之间并没有关联；那些积极为自己选择治疗方式的来访者取得的效果更好，治疗中练习内容的选择与控制能使治疗效果更好，但却会妨碍随机控制研究的进行。这些结论中也包含了来自焦点解决短期疗法的数据。此研究发现，52%的治疗师在6个月内结束个案，64%的治疗师在12个月内完成个案。但这项结果并没有报告实际所需的会面次数。由于来访者无法自由选择治疗师以及治疗的时长，从而使得治疗的效果也受到了局限。

2004年，Knekt和Lindfors进行了一项随机控制研究，对焦点解决取向以及短期心理动力疗法进行了比对。这里需要指出的是，该研究中的焦点解决治疗是在平均7.5个月内通过10次会面实现的，而心理动力疗法是在平均5.7个月内通过15次会面完成的。这两者都可以被称为是"短期"疗法，但也都要6个月左右的治疗。

Howard和他的同事们（1986）发现在心理治疗中有一种次数—效果的相关效应，但有关焦点解决短期疗法的研究并不支持他们的发现。当多数接受短期疗法的来访者感到自己能够有信心继续下去的时候，就会终止治疗。心理治疗总的来说还没有成功地界定出每次治疗合适的时长、持续的周期以及外来生活事件和经历时间对治疗的影响。

Mathers 在 1974 年所做的一项著名研究认为，要巩固治疗带来的变化至少需要 18 个月，但改变可能在 3 个月还不到的时间内就已经发生了。他做出此推断的依据是，自己作为心理治疗师的经验以及对那些经历了各种各样生活事件的军人们的观察。他认为这条有关改变的规律对经历了某个生活事件之后的人或者在心理动力治疗中都管用。这条原则无论是对短期疗法治疗师还是其他长程治疗的治疗师都是适用的。

Masserman 在 1972 年发表了一篇非常有意思的理论性文章。Jules Masserman 是一名精神分析师，同时也是行为矫正领域的专家。他假设任何一种心理治疗方法之所以起效，是因为它们减少了不确定性。一旦来访者感到的不确定程度降低到了自己可以掌控的程度，他们的焦虑程度就能得到缓解，并且在脱离治疗师后还能很好地适应。人们可以抽象地把焦点解决疗法和其他短期疗法的价值看成是力求采用最小代价帮助来访者降低不确定性到可以忍受的程度。

Hubble 等（1999）细致描述了许多有可能影响治疗效果的共同因素。那时候 Lambert 给出了一个有趣的说法。他认为在发挥的效果中，技术贡献了 15%，希望和期待贡献了 15%，治疗中的人际关系因素占到了 40%，而剩下的 30% 是由来访者自身的因素或者治疗以外的某些因素造成的。Duncan 和 Miller（2000）的作品《英勇的来访者》(*The Heroic Client*) 从细节出发，强调了来访者自身因素的重要性。这本书中还讨论了一些可能相关的普遍因素，特别是治疗师的角色以及过程变量，这些因素与治疗的特定取向方式都没有关系。

Wampold（2001）所做的一项心理治疗元分析强调了共同因素在心理治疗实践中所发挥的作用。他将自己的关注点聚焦于那些在不同治疗方法之间进行比较的研究。他总结道，由特定治疗方法自身所带来的效果占到 13%，而在这 13% 当中，与治疗类型有关的特殊因素最多占到 8%，来访者自身的因素占到 22%，包括来访者对治疗联盟的看法以及对所接受治疗方法的喜爱程度。如果治疗师能很好地运用一种（任何一种）治疗方法，那么效果会更好。其他的共同因素例如安

第六章 焦点解决疗法研究与循证依据

慰剂效应等对结果的贡献占到了70%之多。

Wampold认为某些治疗师确实比其他人的治疗师更有效,但找到这么一个治疗师主要是根据他们对来访者的充分尊重,而不是他们是否接受了某种特殊的训练或者经验。如果他的看法是正确的,那么就与现在认为治疗应当与问题类型、遵循治疗手册的看法相左了。由于诊断本身与治疗效果之间并没有什么明确的关系,目前在美国和世界上其他地方开展的"循证实践"(Evidence-based Practice)受到了挑战(Wampold & Bhati, 2004)。这些结果对现有的治疗培训机构以及培训模式提出了挑战,质疑他们相互攻讦以求"最佳疗法"之头衔的行为。Wampold反对用随机控制研究方法来评估心理治疗的效果,因为这些方法都是依据"医学模式"而制定的。他指出,该方法的基本假设忽略了对治疗师不同的技能水平和个性特征等变量的考虑。医学模式认为治疗师是可以任意更换的,接受过某种治疗不会影响到之后再接受其他治疗的效果。这些假设在实际中都是无法成立的。

其他研究也显示,对所有心理治疗方法而言,治疗效果最核心的要素是来访者和治疗师在治疗联盟中采取合作并重视制定清晰的目标。治疗师必须对来访者的生活问题和核心人际关系保持关切。来访者通常都希望治疗过程保持简短:5次会谈,每次大约半小时(Garfield, 1986)。

苏格兰的罗斯韦尔(2005)提出一个问题:"焦点解决短期治疗中的短期是什么意思?"一项对有41位来访者的焦点解决治疗组和有119位来访者的认知行为治疗组的对比研究发现,焦点解决治疗组平均只需2次治疗会谈,而另一组平均5次。从治疗师根据DSM-IV(APA, 1994)的整体功能评定(GAF)的效果来看,两个组没有显著差异。

Lambert(2004, p.10)曾说过:"几乎全部研究的治疗都可以称得上是简短的,在20次会面以内就可以结束。"如果这样的论断可以代表目前的趋势,那么长程治疗在培训和实践中,就显得没有那么重要了。

心理治疗研究中出现了一种极具价值潜力的新方法:对会谈的微观分析。许多国家的研究者都在致力于这项工作。其中在焦点解决领域最著名的研究者是Janet Bavelas和她的团队(Tomori & Bavelas, 2007;其他研究待发表)。对治疗谈话进行逐字分析可以清晰地呈现出治疗风格和个体从业人员之间的不同；能看出每一种提问风格所产生的回应和对谈话的接受度。

关于焦点解决疗法的过程研究

Jay McKeel 于 1996 年发表了一篇对焦点解决短期疗法过程研究的系统综述文章。他认为焦点解决式的谈话促进了改变，并且鼓励来访者完成了治疗。如果治疗师就治疗前改变多加提及的话，就能发掘很多的治疗前改变，并且可以减少治疗不必要的终止（Allgood et al., 1995; Johnson et al., 1998）。奇迹提问可以引导来访者设置目标并引发乐观的态度。例外时刻和刻度化提问是常用的技巧，并且可以帮助来访者对话题进行更多的探讨。来访者认为他们喜欢焦点解决取向的原因是：这种方法注重优势、赞美、"哪些是有用的"以及会面过程中的氛围（Metcalf et al., 1996）。

Mckeel 认同，在研究过程中焦点解决短期疗法一定要按流程被恰当地应用。他提出了一个疑问：效果研究是否一定要采用对照研究？如果是的，那么无治疗的对照组是否需要，有效用或符合伦理？他建议研究者采用"拆卸式"（dismantling）的研究方法，即研究中涉及的不同组之间，仅在治疗的一个或多个元素上有差别，或者两组的治疗师所具有的特质有差别。基于此，对结果进行测量就可以知道哪些特质对治疗效果是必需和有效的。另一种选择是设置两个组，一组接受常规治疗，另一组在接受常规治疗的同时再额外接受焦点解决短期疗法的干预。他认为，目前针对不同的潜在客户应用焦点解决治疗的效果可以采用多元的评估。也许治疗师喜欢某种评估，而第三方付费者或者来访者的亲属以及来访者本人喜欢另外一种。科学界普遍运用客观评价的方法，这对比较不同的治疗方法也有帮助。

5 项现存及其他研究认为，来访者的刻度化评估与利用客观量表进行测试一样可信。DeJong 和 Hopwood（1996）核查了 141 个已结案的案例，结果发现刻度化和来访者反馈两者通常具有一致性。Dahl 等人（2000）对 69 位老年来访者的结果也支持来访者的刻度化和 GAF 是匹配的。Nelson 和 Kelley（2001）治疗了 5 对

第六章 焦点解决疗法研究与循证依据

有婚姻问题的夫妻。8人在标准化婚姻功能测试中报告有进展,而其中7人在刻度化评估中亦有进展。英国的 Wiseman(2003)用焦点解决治疗了40个自我伤害的个案。其中6个月后的来访者刻度化评估中,78%的个案不再重复自我伤害行为。Gostautas 等人(2005)调查发现,青少年的刻度化评估与测试组合相关。

在卡莱尔,我们利用 GAF 和 OQ45(Lambert, 1998)问卷对9个案例的心理治疗效果进行了研究。在治疗最后,刻度化结果预测 OQ45 的分数是7,GAF 的分数是9。1年后追踪7个案例发现,刻度化和其他量表测量的预测方向之间存在相关性。

Shilts 等人(1997)运用了治疗后问询方法。来访者通过倾听他们自己的故事来与治疗师交流。他们认为治疗师所提的问题有助于他们提高自信心以及鼓励他们做出改变。研究者们认为,这种来自来访者的反馈非常有用,并且将这种方法应用在他们的治疗实践中,以便他们根据来访者的反馈来调整后面的治疗。Jay McKeel 在 Bowie 儿童及家庭服务中心的同事们在所有会面结束之后,也运用了类似的提问对来访者进行询问。

瑞典的 Lonnen 团队(1998)雇用了一名具有其他短期治疗风格的研究者来访谈完成焦点解决治疗的当事人。对于 Tom Andersen 在家庭治疗中运用的反馈小组方法,这名研究者经验丰富(Andersen, 1991)。来访者对他的访谈所做出的回馈支持了焦点解决方法的效果。比起用"陈述",来访者更喜欢接受"提问"。他们希望哪怕有人正在哭泣,也要将提问进行下去,因为它能帮助人前进。他们认为刻度化提问比奇迹问题更有用。很多人提到在会面过程中,短暂休息很有帮助。他们认为整个治疗团队都应该加入治疗过程,否则他们会说:"要团队干吗?"[本研究可以在欧洲短期疗法协会(EBTA)的网站 www.ebta.nu 上找到。]

在萨拉曼卡的 Pontifica 大学,Mark Beyebach 和他的同事们对短期疗法进行了大量细致严谨的研究(1996,1997,2000)。他们运用客观的测量方法,将它们翻译为西班牙文,并且在需要时对它们进行重新检验。

萨拉曼卡小组发现,来访者自身的"内在控制感"能增加他们对治疗的配合性,并可将治疗成功的可能性增加三倍。然而对治疗的依从性与最终的结果之间并没有直接的关联。那些自我效能感比较高且内在控制能力比较强的来访者报

焦点解决治疗：理论、研究与实践（第二版）

告了更多有用的治疗前改变。这些治疗前改变能使治疗成功的可能性提高四倍。那些认为自己有可能成功的来访者有更清晰的目标并积极寻求改变他们当前的境遇。清晰的目标使得成功的可能性提高了两倍。萨拉曼卡小组建议，应当根据对来访者内在控制以及期望的评价结果，来适当地调整治疗以达到以上效果。他们建议应当把帮助来访者建立对自己生活的控制感作为治疗的任务之一。

他们 1997 年的数据显示，治疗师和来访者的交往并不会影响治疗效果，而是会影响到来访者是否继续参加治疗的意愿。这项结果肯定了从其他短期治疗的研究中得到的结果（Koss & Shiang, 1994）。治疗师和来访者之间升级的竞争性对抗，乃与来访者退出治疗有关联。如果贴合来访者刚刚说过的话语进行反馈，那么更有可能取得成功。治疗过程中的休息暂停之后，治疗师与来访者之间的交谈模式会发生改变。如果治疗师试图全权掌控整个治疗过程，那么治疗的效果就会受到影响。

Adams、Piercy 和 Jurich（1991）执行了一项被广泛引用的研究，这项研究中包含了 3 组，每组各 20 个家庭。第一组接受第一次会谈任务准则（Formula First Session Task, FFST），第二次会面采用焦点解决模式，其后进行的都是问题聚焦模式的治疗。第二组接受的是 FFST 和随后的问题聚焦模式治疗。第三组接受的都是问题聚焦模式治疗。FFST 的表述方法是"在这次会面和下一次会面之间，我希望你们观察一下，下次会面时请告诉我：在你的家庭、生活、婚姻或人际关系中发生了哪些事，是你希望今后还要继续进行下去的"。第二次会谈时，FFST 组在对治疗的配合程度、目标的清晰程度和问题的进展方面都要更好些，但到了第十次会谈时，所有组都取得了同等的结果。

Littrell、Malia 和 Vanderwood（1995）将一些高中生分配到三组中的一个组去接受单次会面的治疗。在总共 61 名学生当中，19 人接受了问题聚焦会谈并被布置了一个任务，20 人只接受了会谈但没有任务，还有 22 人接受了焦点解决会谈并被布置了任务。六周之后的追踪研究中，所有组中都有 69% 的成员有了进步，但焦点解决组的起效更快一些。

我们的团队与苏格兰 Dumfries 的一个乡村社区合作进行了一系列研究，在不询问研究参与者各自的具体困扰为何的情况下，在六个月内对治疗中提问的效果进行了考察。以一年后参与研究的来访者目标达成的情况为指标,所得的结果与其他研究的总体情况相同,但被试对治疗过程的评价却带有批评性:"团队有他们自己的日程安排""我们有改善,但团队不感兴趣"。我们得出的结论是:仅仅提问而不关心当事人的过去,导致了治疗师没有很好地与研究参与者建立关系。随后我们重新花时间与当事人一起定义问题、发生频率以及持续时间,最终发现批评性意见消失了,但治疗效果仍旧是一样的。

Bowles 等人(2001)探讨了对护士社交技能进行培训的效果。16 位学生护士接受培训,6 个月后其中 10 位护士再次接受了 6 个条目的评估。所有条目均发生了期望上的改变,但是差异没有达到统计学意义。同时研究也报告了定量数据:员工报告自信心有增加、工作相关的紧张感则减少。

Bowles 在英国开展研究之后,澳大利亚和加拿大也检验了焦点解决培训对护士沟通技能的效果。在英国,Hosany 等人(2007)为两处急诊科共 36 位心理健康护士提供了 2 天培训。3 个月后的跟踪研究发现,被试对焦点解决问句的使用有了显著增加。

两处澳大利亚急诊部门的护士在参加焦点解决护理培训前后完成问卷调查。该培训目的在于协助护士应对有自我伤害的复杂个案。对照组护士也完成相同的问卷调查。结果表明,参与者对护理是优势导向的自我感知有明显改善,对自我技能的满意度也有所提高。护士对专业自我概念的报告不存在显著改善(McAllister et al., 2008)。

McGilton 等人(2006)报告了加拿大经验,实施了为期 10 周的焦点解决沟通进阶培训,研究数据包括 21 位护士和 16 位患者。护士认为与患者感觉更亲密、有更高的工作满意度,这两者在统计学上有显著性意义。

加拿大的 Ronald Warner 博士在 2000 年呈现了一系列关于焦点解决培训效果的研究。他通过分析一次会谈中的录像或录音的片段,寻找其中的焦点解决模式的因素,以此能够有效地评估治疗过程中的思考方式。在一次督导评估中,学生们被要求量化治疗会谈中的融洽程度,说出认为自己技能得到进一步提升的转折点以及指出文献资料中相关的出处。这种结构化的回顾形式可以被用于持续评估中的一部分内容。

总的来说，过程研究的结果告诉我们治疗中哪些因素在发挥效用以及哪些因素对来访者是有用的。过程中所呈现的特点与其他心理治疗研究所识别出的要素基本类似。焦点解决治疗与其他疗法相比，最主要的差异在于，那些在治疗中没有发挥效用的元素被剔除了。

元分析

焦点解决治疗已有了两项元分析研究。Franklin 等人在 2011 年即将出版的研究手册中将会包含以上两项研究内容。Stams 等人（2006）的研究发表于德国，他们选择了包含 1421 位当事人共 21 项研究，他们考察了来访者特征、问题类型、干预过程的特征、研究的开展以及可能引起偏见的因素。

作者计算了这些研究 Cohen 的 d 系数（Cohen 的 d 系数若为 0.80，表示影响效果较大，0.50 表示效果中等，0.20 则表示影响很小）。焦点解决治疗在减少问题方面的平均影响水平是 d=0.37，效果小到中等。这样的影响尺度虽说比那些"无治疗"对照组要大些，但与"常规治疗"对照组的效果相比却没有明显的优势。

这项元分析显示焦点解决疗法在解决人们的行为问题方面（d=0.61）比婚姻、精神或其他问题效果更好（d 值分别为 0.55,0.48,0.22）。元分析结果还显示了焦点解决治疗对成人的效果比儿童好，住院患者取得的效果比门诊患者好。研究中若设置了控制组，该研究的 d 系数就远远小于没有设置控制组的系数（d 值分别为 0.22 和 0.84）。最新的研究证实了更为明显的效果。

作为焦点解决方法的忠实拥趸，作者们多多少少对这个犹如鸡肋的结果感到失望。在讨论部分，他们试图来解释 SFT 并不比"常规治疗"效果更好这一事实，为此他们提出假设认为，所有治疗方法的效果都是相近的，决定疗法效果的是各个疗法中都存在的共同因素。他们总结，SFT 比其他疗法更能满足那些"追求自主权"的来访者需要，他们认为"有理由相信当我们的关注点转到来访者本身和他们的问题时就应当考虑使用这种治疗方法"（第 81 页）。

由 Kim（2008）所做的元分析在三个维度上考察了 22 项研究，分类的依据是各项研究所针对的不同问题。这三个分类分别是外化行为问题、内在行为问题以及家庭与人际关系问题。此分析同时检验了大量其他的因素。他发现焦点解决短期疗法体现出了虽说不显著但积极的治疗效果，这为焦点解决方法加了分。Cohen 的 d 系数在外化行为问题上达到了 0.11 的总体平均水平，内在行为问题为 0.26，家庭与人际关系问题也是 0.26，只有内在行为问题的影响尺度在 $p<0.05$ 的水平上达到统计显著，这说明了焦点解决组达到的治疗效果与控制组是不同的。这份元分析显示焦点解决疗法与"常规疗法"有着相当的效果。和 Stams 等人一样，Kim 发现焦点解决疗法在改变个人行为方面最为有效。

Kim 的工作显示，在他的元分析所涉及的所有研究中，要达到所预期的效果，平均要经历 6.5 次会面。而 Stams 等人在德国出版的那份元分析中则未给出所需的平均会面次数。两份元分析的作者都着重强调了尽管焦点解决疗法花费的时数比其他疗法少，但达到的效果却是同等的这一点。根据各个研究表现出的不同效果，Kim 认为要熟练应用焦点解决疗法至少需要接受 20 个小时的训练。这仍然比其他治疗方法所需的培训时数要少得多，不过其成果对将来的规划和认证具有重要作用。

这两项元分析的重要性远比想象的来得更大，因为他们利用了不同的方法来辨识和筛选研究。其中有 8 项研究同时纳入到两项元分析中，因此这些研究者们还有大量的工作需要做。

系统回顾

焦点解决治疗的首次系统回顾由 Gingerich 和 Eisengart 在 2000 年发表。在他们看来，效果研究必须在文本中指明焦点解决短期疗法和包含某些形式的比较组。但是，他们也接受没有设置独立比较组个案-控制研究，在治疗结束后进行效果评估的研究。他们认为同行评价不是一个必须的准入条件，他们还包括了博士学位论文，而这些研究一般读者很难接触到。在这些筛选标准下，他们共包含了 15 项效果研究，其中 5 项是强研究、4 项是中等程度研究、6 项是弱研究。他们认为这为焦点解决治疗的有效性提供了初步证据。2001 年他们更新了这项系统回顾研究，发现了 7 项强效果研究、5 项中等程度研究、6 项弱效果研究。其中 10

焦点解决治疗：理论、研究与实践（第二版）

项研究证实有显著性改善，在11项将焦点解决疗法与其他疗法对比的研究中，7项研究发现焦点解决治疗要比其他方法效果更佳（更新版发表在www.gingerich.net）。未来正准备进一步更新内容。

Corcoran和Pillai在2007年实施了针对焦点解决疗法研究的一项系统回顾。在统计方法、研究设计、后续评估和会谈次数的基础上，他们纳入了10项准实验研究（英文），其中两项有后续研究。在他们的标准下，发现4项研究有中等或高的效益值。他们问的是："合格的从业人员会比学生更好吗？"

2009年，Kim和Franklin延续了Kim在2008年的研究，检验了7项在学校场景中开展的焦点解决治疗研究。这项回顾建议，焦点解决治疗或许能够有效应用在学校场景中的高风险学生，尤其能有助于减少负面情绪的强烈程度、管理行为问题和外化行为问题。在学校场景中应用的年龄范围较为灵活，从10岁至青少年均可。

焦点解决短期疗法效果的随机控制研究

根据文献资料，共已发表17项关于焦点解决短期疗法的随机控制研究。

Lindforss和Magnusson（1997）发表了两项焦点解决短期疗法的随机控制研究。他们研究中的被试样本取自瑞典某监狱中因为重复犯罪而被羁押的人员。基本条件是这些人都是惯犯，因变量是焦点解决治疗是否介入。预实验中，被试在接受治疗之前被随机分配到实验组或控制组中。正式的实验研究比预实验更符合随机的要求，因为所有被试事先都表示了同意接受治疗。犯人们自己选择治疗中要谈论的问题。治疗师与监狱的管理部门也并没有直接利害关系。在后续的跟踪测量中，我们使用再犯的比率和后续犯罪的细节情况作为测量指标。

在预实验中，实验组的21人中有14人（66%），控制组的21人中有19人（90%），在20个月的时间内再次犯罪，控制组中的一名在押犯死亡，原因和毒品有关。在正式研究中，实验组和控制组分别有30名和29名被试，在16个月的追踪调查中，两组分别有18人（60%）和25人（86%）再犯。控制组被试复吸和总体再犯的比率都比较高。研究中，控制组有3名被试死亡，而在实验组中，死亡人数为0。平均治疗次数为 5 次。两组在人口学变量上没有显著差别。据 Lindforss 和 Magnusson 估计，超过 291000 名（理论上的统计）欧洲人因为再犯率的降低而幸免于难。

这项研究设计精巧并且统计结果显著。在研究刚开始时，不论是在押犯本人还是监狱工作人员，都对改变不抱任何期望。所有在押犯都认为自己是"天生薄命"，所以被分配到控制组去时也都没有什么意见。有意思的一点是，尽管瑞典诸多法律条文要求保护儿童和青少年回避可产生不良影响的环境，但所有犯人都与家人保持着积极的联系。对于许多犯人来讲，家庭是他们应对自身问题的宝贵资源。

赫尔辛基心理治疗研究小组开展了一项针对四种心理疗法的大型随机试验研究（Knekt & Lindfors，2004；Knekt et al.，2008）。研究随机比较了焦点解决短期治疗、短期心理动力治疗、长程心理动力治疗和精神分析的效果。93 人接受焦点解决短期治疗，98 位接受短期心理动力治疗。所有来访者的问题都已存在一年以上。研究中运用了许多社会学和健康测量方法，同时也包括了用以保证治疗完整性的测量方法。焦点解决短期治疗平均在 7.5 个月内进行了 10 次，短期心理动力治疗组平均在 5.7 个月内进行了 15 次。两者皆为"短期"疗法。采用焦点解决短期治疗，有 43% 的来访者（抑郁障碍）和 26% 的来访者（焦虑障碍）7 个月后恢复，并且这些积极改变在 12 个月时还继续得到维持。而短期心理动力治疗小组的恢复比例分别是 43% 的来访者（抑郁障碍）和 35% 的来访者（焦虑障碍）。这两种方法取得的效果并没有显著差别。

另外一些评估显示，焦点解决短期疗法对抑郁症起效更快而短期心理治疗方法对某些"人格障碍"更有效果。这样的结论是基于由治疗师本人所诊断的"人格障碍"为何，但对来访者的人格进行正式测量之后却并不支持这一结果。这与其说是治疗效果不同，不如说是两种诊断标准有差异。对来访者的社会经济地位进行测量后显示，不同社会阶层的来访者咨询效果并没有差别。目前没有人发表关于"部分康复"的数据。研究者们发现，对两种不同的心理疗法来说，症状减轻都不意味着社会功能和工作表现就能得到改观。类似结果也发生在长程组。但只有长程心理动力组在 3 年以后效果依然维持。这并没有多少值得惊讶，因为在 3 年的时间可以发生很多的事情。持续追踪的结果可能符合，也可能不符合人们的预期,但代价却是昂贵的。短期疗法能够带来更多健康生活方式的改变。根据赫尔辛基小组未公开发表的报告,焦点解决短期治疗组中有 1 人重复住院,而短期疗法组有 5 人,长程疗法组有 6 人。精神分析比较组的数据尚未发表。

张等人(2010)在中国针对精神分裂症患者开展了一项随机化研究。与有 56 位患者的常规健康教育组比较,对 58 位患者开展的焦点解决健康教育计划在社会支持和应对技巧上显著改善($p>0.05$)。

另一项运用了随机控制方法的精密研究是由 Cockburn 等人(1997)开展的,其针对因工伤接受行为矫正后的两种康复方法进行对比。25 名实验组来访者接受了 6 次焦点解决会谈,23 名控制组来访者接受的是标准的一揽子康复计划。60 天后对两组的效果进行跟踪评估,实验组有 68%的人在 7 天内重新回到了工作岗位,而控制组的比例仅为 4%。

Norway,Nystuen 和 Hagen(2006)报告了一项对患有心理健康问题或肌肉骨骼疼痛的员工进行焦点解决干预的研究。这是一项对长期患病的随机控制试验。干预组 53 位被试接受了 8 次心理治疗,控制组是 50 位被试。1 年后的追踪研究表明,两组在重返工作上没有显著差异,但在心理健康的得分上有显著改善。研究者们对研究样本和评估量表提出了质疑。

Smock 等人(2008)组织了一次针对一级物质滥用者进行焦点解决短期治疗的试验。27 位实验组被试随机分入为期 6 周的干预小组,29 位控制组被试则接受 6 周的海瑟顿小组计划。最终,实验组和控制组均有 19 人完成了研究。后测结果显示,实验组在抑郁和症状困扰上有显著改善,但在依赖分数上没有改变。

Froeschle 等人(2007)探讨了一个女性青少年物质滥用系统性项目的效用。32 位被试接受了为期 16 周的焦点解决短期团体治疗,以及行动学习和日常控制练习。控制组被试是 33 位。研究采用前后测设计,结果发现药物使用、使用的态度、药物知识、家庭和学校行为都得到了显著改善。

来自得克萨斯州的一项关于青少年母亲的随机化研究(Harris & Franklin, 2009)中,实验组被试 33 位,控制组被试 40 位。此外,在常规学校日程中增加了焦点解决谈话改变小组项目。通过后续评估,他们发现,在考勤、成绩、社会问题的解决和应对方面存在显著性改善。谈话改变小组有更低的中途退出率:3% VS

20%[另有两项小型研究(n=46;n=23)重复了此研究发现]。

针对韩国 15~18 岁的缓刑犯,Ko 等人在 2003 年进行了一项团体咨询的随机控制研究。30 人接受了 6 周干预会谈,而 30 人作为控制组没有接受任何干预。结果发现,接受干预组有更好的问题应对技能。

同样在韩国,Shin 在 2009 年实施了一项类似的随机化研究,20 位青少年缓刑犯接受 6 周的团体咨询,20 位控制组被试接受"as and when"支持。项目最后,实验组被试的攻击行为有所减少,社会适应有所增加。

在欧洲短期治疗委员会年度科研补助的支持下,Karin Wallgren Thorslund(2007)组织开展了一项针对长期病假患者的随机化团体治疗。实验组和控制组均为 15 人,而且请假均在 1~5 个月。在 8 次治疗会谈后,重返工作者有所增加(60% VS 13%),3 个月后的追踪评估表明心理健康有所改善。

由 Wilmshurst 于 2002 年在得克萨斯州开展了一项针对有情绪和行为问题青少年的研究,比较了两种治疗方法。来访者被随机安排到两组中接受为期 12 周的治疗。27 名来访者参与了每周五天基于焦点解决方法的住家治疗计划,另外还要与家人有 26 小时的接触时间。38 名来访者接受了基于认知行为方法的社区治疗计划,他们另外要与家人有 48 小时的接触时间。在一年后的追踪研究中,两组被试的行为表现都有了改善。CBT 小组和焦点解决小组在 ADHD 行为问题上各有了 63%和 22%的进步,每个组的焦虑评分各降低了 26%和 3%,而抑郁评分各降低了 26%和 11%。这项研究得到的结果是模棱两可的,因为两种治疗方法之间差异太大,焦点解决疗法只是其中一个变量。作者认为真正的差别在于两组青少年与家人的接触时间。并且她认为这项研究的结果支持了其他研究的发现,即居家治疗对问题青少年来说并不是最好的选择。

Daki 和 Savage(2010)回顾了对有学业和情感困扰的 7 位儿童开展 5 次焦点解决治疗的效果。7 位控制组被试只接受学业辅导。他们发现实验组是 26/38,存在巨大的效应值,而控制组为 10/38。

Wake 等人(2009)报告了澳大利亚一项关于超重儿童的大型研究。研究样本为 258 位儿童,焦点解决健康教育对改变 BMI 值、营养或活动没有任何作用。这与其他发达国家开展的健康教育研究存在矛盾。作者认为可能是因为实施的治疗次数太少，或者筛选条件无效。

以上研究中，9项随机化研究支持焦点解决模式超越了其他"常规治疗"（Lindforss & Magnusson 的两项研究；Zhang et al.；Cockburn et al.；Froeschle et al.；Harris & Franklin; Ko et al.; Shin; Thorslund），或者与其他短期疗法有同等的效果（Knekt & Lindfors）；黑佐尔顿物质滥用计划和基于 CBT 的干预计划有着同等效果（Wilmshurst）。

焦点解决疗法效果的比较研究

目前在焦点解决短期治疗的效果研究中，已公开发表34项对照研究，其中26项研究证实了焦点解决模式具有更好及以上的治疗效果。本书将介绍其中31项研究。

韩国，Chung 和 Yang 在2004年探讨了焦点解决团体咨询对精神分裂症患者家属的疗效。56户家庭共有48位精神分裂症患者参与了研究：实验组和控制组分别均是24位患者和28位家属。实验组家庭接受了8次团体会谈。结果表明，实验组的家庭负担和情绪有显著性减少。

1997年，Eakes 等人发表了一项短小但耐人寻味的研究。研究包括实验组和控制组，各由5名慢性精神分裂症患者和他们的家人组成。研究采用了焦点解决治疗模式，但同时运用了反馈小组技术（Anderson, 1991）。数据对比显示，对于实验组，家庭环境量表显示来访者的"表现"和"行为—反应定向"能力都有了显著提高，而"不协调"状态有了缓解，控制组的"道德—宗教观念"有了显著增强。

Plamen Panayotov 和同事们在欧洲短期治疗委员会的支持下，在保加利亚实施一项重要研究。51位精神分裂症患者接受了常规治疗和由个人确定治疗目标的焦点解决治疗。评估效果的指标是每个人假装能够自己控制服药的天数：研究前的服药天数是244天，而治疗后增加到827天。直到研究结束，仍有76%的被试在讨论他们的处方药物。此项研究将会纳入 Franklin 等人撰写、在2011年出版的美国研究手册中。

2009年，Forrester 等人对受到父母物质滥用家庭保护服务的密集型家庭进行了研究。这项在英国开展的研究规模较大，不过鲜少有人知晓。此研究对279位儿童采用了动机访谈和焦点解决模式，对照组是接受常规治疗的89位儿童。在之后3.5年的追踪研究中，每个组40%的人仍旧接受保护，但干预组的时间和成本有所减少。

Franklin等人在2007年发起了一个项目，对位于得克萨斯州、奥斯汀的冈萨洛加尔萨公立中途学校（Gonzalo Garza Public Alternative School）计划进行了评估。该计划的目的是减少高中学校的退学率和检查学生的学业情况。实验组46位学生得到了更多的信任值，每次花费的信任值也更多；而相比之下，控制组36位学生甚至有更低的出席率。在校正了不同学校的政策差异后，实验组的毕业率是81%，控制组是90%。

Franklin等人在2008年开展的另一项研究比较了两所学校的情况，A学校的30位学生接受平均5~7次焦点解决咨询；控制组是B学校的29位学生。1个月后追踪了43位学生的情况，教师报告他们的内、外化行为有了显著改进，而学生自己认为外化行为有了显著改善。

Newsome（2004）对高风险的初高中学校学生接受焦点解决团体治疗效果进行了研究。26位实验组被试和26位控制组被试的成绩和出课率都不太理想。实验组的团体计划是希望能够改善他们的学业成绩。（参考自美国少年司法与犯罪预防办公室的"promising treatment"项目：www.dsgonline.com/mpg2.5/TitleV_MPG_Table_Ind_Rec.asp？ID=712）

立陶宛的Gostautas等（2005）进行了一项研究，让经验丰富的治疗师运用焦点解决疗法分别对来自收养家庭的青少年和来自门诊医疗服务的青少年进行治疗，并将结果进行比较。实验组有81名被试，其中44人来自寄养家庭，37人来自医疗机构。比较组由52名在年龄、性别以及心理社会适应能力上相当的青少年组成，完成同样的测试任务。所有人在接受2~5次（平均3.42次）会面治疗之后的1~4周，完成进一步的各项测试内容。各组所得的数据显示：对实验组而言，各项数据在治疗前后都有了显著差别，治疗师评估这些被试取得了82%的进步。来访者自我评定的结果与标准测量的结果一致。

LaFountain和Garner（1996）发表了一项研究，对27名各自接待了176名学生

焦点解决治疗：理论、研究与实践（第二版）

的焦点解决咨询师以及30名各自治疗了135名学生的非焦点解决咨询师进行了比较。与控制组相比，实验组的学生在8项测试中的3项上都取得了显著进步。实验组有81%的被试达到了他们的目标，但作者未给出控制组学生的相关数据。焦点解决治疗师身上发生的耗竭以及去人格化现象也更少些。

Lambert等人（1998）报道了一项治疗比较研究，运用了OQ45（心理咨询效果评估表，the Outcome Questionnaire），这是来自美国的一个自我报告问卷，用以测量由治疗带来的改变究竟有多少。该问卷包含了症状表现、人际关系和社会功能三个评价维度。研究者在一家大学公共心理健康中心对22名接受了焦点解决治疗的来访者[从Johnson和Shaha（1996）发表文章中的全部38个个案中选取]以及45名接受心理动力治疗的来访者进行了比较。两种方法都达到了46%的康复率，但焦点解决治疗在第三次会面后就达到了这一比例，而心理动力疗法要经过26次治疗。研究中涉及的焦点解决治疗师是一名经验丰富的私人执业者，而学校治疗师是一个更为多样的团体。来访者来自两个不同的群体，事实上是来自两项独立的结果研究。该研究中没有说明治疗得到的效果是否能持续下去。

Lamprecht等人在2007年对接受了一次焦点解决会谈的40位首次自残患者进行追踪研究。结果发现，只有2位（6.25%）再一次出现了自残行为，而在未接受治疗的302个个案中有40人（13.2%）。（Wiseman, 2003）

Littrell及其同事（1995）所做的比较研究前面已经提到过。

世界正变得越来越拥挤，养育孩子成为一件花费高昂的事，因此很多家长把他们的希望寄托在唯一的孩子身上。与此同时，帮助困难孩子的资源却从未能满足当地的需求。因此重视成本效益的干预措施是有价值的，以下描述了一些来自世界各地的有趣研究。

Corcoran（2006）研究了239位有行为障碍的儿童，其中83人接受团体干预，156人接受常规治疗。团体干预组表现出更好的治疗参与度，但是两者在效果上没有差异。

在挪威，Kvarme等人（2010）为小学生制定了一个团体计划，实验组包括55名女生和26名男生；控制组分别是44名女生和20名男生。标准化后测评估显示，女生在自我效能上有明显增加，3个月后男女均有增加，而且控制组被试也有明显改善。

Nowicka 等人分别在 2007 年和 2008 年对肥胖儿童开展了两项研究。2007 年,54 位年龄在 6~17 岁的肥胖儿童被转介到一家门诊减肥中心。一支多学科组成的专家小组对家族成员进行焦点解决家庭治疗。结果提示,被试的体重明显减少,自尊明显提高,家庭氛围明显改善。2008 年,研究追踪了 49 位参与家庭减重学校团体和 17 位没有任何治疗的控制组被试情况。在 1 年内,实验组中等肥胖被试的体重明显减轻。德国 Reinehr 等人(2010)持续追踪 663 位肥胖儿童 5 年,研究发现,年纪小的儿童从中受益最多(方尖碑计划,the Obeldicks programme)。

墨西哥的 Seidel 和 Hedley(2008)将焦点解决短期治疗应用于老年人群,实验组 10 位被试接受 3 次会谈,控制组 10 人。进行各种效果评估测试后,发现治疗组在 OQ45 上有明显改善。

2006 年,Perkins 报告了对有心理困扰的儿童和青少年进行一次治疗的研究发现。如果必要,他们也提供额外的治疗次数。4 周后,在症状严重性上,实验组改善了 74.3%,而控制组为 42.5%;在症状出现的频次上,实验组改善了 71.45%,控制组是 48.3%。18 个月后的后续研究追踪了 91 位儿童(总人数 152 人):60.5% 的人只接受了 1 次干预会谈,9.7% 的人接受了 5 次或以上会谈,症状频次和严重性没有增加(Perkins & Scarlett, 2008)。

Springer 及其同事(2000)研究了用焦点解决共同目标小组帮助那些父母被监禁的拉美籍孩子的效果。有 5 名孩子接受了 6 次焦点解决团体治疗,采用交互和共同目标的小组方法来帮助他们。有 5 名孩子组成了待治疗控制组。该研究主要的发现是实验组的孩子们在自尊水平上得到了——或许是显著的——提高。

2004 年,Stith 和她的同事们描述了一项关于婚姻关系中亲密伴侣暴力问题的大规模研究。20 对夫妇中有 14 对单独接受晤谈并完成了全部治疗,另外 22 对中有 16 对与其他夫妇组成团体接受治疗。9 对拒绝接受治疗的夫妇组成了控制组。6 个月后对这些夫妇中的妻子进行进一步的测量。在单独接受治疗的夫妇中,暴力重犯率为 43%,在接受团体治疗的夫妇中,这一比例为 25%,而对照组中发生进一步暴力行为的比例为 67%。两年之后对这些夫妇再进行测量,重犯率分别为 0%(单独组)、13%(团体组)以及 50%(控制组)。研究者认为团体形式的治疗对来访者更有益,因为参与团体能让原本是个秘密的家庭暴力行为公开化,并且可以让当事人意识到别人也在为相同的问题做挣扎。作者指出,研究中所选取夫妇婚姻生活中的暴力行为都是轻到中度的。他们相信自己的研究支持了团体治疗方式对存在暴力问题的夫妇更有益的观点。

另外一项比较研究来自发展迟滞领域,是 Stoddart 及其同事(2001)所做的研究。19 名来访者中有 16 人完成了 8 次会面治疗,并在 6 个月后接受了追踪调查。比较组来自临床中接受长程心理治疗方法的来访者。根据不同的来访者而对量表进行一定修改,例如用短些的量表或简单的图画。如果来访者的问题减轻了,发展迟滞的现象减缓了,那么就是取得了较好的效果。研究也发现,在现实生活中有着具体目标或者自主控制能力将能预示治疗的成功;这支持了 Seligman 认为来访者的选择权与控制感对治疗效果是非常重要的看法。在短期治疗组中,护理者及治疗师变得对来访者应对自身处境的能力更有自信。焦点解决治疗平均跨度为 118 天,而比较组的长时治疗平均需要 372 天。两组的来访者满意度相当,但短期疗法组的来访者曾要求多来几次会面。

在芬兰,Peter Sundmann(1997)针对 9 名社会工作者研究了社工入门训练的效果。11 名社工作为对照组照常工作。6 个月之后,对培训录像和问卷进行分析。这些社工一共帮助了 382 名来访者,其中 199 人(52%)做出了反馈。最终,实验组表现出了更积极的状态、更聚焦目标以及有更多的观点分享。

Triantafillou(1997)的研究提到,他为一家青少年托管中心的员工提供焦点解决式的督导。督导模式包含四个元素:建立一个胜任的氛围,探寻来访者自己提出的解决方案,将情况反馈给被督导者,以及 EARS 过程(Berg & Reuss,1995),以确定在下一次会面中可以朝着哪些积极的方向前进。将这些接受了焦点解决督导的员工所接待的来访者与接收"标准督导"的员工所接待来访者进行比较。在 16 周后的跟踪调查中,焦点解决组有 5 名来访者的发病率降低了 66%,并且减少了用药物来控制行为的做法。而在对照组,发病率仅降低了 10%,且用药率增高了。

夏威夷一家法院发起了名为"Pono Kaulike"的项目(Walker & Hayashi,2009),希望通过修复性司法和焦点解决模式减少暴力犯罪。在项目实施的 4 年中,符合条件的 59 位犯人中,41 位接受了干预,其中 38 人是干预组,21 人是控制组。干预组中有 10 人(占 26%)出现再犯,而控制组是 12 人(占 57%),差异具有统计学意义。两年后的追踪研究(Walker & Greening, 2010)发现,70%(16/23)的人没有再犯。国家三年累犯率的数据是 54.7%。这提示,焦点解决模式的干预或许能够产生作用。

在英国泰恩河边的纽卡斯尔一家公共儿童与家庭诊所工作的社工 John Wheeler(1995)进行了一项为期 3 个月的追踪研究,对 34 名焦点解决转诊病人和 39 名常规转诊病人在治疗 3 个月后进行了跟踪调查。焦点解决组有 23 人(68%)感到满意,常规组为 17 人(44%)。焦点解决组要求采用其他临床资源的人数为 4 人(12%),而常规组为 12 人(31%)。

在中国,杨等人(2005)研究发现,药物治疗(帕罗西丁)加焦点解决短期治疗对治疗强迫症具有重要的改善效果。在 6~8 次焦点解决会谈后,2 周的后续追踪评估发现,83.3%的实验组患者(共 30 人)有所改善,而控制组(30 人,接受药物治疗但不接受焦点解决治疗)的数据是 60%。

Zimmerman 等人(1996)所做的研究使用了标准测量方法来评估 30 名来访者,这些人接受了 6 次关于如何成功教育青春期儿女的焦点解决治疗。12 名来访者作为对照组不接受任何治疗(在研究结束之后对照组接受了一个相类似的治疗过程)。家长技巧问卷显示治疗组来访者取得了进步,但他们在家庭力量评估上却没有改观。作者认为后一种评估工具也许对此类研究并不合适。

Zimmerman(1997)同另外一些合作者一起进行了一项夫妇团体治疗。隔周进行一次活动,共进行了 6 次。实验组由 23 名来访者组成,另外 13 人组成了无治疗控制组。一些人际关系指标的测量结果显示,实验组的来访者取得了进步。

总结来说,此处所罗列的大多数比较研究均证实了焦点解决短期治疗比起常规治疗更有效。Lafountain 的研究表明,焦点解决咨询师中的耗竭现象更少,而 Wheeler 的研究显示,接受焦点解决治疗的来访者更少地要求其他外部资源。Forrester 发现治疗组接受治疗的次数和支出减少了。另有两项研究(Lambert, Littrell)显示,焦点解决的效果同其他治疗方法一样好,但所需治疗时间更少。Zimmerman 的两项研究显示,采取了焦点解决治疗比无治疗好,Springer 的研究结果与之类似。

焦点解决治疗：理论、研究与实践（第二版）

焦点解决短期疗法的效用研究

Seligman(1995)对效果研究和效用研究做了一个区分，他认为，效果研究(efficacy studies)是要告诉人们"这种治疗方法有用"，而效用研究(effectiveness studies)是在说"这种治疗方法帮助了我的来访者"。在 Seligman 看来，大多数比较研究都属于效果研究范畴，而自然研究则大多属于效用研究的范畴。他认为，与在要求严格的实验环境下的"黄金标准"控制试验所得到的结果相比，效用研究价值与治疗师的关系更加密切。以下所提到的研究都是在自然条件下的"效用研究"。选择了41项已公开发表的、包含各种不一样的问题和干预模式的研究进行回顾。

精神卫生

有许多研究针对焦点解决治疗在精神领域中的应用。这些研究大多是针对门诊病人开展的。作者们普遍报告称，疾病诊断或者说问题类型与最后的治疗结果没有显著相关。但目前已发表的文献中很少提及其中牵涉的具体诊断是什么。研究进行时也没能取得来访者过去的精神健康状况及所接受治疗的相关信息，或者说收集这些信息并不是焦点解决治疗师的常规做法，因为他们认为引起问题的原因与解决问题的方法并不相关。

Darmody 和 Adam(2003)报告了英国一项由数个经验丰富的团体参与的研究。研究记录了来访者目标及应对资源问卷(Coping Resources Inventory，CRI)的分数。CRI 是来自美国的一份由 60 个条目组成的自我报告量表，记录了来访者自身感知到的力量和资源。研究者们从治疗师和来访者处得到他们关于治疗中每一次会面的评价，并在第四次或最后一次会面(这要看第四次是否就是最后一次而定)时，再次用 CRI 进行了测量；在治疗结束之后 3 个月再次用 CRI 施测。他们在 3 个月的跟踪调查中收集了 20 个个案的完整数据。总体的改变并不显著，内省问题比外部症状问题取得的效果更好，来访者比治疗师更重视对他们的过去进行讨论交流。

西班牙的萨拉曼卡小组发表了大量关于焦点解决治疗的效用研究。例如，Beyebach 等人(1996)对 39 名精神健康临床患者进行了追踪研究。平均 5 次治疗之后，有80%的人达到了他们的目标，每次会面的平均时长为33分钟。制定具体的目标并意识到治疗前改变的发生这两点，与最终取得较好的治疗效果之间显著相关。

该小组还报道了一项电话追踪研究(Perez & Grande, 1991)。对97例个案中的81例在治疗结束后进行了6~35个月的跟踪调查。这些个案中有四分之一是儿童，平均治疗时长为5次会面。治疗结束时，有71%的个案取得了进步，但追踪调查结果显示，其中有13%的人在之后故态复萌。追踪调查结果同样显示，有38%的人在其他问题上取得了进步。如果问题持续存在的话，有更多的来访者会选择退出治疗。

另一项在西班牙发表的研究(Beyebach et al., 2000)报告了一项与此类似的电话追踪研究，在治疗结束后一年对83个个案进行调查。82%的人表示对取得的治疗效果满意。治疗平均进行4.7次会面，新手和专家治疗师所取得的效果没有差别，差别在于富有经验的治疗师能让来访者更少退出治疗过程。例如焦虑、抑郁或是成瘾这样的"个人问题"所取得的效果比人际冲突问题更好。这是首次有研究发现焦点解决治疗的效果因问题类型的不同而有差异。

美国密尔沃基的短期家庭治疗中心进行了大量的追踪研究。De Shazer(1985)曾在治疗结束之后6个月开展过一次电话随机访问。28人中有23人(82%)取得了进步；其中25人解决了问题。治疗过程平均会面5次。De Shazer和他的同事们在1986年又进行了另一项电话追踪研究，成功地追踪了在5年内接待过的1600名来访者中25%的个案。72%的人报告称自己取得了进步。平均会面次数为6次。De Shazer(1991)报告了针对其中29个个案的进一步研究。23人(80%)报告称他们已经解决了最初的困难或者正朝着解决困难的方向取得了显著的进步。到了18个月时成功率为86%；其中67%的人还报告了在其他方面取得的进步。平均治疗4.6次，那些参加4次会面以上的人更有可能达到其目标。

DeJong和Hopwood(1996)在密尔沃基发表了一项针对141个个案在治疗结束平均8个月之后的电话追踪研究。其中50%的个案在19岁以下，93%的个案在45岁以下；平均接受过2.9次会面。达成目标的人数占到45%，另有32%的人朝着目标取得了进步。不同的年龄、性别、种族及经济地位取得的效果相当。在治疗结束后立即对改变进行测量,记录了 136 个个案的相关数据:25%取得了显著改变;49%为中等改变;26%没有变化(Berg & DeJong,1996)。这些发现综合起来说明,在治疗结束之后改变也能够继续发生(DeJong & Berg,2001)。该研究没有发现 DSM-Ⅳ 诊断与治疗效果间有任何关联。

Paul Hanton 在 2008 年对 7 位抑郁症成人患者的 BDI 分数进行分析发现,55.12%的人在 BDI 分数上有所改善。患者认为最有用的是关系、未来聚焦和赞美;其次是休息和反馈。

Lee 等人(2001)在应用焦点解决疗法治疗抑郁症方面进行了一项预实验研究。10 名来访者接受了为期 6 次的治疗。研究者在治疗前后都运用了许多测量手段。之后,他们对其中 9 名来访者在治疗后 6 个月进行了追踪研究。这其中有 8 人在所有的测量项目上都取得了进步。

在英国有关焦点解决取向的第一份数据是由伦敦的短期疗法实践机构发表的。George 等人(1999)进行了一项在治疗结束后 6 个月进行的电话追踪调查。被调查的 62 人中有 41 人(66%)对治疗结果满意。

在英国,MacDonald(1994a,1997,2005)发表了三篇有关短期治疗联盟的文献。在每项研究中,由来访者和他们的家庭医生在治疗结束之后一年分别填写目标达成问卷。之所以要在一年之后进行这项测量,是因为如果间隔时间不够长的话,测量结果会被与治疗有关的"蜜月效应"所干扰,而一个更长的追踪间隔则为发生新的生活事件提供了充分的时间,从而模糊掉治疗带来的任何特别效果。"好的结果"意味着来访者自己认为他们的问题已经有了好转,或者若来访者自身的评价无法取得时,他们的家庭医生认为问题已经好转了。如果可能的话,最好取得来访者自身的评价。来访者自身报告的结果和其家庭医生报告的结果之间没有显著差别,其中一小部分的个案自身报告情况与家庭医生的报告情况有差异,但未发现与其他所测的变量之间有显著关联。

在 MacDonald 所做第一项研究中,平均会面次数为 3.7 次(41 个案例),29 人(70%)取得了进步,那些问题持续超过 3 年的来访者所取得的效果更差些。第二项研究追踪了 36 名来访者,23 人(64%)取得了进步;在取得较好结果的来访者中,有 10 人同时解决了其他一些问题,而有 2 个案例没有实现主要目标。来访者平均接受了 3.4 次会面。同样地，不同社会经济地位的人取得的效果相同，而长程问题取得的效果欠佳。在 2005 年的这项研究中，新发表了另外 41 例来访者的结果。其中 31 人（76%）报告了良好的效果，平均会面次数为 5.02 次，有 20% 的人只参加了一次治疗。

将这三项研究的结果综合考虑来看，共接收了 170 名来访者，其中 136 人完成了治疗，118 人接受了追踪调查。83 名（70%）来访者报告了良好的结果，平均每例个案接受 4.03 次会面，25% 只参加了一次治疗。

在接受各项调查的个案中，"较好效果组"的 53 人，有 31 人额外地解决了其他问题，而"其他组"15 例个案中，只有 5 人额外地解决了其他问题（差异并未达到统计显著：$\chi 2$ 值为 0.42，df=1）。"较好效果组"的 54 人中，有 20 人要求接受进一步的专业帮助，而"其他组"17 人中，有 9 人提出这样的要求（差异并未达到统计显著：$\chi 2$ 值为 0.775，df=1）。在"良好效果"组的 53 人中，有 38 人并未产生新的问题，而"其他组"的 17 人中，有 11 人产生了新问题。这项差异在统计上是显著的（$\chi 2$ 值为 5.8，df=2，P<0.02，CI：0.129~0.179）。综合来讲，这些结果表明，成功解决问题能提高一个人解决其他问题的能力，或者说通过解决问题而释放出来的能量，可以被用于应对其他问题。

长程问题（持续 3 年以上）治疗的预后较差。在这三项研究中没有发现社会经济地位的不同带来的任何差别（见表 6.1）。这是一项非常重要的发现，因为其他所有的心理治疗方法，都对社会经济地位或受教育程度较高的来访者更管用。因此这也说明了，即便在应对长程问题个案时，也应当尝试使用短期疗法，因为没有可靠的指标来预测焦点解决治疗的成功或者失败。例如，我们的来访者中有一名中年妇女，她无端发生的惊恐发作已经有 4 年。之前她服用过大量药物，并几次入院接受治疗。在接受了两次短期治疗之后她的症状消失了，并且不管在之后的追踪调查还是 5 年后，她的家人因为别的原因来求医时，她都没有再次发作过。

一个令人鼓舞的例子来自一名年轻女性。几个月前当她的孩子出生之后，她就开始产生了强迫性的洗手行为。在和丈夫、孩子共同接受三次会面治疗之后，她的问题解决了。在追踪调查中，她找到了其他问题的解决方法，包括强迫性检

表 6.1　汇总数据：社会经济阶层（1989~2002）

（单位：人）

社会阶层	I	III	IIIN	IIIM	IV	V
英格兰西北部	6%	30.2%	23.1%	21.1%	14.6%	4.4%
所有样本	16	16	15	21	36	14
	（13.56%）	（13.56%）	（12.71%）	（17.80%）	（30.51%）	（11.86%）
良好的结果	12	13	9	15	23	11
其他	4	3	6	6	13	3

★ 区域趋势，2001

经曼－惠特尼 U 检验和卡方检验，没有发现组间趋势有统计上的显著差异。

查行为以及其他诸多仪式性动作。本来在一开始的时候很有理由根据 DSM-IV 的标准给她贴上强迫症的标签，这样的标签显然会导致不怎么乐观的预后效果以及各种各样不同治疗方法的尝试，而不是像她现在这样取得迅速的进步。

在英国，除了那些精神病的急性发作期，常规的精神科门诊经常会下这样的诊断。总样本中有三成病人被诊断为慢性精神病。由于被转介至专门的服务机构，毒品和酒精问题在普通门诊相对很少。在我们的联合研究实验中，焦点解决疗法对人格障碍的作用，并不见得比其他治疗方法有优势。

在一例个案中，一位来访者表示对仅有一次面谈的咨询很不喜欢。然而，不论是他自己还是他的家庭医生都认为问题已经解决且已经达成期望的目标。在另一个个案中，一名家庭医生十年来每周都与一名中年家庭主妇约谈半个小时。由于这位家庭主妇表示，如果一个月内她的生活没有任何起色的话，她就自杀，医生赶紧把她转诊。我们团队在三个月内与这名妇女和她丈夫进行了三次面谈，之后的一年追踪回访中，他们报告称问题已经解决了，这名妇女还开始了大学课程的学习。但那位家庭医生却对治疗结果感到不满意，因为这位妇女仍然坚持每周去见他。

焦点解决疗法在精神病住院患者方面没有详细的研究报道。然而，Vaughn 和她的同事们（1996）介绍了他们在丹佛的科罗拉多精神病医院所做工作带来的改变。在将焦点解决治疗引入整个治疗计划之前，688 名患者的平均住院时间为

20.2天;而在焦点解决治疗被引入之后,随后的675名患者住院时间降到了平均6.6天。一些患者被强制在隔离病房,会变得非常烦躁不安。在引入焦点解决模式之后,护理人员对他们与病人之间以及与机构的其他部门之间的关系更为满意了(Vaughn et al.,1995)。

儿童问题

在德国,Burr(1993)发表了儿童诊所接诊的55名儿童和青少年的治疗结果。他们在治疗结束之后,均接受了6~12个月的跟踪调查。追踪一共获得了34人的数据,其中26人(66%)取得了进步,平均治疗时数为4次,在取得进步和没取得进步的人中,各有4人报告了新问题的产生。Burr称赞了治疗的经济性,一个治疗师便可以独立完成这些个案。

Guy Shennan(2003)在莱斯特发表了关于早期反应计划的一份说明。这个计划是由志愿机构赞助的,目的是为当地的儿童和青少年心理健康服务机构提供支持。在专家督导之下的志愿者团体面向所在地区的家庭提供服务。服务时间控制在14天之内,最初设定将服务时数控制在三次之内的限制,之后看来根本是不必要的,因为事实上每个家庭只需要平均2.7次的服务。之后6~9个月对72对父母中的40对进行了电话追踪调查。在这些人当中,有62.5%的人报告称问题已经好转,而有75%的人报告他们应对问题的能力有了进步。

Lee(1997)报告了由独立评估者对59个北美家庭所做的6个月后的电话随访。这些家庭中都有孩子因为各种各样的问题接受过非住院治疗。结果显示,有64.9%的家庭表示问题得到了改善,有54.4%的家庭达到了目标,另有10.5%的家庭部分达到了目标。平均治疗时数为5.5次。单亲家庭的情况与此没有不同。

Cruz和Littrell在美国中西部所做的一项咨询研究,对16名高中生在接受2次治疗之后的两周进行了回访。其中10人制订的各种目标中,有54.7%都实现了。一些学生原本期望能再多做几次治疗。另一项由Thompson和Littrell(2000)所做的研究运用了类似设计,被试数为12人。两周之后,这12人中有10人完全实现了自己的目标。

Franklin等人(2001)对7名(从19人中抽取)存在学习问题的学生进行了研

究。在进行治疗前一个月,先对这些孩子进行客观测量,得到的数据作为基线水平,并在治疗过程中重复进行测量(平均治疗时数为7次)。治疗后一个月对他们进行跟踪调查。所有人都有了进步,其中6人则完全治愈了。

Conoley等人(2003)报告了一项类似研究。他们运用焦点解决家庭治疗的方法对3名有攻击和对抗行为的孩子,用治疗手册中的方法进行了治疗,同时也运用了客观测量。孩子们平均接受了4.6次治疗,并在3个月后接受了追踪调查。3个孩子的家庭都对治疗结果很满意。研究者着重强调,在面对这种问题的孩子时,快速起效是关键,因为如果拖延的话,会消耗越来越多的资源,并面临着问题行为固着化的风险。

Newsome(2004)进行了一项关于焦点解决团体辅导工作的有趣研究。首先,他为26名青少年提供了8次团体辅导。结果发现,如果孩子们至少参加了5次活动,他们在6个月后的跟踪调查中就会显示社会技能已得到了提升。同样,在学校中的行为表现和家庭作业完成情况也会有进步。

Morrison和他的同事们(1993)运用了一种不同的方式。他们将焦点解决的问询技术与系统方法相结合,应用到了学校中的行为问题中。每次会谈时都会邀请学校的教职人员或家庭成员参与。该项目一共对30名在学校有行为问题的孩子进行了治疗,其中有6人为特殊教育需求学生。治疗时数根据需要,从1次到7次不等。在这些孩子中,有23人(78%)取得了进步,剩下的7人之后陷入了更为严重的行为问题中。同前面所述一样,单亲家庭这个变量并未产生任何影响。

Young报道了两项关于反欺凌的研究(1998; Young & Holdorf, 2003)。在1998年的研究中,反欺凌在47/50个案例中被阻止。40个案例(80%)一次就成功,而余下的案例在5周内被成功阻止,一切都好起来了。2003年的研究是针对学生的个体干预,研究包括了92个案例,26个只接受一次会谈的案例被排除在外;四分之一的被试是小学生;85个案例(92%)在平均接受了3.4次会谈后,成功结束治疗。

Ziffer等人在2007年发表了另一项对学生个案进行焦点解决短期治疗的研究。学校咨询师对父母、年长和年龄小的儿童分别实施了团体干预(每组8次会谈)。在6个月后的后续访谈显示,所有组的被试治疗效果均改善。

酒精问题

物质滥用吸引了许多人的关注，同时也是一个代价巨大的社会问题。许多设计精良的研究证实，焦点解决治疗在解决此类问题上具有一定的效果。比如，Froeschle 等人（2007），Smock 等人（2008），Forrester 等人（2009）以及 Li 等人（2007）开展的研究。

在比利时的布鲁日，专业酗酒问题服务机构已经运用了焦点解决疗法十多年。其治疗项目包含了最多 3 周的住院治疗以及随后的非住院护理，这部分工作大多是由护士来执行的。Luc Isebaert 博士和 Steve de Shazer 就布鲁日临床工作的情况发表了一项正式追踪研究（de Shazer & Isebaert，2003）。该研究采用了电话随访的形式，试图获取来自 131 名酗酒者以及他们亲属的相关信息。这些酗酒者在四年之前都接受过一段时间的住院治疗。研究中一共接触了其中 118 名来访者，另外有 9 人死于与酒精相关的事件。结果显示，有 100 人（84%）成功地戒断了酗酒行为（60 人）或者实现了有效控制（40 人）。

在另一项时隔四年，对 72 位酗酒者进行的电话随访中，与 59 人（82%）获得了联系，其中有 36 人戒断，23 人实现了有效控制。来访者最初制订要戒断或者控制饮酒的目标，与他们最终取得的效果并没有什么联系，治疗开始和追踪时获得的其他数据之间没有任何联系。与前面提的相同，这些研究中都没有显示来访者的社会经济情况对治疗效果有任何的影响（Isebaert，1997）。

Li 等人（2007）开展的研究是对有物质滥用问题的夫妻实施团体治疗的类型进行了比较。在 27 对夫妻中，有 20 对夫妻完成了研究项目。其中，多种类型的夫妻小组完成率是 13/15；个体化治疗的夫妻小组完成率是 7/12。从团体干预结果来看，两者没有明显差异。6 个月后追踪了 80%（43 人）的被试：46%（20 人）取得"非常显著的改善"，49%（21 人）发现治疗起到了某些帮助。

但研究取得的结果也应当放在一定的背景中来考量。我们知道，有 25%的酗酒者不需要任何治疗就可以解决这个问题，而还有 25%的来访者可以从任何一种治疗方法中获益。

暴力行为

下面将要陈述的研究结果,以及 Lindforss 和 Magnusson(1997)的研究很重要,因为用传统心理治疗方法对罪犯加以治疗往往都效果不佳。

位于加利福尼亚州的普卢默斯心理健康中心在家庭暴力相关项目上做了不少工作。法庭给了过错方两个选择:要么进监狱,要么接受普卢默斯心理健康中心的治疗,当然他们得支付费用。具体治疗是由两名治疗师提供一个由 8 次焦点解决治疗组成的标准服务。在其中第 3 次治疗中,来访者必须选择一个与人际关系方面有关的目标,不一定非得是暴力行为问题。接下来的几次治疗就围绕着来访者自己制订的这个目标而展开,研究结果由一名独立的研究者加以整理。

在其中一项研究中(Sciotto,加利福尼亚),117 名来访者于 1993 年至 1997 年接受了治疗,完成全部治疗时数的有 88 人,这其中只有 7%(6 名)的来访者在 1997 年出现了重犯行为。在另一项研究中(Plumas,加利福尼亚),34 名来访者完成了 8 次治疗中的 7 次。3%(1 名)的来访者在研究的最后阶段出现重犯行为。

这个小组目前出版了有关他们所进行工作的介绍,包括了应用焦点解决方法进行团体辅导或者针对潜在暴力犯罪者所进行的工作(Lee et al., 2003)。他们还报告来访者伴侣的有关数据。一共有 90 名来访者(77 名男性)接受治疗;很少有人中途退出治疗过程。6 个月后对其中 48 名来访者和 22 名伴侣进行了追踪调查,结果显示,自尊水平和解决问题能力都有了提高,来访者本人和他们的伴侣都报告了不同程度上的态度改变。持续的监控过程发现,在 6 年时间内,有 16.7%的累计重犯率;这个结果比其他针对家庭暴力的应对方式所达到的效果都要好。这项研究还发现,如果在童年时期遭受过虐待,那么成人之后也更有可能一次又一次地出现家庭暴力的行为。

Judith Milner 是英国的一名治疗师和培训师,她在针对暴力犯罪和各年龄段性虐待方面,有着丰富的司法和见习工作经验,主要应用焦点解决疗法和叙事疗法。她发现在暴力行为中,哪怕是微小的一点例外时刻,在许多案例中也可以成为一个很好的开端。在评估风险时,她运用了"安全标记"(Signs of Safety)的方法(Turnell & Edwards ,1999)。对那些不愿承担责任的人,她问道:"在做了这些事而面临指控的情况下,你怎么保证自己的安全呢?"她在 2003 年的文章中叙述了她经手治疗的 23 名家庭暴力犯罪者的治疗效果。其中包括了 20 名男性和 3 名女性,他们接受了平均为期 5 个月的个人或者家庭治疗,并且在 18 个月后接受了跟踪调查。其中 19 名来访者(95%)在此期间没有再出现过家庭暴力行为(Milner & Jessop, 2003)。

Milner 和 Singleton(2008)有着丰富的家庭和性暴力干预经验。2008 年,他们报告了一组涉及男性和女性犯人的家庭暴力个案。68 位被转介的个案(16 人为女性)平均接受了 4.3 次治疗会谈,50 人完成了全部的项目。在最少 3.5 年的后续追踪中,根据多渠道信息表明,他们没有再犯。73%的案例取得了良好的治疗效果。

McNamara 等人(2007)对家庭暴力庇护所开展的焦点解决咨询服务进行调查发现,在生活功能的临床评估和应对能力上具有明显改善,他们不仅感受到了被帮助,而且对社会工作的服务感到满意。

赌博

赌博成瘾行为是一种非典型性的障碍,因为问题并不在于赌博本身,而在于即便输了也还是愈挫愈勇。成功的玩家从来都不会前来寻求治疗帮助,所以很有必要对他们"应对输局"的策略进行进一步的探究。赌博成瘾问题在全世界范围内都是政府和相关社会机构关注的焦点之一。此问题可能引发严重的社会或家庭问题,因为这样的人往往是入不敷出的。

最近由 Mintoft 等人(2005)检验了针对赌博成瘾者一揽子措施的有效性。在第一次治疗中应用了动机访谈和认知行为治疗技术。此后,来访者将会接受为期 16 周的焦点解决治疗,同时还要独立完成一份记录他们目标和例外时刻的小册子。将 23 名来访者同 62 名拒绝接受进一步治疗的患者以及国家统计数据进行比较,其中 11 名完成了全部治疗的来访者,在所有的测量指标上都有了进步,但这个人数对于统计分析的要求来说还是太少了些。这份文献中没有给出各个来访者治疗时数的具体数字以及那些完成部分治疗任务的来访者数据。

高尔夫

Bell 等人试图对运动上瘾的人进行图像引导以减少其紧张状态(Yips)。这是

焦点解决治疗：理论、研究与实践（第二版）

一种打高尔夫球时因紧张导致失误的状态。3位高尔夫球者在为期3周的时间接受了5次干预会谈后出现了改善行为。研究中详细描述了这种干预方法。有趣的是，在治疗师的一系列说明下，研究被试脑海中进行的是一种焦点解决式的对话。因此，治疗师的语言和反应匹配不会影响过程，而这也正是我们所期望的方式。

总的来说，这些效用研究和治疗师的日常实践工作是相吻合的，尽管这些人来自不同国家，面对不同问题，侧重不同的来访者群体。这些研究提供了总共超过1900名来访者从2周到4年不等的跟踪研究数据，治疗成功率为60%~90%，而有专家团体参与的工作，成功率要更高。

焦点解决治疗对治疗师的影响

焦点解决治疗师的个人职业生涯似乎也比运用其他方法的治疗师更为顺利。据一些焦点解决治疗师说，在来访者中存在一个"熟练的来访者秘密团体"，这些人可以在尽量不要治疗师帮助的情况下取得令人惊异的飞速改变。焦点解决治疗师发生"职业倦怠"的情况也较少，为社会维护了宝贵的资源。LaFountain 和 Garner（1986）以及 Vaughn 等人（1995）就此议题发表过评论，有两项研究试图用人类学和社会学问卷来对此议题进行研究。遗憾的是这些研究都没有反馈足够的数据分析结果，所以这种说法仍未得到证明。Tomasz Switek（波兰）和 Alison Johnson（美国加利福尼亚）的研究结果表明，焦点解决治疗师比其他治疗师更为快乐，并且能把焦点解决的思维方式运用到他们自己的日常生活中去。巴黎的 Michael Houseman 和 Marika Moisseeff 发现焦点解决治疗师所需培训内容较少，因为他们光用焦点解决治疗方法就已经感到满意了。

未来发展

密尔沃基的 Insoo Kim Berg 和 Peter DeJong 正在计划针对密歇根儿童保护服务中的互助关系进行一项研究。他们运用了修正版的帮助资源清单，来访者和治疗师都要完成。

第六章 焦点解决疗法研究与循证依据

斯德哥尔摩的 Caroline Klingenstierna 进行了一项运用焦点解决治疗来帮助失业人员重新上岗的随机控制研究。该项研究是由当地负责失业人员福利机构赞助的。研究中每组有 15 名来访者，都是病休 6 个月以上的人。实验组被试比控制组被试能更为迅速地开始积极寻找工作，并且比控制组被试更少出现忧虑症状。但在 5 个月之后的跟踪调查中，两组被试没有显著的差异。

许多治疗师并不是天生的研究者，他们有着不同的技能和兴趣点。这妨碍了任何一种心理治疗方法的研究过程，使得我们很难对不同心理治疗方法间的差异性和相似性进行比较。欧洲短期治疗协会的研究项目组认定，若一项关于焦点解决的研究想要出版的话，必须包含以下元素：目标、例外时刻、治疗前改变、来访者的个人资源、奇迹提问、刻度化提问、赞美和布置任务。下次的访谈必须以"什么方面变好了"或者类似的问题作为开头。这被看作是最基本的要求，因为每个治疗师都有着在焦点解决基础模型之外的其他特有的互动技巧和额外的知识。指定一个基础标准可以使督导者很容易就能监督治疗手册中的内容，在实际的治疗过程中有没有得到贯彻执行（手册和协议可以在 EBTA 网站 www.ebta.nu 以及 www.psychsft.freeserve.co.uk 上找到）。美国的焦点解决短期治疗协会（SFBTA）希望能将此手册中的内容加以拓展，并在此基础上开发出相应的培训工具。

> **实践操作**
>
> 假设关于焦点解决短期疗法的某项研究充分证明了这种治疗方法对你所面对的来访者群体是有用的。分小组思考或讨论几分钟：
>
> 从下周一开始，这样的结果会给你和你的同事们带来什么样的不同？
>
> 这项新的研究将会怎样影响你组织中的同事们？

总结

97项相关研究中,17项随机控制试验中的9项证实了焦点解决模式的效果要好于其他方法。34项比较研究中,26项研究支持焦点解决疗法。来自4000多份个案的效用数据表明,平均成功率超过了60%,平均会面次数为3~5次。此外,本书还没有对100多项已发表的小型研究进行讨论。对于心理健康及其他方面的很多问题,焦点解决疗法都是一种行之有效的方法。该模型非常经济,并且用直截了当的培训过程来帮助相关人员掌握。越来越多的证据支持着这种方法的临床效果,也有越来越多此方面的研究支持该模型。

焦点解决疗法结果和过程研究在世界上很多地方都开展了起来。针对焦点解决开展的研究数量,可以同其他许多心理治疗方法相媲美。心理治疗在全世界范围内的平均成功率超过了60%,当然,精确数字受很多其他变量的影响(Lambert,2004)。其他专业团队或项目报告了更高的成功率。因此,我们可以说焦点解决疗法能达到与其他心理治疗方法等同的疗效,同时这种方法耗时短,能节省资源,减轻加在治疗师身上的压力,为那些觉得其他心理治疗方法没有什么效果的团体或个人来访者提供有效的帮助。

进一步的研究应该着重减少未能从焦点解决治疗中获益的来访者的数量。哪怕在全世界范围内有60%~90%的来访者可以从焦点解决治疗中得到帮助,我们也要继续研究如何帮助剩下的那些人。那些对付如酗酒和暴力行为等特定问题的工作团队往往能取得更高的成功率。也许我们应该把焦点解决治疗中某些可以应用到特殊问题或来访者的具体特质分离开来进行考察。又或者那些焦点解决治疗对其不起作用的来访者应该被推荐去接受更有针对性的治疗方法,例如认知行为疗法或心理动力疗法等。一些针对治疗中普遍因素的研究指出,有时换一个治疗师的效果,同换一种治疗方法是一样好的(Lambert et al.,2001)。

过去三十年心理治疗领域的研究已得到了很大发展。比起传统治疗,后现代治疗模式有着更简洁的改变理论。这些过程的一些有趣结果是,"心理咨询"和"心理治疗"或"临床治疗"之间的边界变得越来越模糊。无论模式或诊断为何,后续研究表明谈话治疗具有相等效果。目前虽然已确定了一些问题的特定因素,但是大多数治疗似乎是通过一般或非特异性的因素发挥作用。同样地,要成为一名有效的心理咨询师或有效的心理治疗师所需要的培训数量似乎与人们所认为的也不一样。这部分是因为强调通过共同因素来促进改变(cf. Rogers,第5章),减少了学员学习和掌握复杂的理论问题和结构的需要。出于成本效率的考虑,也由于社会和技术的变革,未来通过电话或者网络进行治疗会成为更受欢迎的模式。焦点解决疗法能够做到与时俱进。

本章要点

- 所有的心理治疗方法都有着相当的效果。
- 不管是有意还是无意,短期疗法都是一种常用的方法。
- 在17项随机控制研究中,有9项的结果显示焦点解决疗法的效果好过其他"常规疗法"。
- 34项比较研究中有26项肯定了焦点解决疗法的积极效果。
- 其他研究显示焦点解决疗法的效果同其他疗法相当,但治疗时数少,培训过程简单。
- 元分析结果支持了上述发现。
- 有几项研究显示,焦点解决治疗对罪犯和其他难以对付的来访者有良好的效果。
- 和所有其他的心理治疗方法不同的一点是,来访者的社会经济地位对治疗效果不造成任何影响。
- 针对长期失业者的研究显示,焦点解决治疗是有效的。
- 在焦点解决研究的领域内,有大量可以在将来进行探索的方向和计划。

备注

对于感兴趣的读者,以下是一些关于介绍焦点解决疗法专题的期刊:

Journal of Family Therapy(UK)(1997),19:117-232.

Contemporary Family Therapy(USA)(1997),19:1-144.

Journal of Systemic Therapies(1999),18:1-88 and (2000),19:1-13.

Journal of Family Psychotherapy(2005),16:1/2(Education and Training in Solution-focused Brief Therapy; published simultaneously in book form; Ed. Nelson, T.).

第七章

焦点解决短期治疗应用于精神卫生服务

内容提要

◇ "医学模式"

◇ 紧急状况评估

◇ 自伤行为探询

◇ 运用焦点解决模式预防自杀

◇ 预定评估

◇ 特殊情况

◇ 家庭暴力

◇ 成人性虐待

◇ 性虐待及儿童保护

◇ 其他精神障碍

◇ 总结

本章将从探讨卫生保健的"医学模式"开始,接下来将会讨论怎样将焦点解决思维应用在多种常见障碍的评估和处理中,这些问题中的绝大部分都是在医院之外经常需要面对的。下一章将会探讨有关重性精神障碍以及结合药物治疗和利用医院设施的有关议题。这两章的内容都是基于我自己作为执业精神科医生的临床经验以及对心理治疗和精神卫生保健方面的研究而总结的。对此方法的支持证据可以参见 Bakker 等人的研究(2010)。

"医学模式"

医学模式是卫生保健领域的一个基本范式，它也是从社会学的特殊视角看待疾病保健的一种特定称谓。这个模式假定凡事总存在某个原因：对这个原因进行命名之后，你就会得出一个"诊断"，这个诊断可以用来指导后续治疗并让人对康复充满期待。该模式类似于"机械模型"，因为在汽车和家电行业也需要进行同样的故障识别过程。该模型主张医生在精神卫生保健过程中占有主导地位,但在实际中,这并不总是一个能有效处理精神卫生问题的模型。在日常实务中,许多的帮助来自一个团队，而非一个医生能左右。例如,一名理疗师可能会接收从某位医生处推荐来的患者却向这位患者推荐针灸疗法,患者受益于针灸但先前那名医生却并不知道这一方法。

长期或复发的疾病不符合医学模式。因此,对这种疾病的管理有时是不完善的。例如,神经外科医生在干预防止死亡的过程中表现出了惊人的技巧。不幸的是,某些患者可能同时伴随有脑损伤和身体残障。神经外科医生很少参与照顾这类病人，而把他们留给了资金不足的社区或精神卫生中心。无论是由于过去的创伤或当前原因,精神疾病往往是长期或易复发的。它与医学模式之间的契合程度是有争议的。公众知道他们所谓"健康障碍"是什么意思,他们关心的是获取有用的资源,而不是讨论保健模式。

在欧洲中世纪之前,人们就关注到了精神障碍。我们知道这一点,因为中世纪的法律中就有含管理智力不合格人的内容(Roffe & Roffe, 1995)。这些法律区分了那些天生无能的人和那些在生活中变得无能的人。然而,不是医生,而是宗教或约束被认为是适合这些人的正确资源。

公认的精神障碍方法受到文化和社会问题以及科学或医学问题的影响。例

第七章 焦点解决短期治疗应用于精神卫生服务

如,在非洲的许多地区,当地的医者被认为比西医更可信,因为他们收费更便宜,也更容易接触到,西方的医疗模式只是在前者无效后的第二选择(Swartz, 1998)。同样的情况也发生在印度(Bagadia et al., 1979)。

文化价值的影响也体现在现代实践中法律权力的差异使用。德国人不愿意强迫个体,拘留了远比英国更少的精神障碍患者。相反,瑞士拘禁的人数约是英国的五倍。因为根据瑞士法律,"不能照顾好自己"是一个很好的"拘禁理由"(Reicher-Rossler & Rossler, 1993)。印度则不会拘禁任何人,可能是因为国家没有充足的床位,延展的家庭计划被期待能够照顾这些失能患者(2.5:100,000, Patel & Saxena, 2003; UK 44:100,000, www.performance.doh.gov.uk/hospitalactivity/data_requests/)。

为精神患者提供高安全的场所,这一点因国家而异。英国每10万人中是2.9个场所,瑞士每10万人中是11.36个场所,而葡萄牙和以色列则没有。这些国家的人种不太可能与其他国家有很大的不同,所以这又是一种文化和社会决定。

现实中是公众自己决定了什么样的行为等同于"精神障碍"。我的职业治疗师同事Chris Morgan(1982,人际沟通)认为,定义的特征是相关性:这种行为本身可能是正常的,但如果语境是错误的,那么"精神障碍"就会被激活。然后,公众就会求助于那些专业人士,希望明确疾病(诊断)并得到治疗。当事人和其他人都将接受所做和所提供的广义上的变化。例如,请注意,公众和专业人士对心理治疗的看法(Garfield & Bergin, 1986)和抗抑郁药的价值与风险之间的差异。

英国和澳大利亚的研究(Jorm et al., 1997:数据来自2031名澳大利亚人85%的响应)表明,公众认为心理咨询和维生素是治疗抑郁症的最佳方法,而抗抑郁药会让人上瘾。这两种观点都有科学依据,但公共继续教育并没有改变它们。关于注意力缺陷多动障碍(ADHD)的国际争议和治疗是另一个由公众担忧导向引起专业争论的例子。就目前而言,公众所关注的最不能接受的心理健康专家的回应是:"这个问题不属于我们的服务。"

就精神障碍而言,有一个与医学模式论述有关的重要问题。一些生理疾病不能被治愈或没有治疗方法,而且公众意识到了这点。而到20世纪下半叶,人们还不能接受这样的说法:精神疾病没有治愈或治疗方法。这可能来自那些希望市场最大化的保健从业者,或者来自公众相信这些疾病实际上不是像身体疾病一样的"医学范畴"。因此,对精神痛苦的资源需求在不断增长,而许多专业人士感到不知所措,无法满足对他们的要求。制药公司意识到了这种扩大的资源需求。

精神疾病实际上并不像躯体疾病那样有着统一的"医学模式"。国际上精神分裂症的发病率大约为 4‰。而躁狂—抑郁／双相障碍发病率为 1%(Gelder et al., 1996)。然而每个国家都有其各自占主要比例的障碍形式,各国之间精神障碍的发病类型和治疗方法都不尽相同。一位只知道治疗国际定义的精神分裂症或情感障碍患者的心理健康专家,只能接少量的案例,也将发现治疗并不像他(她)接受的训练一样,但也不会深入思考他(她)的顾客来源。

在芬兰西部运用的开放式对话方法(Seikkula et al., 2003)采用了一种新的观点来审视所谓精神病,结果诊断出来的精神分裂症比例立即大减(从 33/100000 降到了 7/100000；Aaltonen et al., 1997；Seikkula, 2000)。苏格兰著名的丁列敦医院(Dingleton Hospital)于 20 世纪 60 年代实行了治疗性小区联盟,也取得了类似的成功。

医学模式和焦点解决模式之间也有着一些共同点。医学模式在很大程度上是一个再认识过程。一名音乐家可以只听一两个小节就识别出某个片段,并在几个小时的音乐全部播放完之前推断出整首乐曲。一名园艺家在他的花园里看到一片看起来好像没什么特别的绿色幼芽时会说:"这片嫩芽在两周内会长成某某植物,要使它长成正确的形态还需要一些时日。"在医学界,这个过程常常是这么做的：倾听来访者的叙述,接着寻找问题的例外,然后认识到问题和结局方案会发生怎样的变化。Ambrose Bierce(1971)认为,吃药就好像为了杀死城镇另一边的某条狗,而朝邻居家扔石头。但是,在医学界存在这么一种专家式的思维定式,认为应当由医学权威来负责相应行动,这样才可能取得最快的改变或康复。在这些特质上,医学模式与焦点解决思维则截然不同。

有人认为跨国制药集团之所以支持"医学模式",是因为他们想要通过一个又一个新的诊断来推动相应药物的营销,他们忽视那些不常见但实际存在的情况,拒不对它们进行研究,因为在那些情境下利润空间并没有在医学模式下那么高。这些公司为了治疗各种各样的疾病开发了大量对患者有好处的药物。这类营销手段同样可见于心理治疗领域,各流派为了争夺培训生和学术影响力而互相竞争。

紧急状况评估

将转诊病人送去进行紧急评估得遵循一系列的规则,最主要取决于推荐人认为此名转诊患者多大程度上需要接受治疗,同时还看推荐人如何理解相应接收机构对服务的有关规定。在针对成人精神病患者施以服务时,当患者的某种行为上升到引起社会关注的程度后,就会交由法律或医疗服务机构采取社会控制。躁狂、精神病等情况通常都属于这类范畴,有时也包括了急性自我危害行为。

对自伤行为的评估可以通过关注程度层层递进的几个简单提问来完成,或者运用本章后面提到的一系列间接建构优势的提问来进行。除非患者有明显的抑郁症状,在考虑采取药物治疗之前,可以鼓励他们寻求社会解决办法的帮助。同样,他们的医生也可以考虑在对患者进行药物治疗之前先观察几天。毕竟,把强效的药物交到那些存心想要伤害自己的人手上有很大的风险。

自伤行为探询

有自伤和自杀行为的人并不仅限于社会上那些患有精神疾病的人。至少有10%的自杀者(Gelder et al., 1996)并非精神病患者,但他们就是觉得因为躯体疾病或者其他的困扰实在活不下去了,例如有些人会从着了火的大楼跳下,认为与其坐以待毙地被烧死,还不如跳楼自行了结。从哲学层面上来讲,这是一种理性的选择,而非精神疾病的表现。

在精神卫生服务领域内,自伤或自杀行为有可能起因于精神疾病导致的判断能力减弱,而自伤有可能发生于当事人觉得已经没有别的方法可以解决问题的时候。有时他们通过这种行为引起别人的注意并以此求得境况的改变,而更多时候他们只是简单地想要逃离那些看起来令人无法忍受的痛苦。对精神卫生行业来说,面对蓄意自伤或自杀行为是家常便饭的事。由于这些情况所包含的高风险,工作人员必须快速而准确地判断出当事人的判断能力是否受损以及面临的风险有多大。有些人很快就会改变其求死的冲动,但这种时候他们很需要帮助和支持来减少他们采取危险甚至致命行为的机会。从已知的数据可以看到,对很多最终自杀了的人来说,正是愤怒以及觉得自己得不到任何人的帮助与支持这样的想法促使他们采取了致命做法(Morgan & Priest ,1984)。因此干预中与工作人员或其他人建立的关系成为评估和干预这两个过程的重要组成部分。

由于上述的各种因素,有关自杀和自伤的议题总会让那些服务提供机构的工作人员备感紧张,无论他们有多么丰富的经验。由于这类情况蕴涵了高风险,同时当事人很难估量他们自己的境况,加之时间紧迫并且做出决定之前需要进行复杂的社会或临床鉴别等种种因素,在此时与当事人建立良好的关系变得非常重要。此时若能运用适当的工具或相关的一组问题将会非常有帮助。若在谈话中显现出相关苗头,最好能立即对来访者所说情况进行确证,哪怕只是简单地谈两句。这么做是向当事人展示治疗师对自己的技术很有自信,不怕对这类深层次话题进行探讨。对相关工作人员来说,如果总觉得当事人一离开这间屋子就有危险的话,就很难有心思进行其他方面的探询。

第一组提问的设计目的是,在不与焦点解决理念冲突的情况下,可以对当事人的安全状况迅速形成判断。提问的排序是根据对问题关注程度的升序来的,所以有可能没必要每个提问都问。一旦安全问题明确了之后,就可以接着进行焦点解决式的谈话了。同样地,如果某个当事人正处在极度危险中,那么首先应该确保他的安全而不是继续进行治疗谈话。除提供必要的信息之外,这些提问可以使来访者回到现实当中并让他们看清楚他们计划要采取的行动究竟会带来怎样的后果,若他们看清楚了这点,有时就能改变他们原先的计划。这些提问同样能让我们清楚一个人是真的打算去死还是别有目的而自伤,例如只是将自伤作为一种释放紧张情绪的方法。Callcott(2003)认为自杀行为意味着期望某种终结,却不是他们自己生命的终结。问问他们是否将这些事告诉过其他人,可以了解关于他们人际关系的信息,以及"将自伤行为告诉他人"这件事在彼此关系中扮演了什么角色。这样可以确认自伤自杀行为是新近发生的还是同样的情形之前就出现过了的。询问当事人"是否有更多要说的",可以让双方都能在需要的时候回到主题上来。

第七章 焦点解决短期治疗应用于精神卫生服务

一位来自里昂的法国同事、心理学家、前心理健康护士 Pascal Soubeyrand 提出了一个问题:"为什么此时此刻死去比以后死去更重要?"他认为,因为一个人的情绪是自然变化的,所以任何推迟都有可能避免出现自我伤害的行为。

> **自伤行为探询:关键提问**
>
> 以下问题适用于相关患者因为自伤行为被转诊到你处,而你认为进一步的询问是有必要的。不要表现出你对最坏情形的害怕。
> - 你考虑要伤害自己有多久了?
> - 你经常这么想吗?
> - 你有否想过怎么做来伤害你自己呢?比如嗑药,用刀子划自己,从高处跳下,上吊?
> - 你之前伤害过自己吗?
> - 你是否为此做过准备?(例如收集药片、购买软管或绳索等)
> - 你是否立过遗嘱?
> - 你是否购买了人身保险?如果有的话,你是否确认过如果你自杀的话,能否拿到赔偿金呢?
> - 你是否告知过他人你想要什么样的葬礼?
> - (如果你过世了)谁会最思念你?你的家人?朋友?宠物?
> - 你的家庭里是否有老人或病人?谁会先离开人世,是你还是那个人呢?
> - 你会不会留下文字说明到底是什么出了问题以及他们本该做哪些事来帮你?如果是,你有没有机会当面向他们说明这些事,并因为得到他人的聆听从而就不必去死了呢?
> - 结束时记得问:"之前告诉过别人这件事吗?他们是如何反应的?现在关于这件事你还有其他想说的吗?"

运用焦点解决模式预防自杀

John Henden 在应用焦点解决模式进行自杀预防这个课题上研究了许多年。最近他发表了自己的研究成果(Henden, 2005)。他努力将自己的技术普及,因为他相信这样做哪怕能预防一个自杀案例都是值得的。

他在萨默赛特(Somerset)精神卫生服务中心的团队已经开发出了针对紧急转诊病人的一组特殊提问,在病人被认为确实有可能采取自杀行为时予以应用。开始时他们会问些问题,例如:"如果在某些时候把所有的事情放在一起考虑,这事(自杀)看起来能算最要紧的事吗?""现在这些事在多大程度上让你感到消沉?""在最近一段时间内,你有多少次觉得你的忍耐已经到了极限/你再也无法应对这一切了?""就说现在这一刻,你觉得你结束自己生命的决心有多大?""有一个0~10分的量表,0代表'完全不好',10代表'非常好',你觉得自己当下的状态可以评几分?"在问完这些问题中的任意一个之后,他们接着会问:"如果你决定走上绝路结束自己的生命,你会借助什么样的工具(比如药片、绳索、剃须刀片、吸尘器管子、枪械等)?你认为自己准备得怎么样了?"从他们的回答中可以区分出哪些是自杀打算极其强烈的人,因为这些人会详细地描述他们的自杀方法以及时间。如果情况没那么严重的话,他们会很快地响应说"我还没那么绝望呢"或者"我会让很多人伤心的"。在 Henden 的经验中,衡量风险最有效的指标是访谈人的直觉,用1~10分量表来衡量,1分代表"高自杀风险",10分代表"完全没有实施自杀的风险"。

如果有必要进一步关注潜在的自杀行为,可以用以下的一组问题。

1. 请跟我说说你在最近一周内自杀念头最弱的时候。
2. 在你有现在这个想法之前,你在这一天之内做了什么有趣的事?
3. 到目前为止是什么让你没有真正了结自己?
4. (A)有一个1~10分的量表,1分代表自杀的念头非常强,10分代表完全没有要自杀的想法,你现在的感觉是几分?

（B）有一个 1~10 分的量表，1 分代表自杀的念头非常强，10 分代表完全没有要自杀的想法，你在到这儿来求助之前的感觉是几分？

（C）如果要提高 1~2 分，你会做些什么/想些什么/感受到些什么？

5. 在最近一周/过去几周内，你做了些什么使得你面对的糟糕情况稍有起色？

6. 用 1~10 分衡量，你有几分的意愿先试试除自杀之外的其他选择？

7. 你认为今天应当发生些什么（在这次会谈中应当发生些什么）才是不虚此行的？

8. 墓地场景：

假设你压根儿就没考虑除自杀之外的其他所有可能性就直接走上了绝路。现在你躺在棺材里，但你的灵魂在墓地上空 3 米处俯视着下面聚集的人群。

（A）这些人里都有谁？

（B）谁最伤心？

（C）在你选择"绝路"之前，你觉得他们会给你些什么建议？

（D）对于那些你本来可以先尝试的选择，你觉得你会怎么看？

（E）谁会首先往你的棺材上撒土？当泥土落到棺盖上时你觉得他们会想些什么？

（F）当来宾们陆续离开墓地/火葬场时，你觉得谁会对谁说起，你本来可以用其他的途径解决困境的？

9. 奇迹提问。

10. 在你人生中最近一次（在此次之前）感到要让一切彻底结束是什么时候？

11. 那时候你做了些什么使得情况有所不同，从而把你从死亡线上拉了回来？

12. 我们都知道自杀是最后不得已的选择：那么到目前为止你尝试过哪些其他的途径来解决问题呢？

John Henden 还发展出了应对考虑自伤者的其他技术（2008）。所有这些是以 Yvonne Dolan（1991）应用在成人性虐待幸存者身上的方法为基础的。

> **临终场景**
>
> 让我们来做个小小的假设,你决定不走绝路并且你活到了高寿(70、80或者90岁)。
>
> 你正在回顾自己的人生,看看自己是如何度过这段黑暗的日子,并过上了理想的、有意义的生活,你的人生会是什么样子的?
>
> 你会完成一些什么事?
> 你会认识并结交什么人?
> 你会去哪些新的地方旅行?
> 你会度过一些什么样的假日?
> 人生中可能有哪些挑战需要你去应对?
> 你会怎样安排退休后的时光?
> 你会在什么地方看到最壮观的日出和日落?

> **富于智慧的老年的你**
>
> 假设你没有选择这最后的一步,你年纪渐增,也比现在更具智慧。那时的你会给现在的你什么建议来解决目前的困境/度过这段艰难的时光?

不论是"临终场景"还是"富于智慧的老年的你",都能激发来访者之前想也不曾想到的非常可观的力量。描述这些情景的过程常常能提高来访者情绪并且得出新的充满希望的可能性。在 Henden 的书(2008)中有很多其他内容,其中包括关于建立关系的"自杀邂逅:关键的前十分钟"的重要章节。

来自加拿大的 Heather Fiske 发表过一篇关于自杀谈话的重要文章(Fiske,2008)。本书包括了当事人可操作的危机卡片,以及关于父母和其他团队成员支持当事人的信息。对初学者来说,这是一个很好的工作框架,可以区分自残行为和真正的自杀意图。还有关于与愤怒或绝望的人进行对话的描述。

Callocott(2003)是英国盖茨黑德镇一名自伤行为评估团队的项目负责人。他的服务对象是那些已经打算要伤害自己的来访者。他指出自杀性行为是为了达到某种目的,也许是希望在自己身上不要再发生某些事,挽回爱人的心,获得支持或者惩罚某人。评估谈话有可能是仅有的一次机会,因此要尽可能取得最大的成效。该团队的工作目标是,建立一段助人关系,发现任何需要的精神病治疗的情况,评估安全状态以及与来访者进行对话,这本身可能就非常有用。

盖茨黑德自伤评估小组运用焦点解决提问来发掘来访者的能量以及例外时刻,并用以评估安全状态。刻度化提问跟前面提到的一样,被用来得到来访者对自身安全程度的标定以及他们过去是如何应对的信息。他们应用了Sharry(2001)的1~10分量表:"你有多大的信心在不伤害自己的前提下度过这一天/这个周末?要怎么做会使自信程度再提高一分?"他们也用访谈来评估事件本身的影响,"在这次事件之后,你更有可能还是更不可能再次伤害自己?在你服用过量药物之前,是否有什么事还没发生,让你到现在都还惦记着?是否可能发生了这些事就会带来一些好的结果?如果你在6个月后回过头看,发现一切都朝着好的方向前进,那时你会怎么做?"

用于发现自伤行为以及自杀干预计划的许多技术都可以用到或修改后用到危机判定中。

在巨大的损失或丧亲之痛面前,对奇迹提问的回答会将后续谈话引导到危机干预或未来构建这两种不同的问题中。一旦他们所期待的奇迹不再包括逝去亲人的复活,就可以应用能引出他们所期待未来的提问了。

预定评估

非住院或非卧床服务面对的情况要更为多样,但紧迫性要低一些。例如,来访者可能因为类似幻听或自伤行为等的精神病症状而被推荐来接受治疗。

通常使用的开场白为"你之所以会被送到这儿来是因为××希望……"或者(也许这么问稍微好点儿)"你的问题是什么"。若以"你希望在离开这儿时能达成些什么"作为咨询的开场提问则立刻为咨询过程设定了一个新的背景。按照服务机构的要求收集信息并进行必要的书面记录,持有后现代理念的工作者常常会觉得这种方式很难实施,不过绝大多数来访者都能接受。他们会礼貌地表达他们希望服务机构能多问一些问题。可以说,详尽的谈话记录被看作是能胜任工作的一种标志,许多来访者都认为治疗师表现出胜任力很重要(其他的关键特征包括温暖,尽管这点并不能被来访者切实地识别出来)。

通常最好首先得到服务机构已经收集的信息。关于问题本身,例外时刻以及来访者生活的社会背景信息都是非常有用的,同样应该注意的是还有来访者获得过的称赞和所具备的资源。始终运用来访者自己的语言,紧贴他们的关注点,将有助于建立一段合作性的关系。接下来,则可以基于已有信息,应用刻度化提问或奇迹提问。

一个很好的做法是,在第一次访谈时邀请来访者带着他们认为会有帮助的任何人一同前来。他们将是来访者有用的资源,可以提供额外的信息。当来访者看待事情的观点不能为他人所认同时,我们从参与的搭档面部表情中就能很轻易地读到这一点。特别的要求是在牵涉法律问题时,应征得来访者家人的同意。

Burns(2005)发表了一项练习,基于的是 Steve de Shazer 对质疑者提出的"想必你不能用焦点解决短期疗法来解决×××(某种具体的诊断名)吧"这种问题的回应方式。他要求参与者进行一项角色扮演来模拟相关的疾病分类,并用焦点解决模式进行访谈。很快质疑者们就能看到焦点解决方法是可以被切实地应用到处理这种障碍的,因为焦点解决的提问并不是从诊断结果或从对精神卫生极其歪曲的看法中得出的,而是找到一种以发现解决方案为主要任务的访谈模式。

特殊情况

焦虑

对一般焦虑的评估可以用焦点解决取向的一般程序来进行。很多此类的来访者之前都经历过类似的焦虑状态,因此他们知道故态复萌时该如何应对。许多焦虑障碍患者从心理治疗中的获益比从药物中得到的更多。如果没有同时运用

第七章 焦点解决短期治疗应用于精神卫生服务

其他方法加以治疗，单用药物可能会延长患者对药物的依赖性。一些治疗师（Dolan et al.）运用焦点解决疗法来治疗创伤后应激障碍，有时也会配合着加入使用埃里克森式的催眠疗法或者眼动脱敏治疗（EMDR）（Shapiro，2001）。

像丧失亲友这样的急性创伤以及考试应激也许可以通过服用安眠药来提高睡眠质量，并改善白天的功能状态。如果不把认知功能会受影响作为最初的考虑，镇静剂类抗抑郁药物也许可以提高睡眠质量并降低白天的焦虑程度。但如果来访者正准备去照顾孩子或者从事机械操作，那么选择药物治疗就不那么恰当了。应当避免使用苯二氮䓬类药物，因为这类药物有可能会引起药物依赖，抑制及损害认知功能。苯二氮䓬类药物还会延迟情感体验的过程，因此会延迟来访者接受丧失亲友的现实。所以，应用药物来减轻一时之痛的代价是使来访者整个痛苦情绪的过程被延长了。当然，在紧急状态下这两者之间孰优孰劣难以判定。不过来访者和他们的家人在医生开出处方之前，先就这些内容进行讨论会很有帮助。要应对家庭中的巨大变故，最有效的办法应该是给家庭中的权威人物或者最爱说话的、要求最多的那个人提供药物治疗，这个人未必就是患者本人。

丁螺环酮对治疗焦虑症也许有用。这种药物没有成瘾性，也很少有其他副作用，因此可以给患者开出大剂量。单胺氧化酶抑制剂对恐惧症以及广泛性焦虑有效，尽管所用的剂量比抗抑郁药大。一些抗抑郁药物也能起到减轻焦虑的效果。这些药物之所以有效，是因为它们既不会使患者产生耐药性，也不会产生对药物的依赖性，但是断药时还是需要小心谨慎。

在紧急情况下可以短期使用安眠药，除此之外应尽量避免使用。安眠药不仅有耐药性和成瘾性的风险，还会使老年人睡眠不稳。简单的睡眠障碍可以通过睡眠卫生教育或焦点解决方法加以应对。如果仍不见效的话，很多人会选择隔天睡眠的计划，即第一天失眠，次日安然成眠。当然，如果头天晚上睡不好的话，第二天晚上即使不服药也更有可能入睡。非处方药抗组胺剂在英国可以作为安眠药物买到，尽管还是会发生耐药性，夜间混乱现象也有可能发生，但偶尔使用这种药物是有效的。当被告知还有这样的选择之后，出人意料地，很多来访者回去对他们的医生说："我才不要花那么多钱就为了睡着！"对抑郁症来说，可以提高睡眠质量的抗抑郁药物（在大多数情况下）是更安全的选择，也是更为简单的药物保健方法。对于那些少数需要每晚服用安眠药的人来说,更为实用的保健方法是交替使用苯二氮卓类药物、水合氯醛以及抗组胺剂,这样不会产生对其中任何一种药物的抗药性。

惊恐发作通常的原因是慢性习惯性换气过度或慢性换气过度急性发作。持续不断的剧烈呼吸会不断加重初始的症状并进一步使得情况向相关的诊断结果靠近。练习均匀地缓慢地呼吸能取得显著的效果而不需要服用药物,对患者而言,要么接受焦点解决治疗,要么就被贴上个精神病的标签(Lum,1981;Clark et al., 1985;MacDonald,2004)。对该议题的详细分析以及给患者的说明书可参见附录2。

强迫症

强迫症被认为是焦虑障碍的表现之一。强迫症被许多精神病学家公认为是一种非常难以应对的病症,需要很长时间的治疗。以我的经验来看,运用焦点解决疗法可以对这种障碍起到迅速且良好的效果。有时要配合着使用氯米帕明或高剂量的氟西汀,这两种药都是对某些强迫症患者有着特殊疗效的抗抑郁药物。焦点解决方法采用的是其一般模式。治疗师会建议来访者继续服用目前的药物,如果目前服用的并不是处方上可以开出的最大剂量的话,询问自己的医生是否可以增大剂量。如果他们不愿服用药物,那么先使用焦点解决治疗;当无法在5次会面内取得效果,那么可以再考虑服用药物。

物质滥用

焦点解决治疗对许多有物质滥用行为的人有帮助。其中酗酒是全世界普遍存在的问题。世界上很少有哪种文化是不酿酒的,除非当地有另一种主要的替代品。例如南美人偏爱可可叶而亚洲某些地区的人偏好大麻,这是因为原材料在当地自由生长。某些民族的成员体内缺少用以代谢酒精的酶醇脱氢酶,他们只能忍受少量的酒精,因此他们的文化中饮酒的水平也比其他国家的民族要低;然而即便如此也可能发生滥用的情况。某些国家的宗教禁止饮酒,人们通常会用大麻来代替。有研究表明,由大麻引起的中毒症状持续时间更为短暂,也较少引起长期伤害。这些国家并没有报告更高的精神分裂症发生率,这与最近西方国家的研究结果相违背,这些

第七章 焦点解决短期治疗应用于精神卫生服务

研究认为大麻是令脆弱个体罹患精神分裂症的中介诱因(MacDonald,2006)。

大多数所宣称的酒精摄入量通常是实际摄入量的一半或以上。那些酒精平均消费不大的国家中,较为多发的问题是中年人生理健康以及对认知能力的破坏。在英国,常见的问题是饮酒失控,通常见于年轻人身上。他们通常会表现出一些社会问题,包括违反治安处罚条例、暴力行径、违反驾驶规则、工作消极以及顽固性抑郁。雇主和同事常常会和当事者串通一气,延迟就医时间。如果出现反复的记忆丧失或者癫痫发作,就说明饮酒过度了。许多干预手段对此都很有效,但在康复前都要经历平均5次反复。完全戒断也许并不是个实际的目标,但我们起码可以建议当事人至少禁戒6周后再开始有节制地饮酒。

许多研究表明,对于酒精导致的问题,短期疗法的干预是最为有效的(Hester & Miller,1995;Cuipers et al.,2004)。此种情况不包括酒精造成的维生素B_1缺失从而导致短时记忆损伤的个体。这类来访者会表现出刻板行为并且很难看到新的未来。血液测试表明他们体内维生素B_1含量不足。注射高剂量的维生素B_1可以令2/3的此类来访者在认知功能上有所提高。来访者进行抽象思考和设想新的未来的能力一旦有所提高,尽管没有完全康复,他们也能够有节制地饮酒了(见 Macdonald,1994b;Cook & Thomson,1997)。目前在英国推荐的注射总剂量为1250mg~3500mg,通常以肌肉注射的手段来避免过敏反应。也可以每日口服300mg维生素B_1,但要达到同样效果的前提是来访者停止饮酒(Taylor、Paton & Kerwin,2005)。小脑退化导致的运动失调和酒精导致的神经末梢区域疾病,也会由于维生素B_1含量的恢复而得到改善,但这种改善较难予以准确预测。

由于大多数酗酒者只有在其家人、老板或医生逼着他们无论如何必须把酒戒掉时才会无可奈何地去寻医问诊,他们几乎不可能在第一次访谈中就想出任何可能发生的奇迹。至少要经过三次访谈他们才能够向更远的未来看去。从另一方面来说,任何来接受治疗的人都是受了某种形式的胁迫。这种压力可能来自他们自身或别的什么人,没有人会把前来接受治疗当作是一种愉快的经历。每个人都是因为想要获得某种改变而来,或者这种改变已经迫在眉睫,亟待发生了。

如果要戒断海洛因,有些药物例如美沙酮、丁丙诺啡及可待因可以作为替代品。这些药物都可以与焦点解决方法相结合来减少毒品的使用和防止复吸。有些吸毒者服用不止一种毒品,这时的首要任务是减少毒品服用量,而采用替代物质的方法就很难实行而且也不合适了。海洛因吸食者在转化为酗酒者的过程中尤其会面临风险。酗酒对他们来说更为便宜,但最终造成的伤害有可能更大。酒精在世界各地都可以轻易买到,因此很容易满足滥饮的渴望。

那些服用安非他命类的消遣性毒品者可能会出现幻听或者被害恐惧症状。如果少量服用,约5%的人会出现这些症状;但如果长期或者大剂量服用,则绝大多数人都会出现症状。看起来这些影响会因为继续服用而持续不断地出现,而且像酗酒一样,在某些人身上的影响有可能会是永久性的。低剂量的安定类药物好像能够缓解这些症状,但迄今只有一个个案见诸报道(Brimstedt,2002)。服用安非他命类的毒品或溶剂可能会引起不可逆转的弥漫性认知能力损伤。常见的表现为抽象思考的能力减弱,从而无法设想可能的未来,他们对奇迹提问的回答看似恰当却非常狭隘。我曾见过许多年轻人的智商下降了一个标准偏差还多。甚至当他们停止吸毒之后,智力也没有恢复的迹象。Koumtsidis 等人(2006)报道了一名严重滥用 MDMA("兴奋剂")的男性,他无法完成常规任务,并且 7 年后在智力上没有任何起色。

物质滥用问题通常能用焦点解决模式较好地加以解决,也许是因为焦点解决比其他方法体现更少的强迫性。在英国,许多物质滥用者都是个人背景资料被忽略或者被毁弃的年轻人,因为他们在书写或言语技巧上可能有欠缺,尽管他们的生活方式使他们非常注重自我保护。对他们来说,不需要智力技能,不需要稳定的人际关系,毒品能给予他们简单迅速的满足。焦点解决模式具有较为简洁的特性并且强调要按照自己的节奏小步子地进行改变,从而使得这种方法很适合这类来访者。

饮食障碍

焦点解决模式通常对饮食障碍有较好的效果(Jacob,2001)。神经性贪食症也可以通过认知行为疗法和生物反馈取得较好的效果,不过如果运用焦点解决方法的话,所需的治疗时数就更少些。在治疗神经性贪食症时常常佐以高剂量的氟西汀,它可以缓解对碳水化合物的渴求,从而更容易缓解进食行为。

第七章 焦点解决短期治疗应用于精神卫生服务

Jacob 发现 Prochaska、DiClemente 和 Norcross(1994)提出的行为分阶段转变理念,对于判定饮食障碍所需的干预手段非常有用。焦点解决提问能迅速发现一个来访者是否已做好准备接受进一步改变(前意向阶段)。而在维持阶段,以防止复发为目的的谈话则非常有效,尽管焦点解决文献中关于此方面的研究报道很少。关注复发预防对饮食障碍和物质滥用问题往往都很有益。Jacob 对所谓 HALT 技术进行了描述:为了及时将狂吃滥饮的欲望扼杀在襁褓中,应该问自己:"我饿不饿""我是否很愤怒""我是否孤单""我是否疲惫"。对每一个问题深思熟虑后再进行回答,可以避免暴饮暴食。在饥饿的时候适当地饮食,想办法应对愤怒情绪,和他人说说话或自己一个人静一静,休息一下或做点别的什么活动,都能帮你调整应对坏情绪的节奏。

神经性厌食症患者常常服用氟西汀来抑制他们对碳水化合物的渴求。医生们不应该给此类患者开氟西汀,因为这种药物尽管可以防止暴饮暴食,但会使来访者的体重更易下降。一些厌食症患者会出现情绪冷漠、认知缓慢等症状,绝大多数都是由于营养不良而并非抑郁造成的(Kingston et al., 1996;MacDonald, 1997;Kurmar & Clark, 2002)。这类行为被认为是源于公元前 2500 年的禁欲宗教的修行(Suzuki, 1970)。不管受什么原因限制,如果一天摄入的热量低于 1500 卡路里,人的情绪反应就会变慢。限制卡路里摄入是控制人口或某地居民数的传统方法。

面对神经性厌食症患者时,如果患者情绪尚未恢复,则最好避免与之进行过于复杂的谈话或劝导他们采取正常的饮食方法。Jacob 建议,如果患者的病情达到了法律规定的入院标准,那么心理治疗就应当暂缓。一开始时,患者的情绪能力大多只是简单地表达伤心或愤怒等相当水平的感受情绪回馈能力,随后会出现更为复杂的情绪,这时进行一些交谈对他们会有帮助,如果有需要的话可以渐渐地过渡到正式的焦点解决治疗。应当对患者的家属说明这个过程,并鼓励他们多对患者进行简单的积极鼓励,而不是向他提供过于复杂或批评性的意见。刚开始时,可以服用氯丙嗪作为反催吐剂并促使体重增长。大剂量的药物和过快地恢复饮食会对来访者的身体健康造成威胁。不鼓励严厉地要求来访者改变行为或限制他们的行为,但是我们可以就饭后一小时内的行为对来访者做些规定,以防止他们饭后立刻呕吐。在英国,若体重指数(kg/m^2)为 13 或更低就要被依法管制了。不管是否被约束，这类患者都会被要求安静地卧床休息直到他们的体重超过这个水平，因为他们有可能因为体内生化环境失衡而造成心脏衰竭。一旦他们的体重超过这个水平并且处于持续增长中，他们的活动就不会再受到限制。若出现任何体重下降的现象，他们都会被要求在床上躺24小时再恢复活动。一些来访者在恢复饮食之后，就恢复了相应的认知能力，因此能够很好地应付自己的问题，但有些人还是需要后续的焦点解决治疗。对较为年长的青少年来说，自主权和自尊非常重要，因此对他们来说单人面对面治疗是最为合适的；年纪小一些的孩子则更适合采用家庭治疗；对成人来说，根据不同情况可以采取个人或夫妇治疗。

人格障碍

许多年来，人格障碍有关的话题在精神病和心理学领域内都饱受争议。有兴趣的读者可以找到此方面为数众多的文献数据。在这里，之所以提到人格障碍这个话题，是因为在精神卫生服务机构中接受治疗的某些来访者并不像其他人那样能因治疗而得到改善。也许我们在这些来访者身上投入了大量的时间精力，但却根本没效果或者没有明显的效果，因此有必要在此简要地谈谈这个问题。

人格特质同智商一样在社会中是呈正态分布的。如果一个人在某种特质上表现得非常极端，那么我们很容易就能够辨认出这个人，例如某些人很擅长或不那么擅长交际。许多极端人格特质的结合就是一种被称为"人格障碍"的综合征。然而我们不能仅因为某个人数学能力或社会能力表现极端而称之为"障碍"，这还要取决于这种特质出现的频率。或许我们应该改口称之为"人格残疾"或"特殊要求的人格"。例如持续性的适应不良特质会被诊断为"人格障碍"，但其中的某些特质却会使人在政治、商业或者战争中取得成功。像包括温斯顿·丘吉尔在内的一些战斗英雄们，都是直到在特定的环境中发挥出了他们的才能时，才受到了同行的尊敬。

不过反过来讲，在很多安保森严的医院中住着一些人，他们实施犯罪并且很显然不喜欢正常社会中的任何一个人。然而，却并没有任何证据表明他们有病。他们冲动，常常强烈地开始一段关系又很快结束或根本不与他人建立联系，而且他们并没有任何社会性焦虑，因此他人的看法对他们的行为根本没有任何影响。

他们当中的一些人是活跃的、富有攻击性的,而另一些人则是被动的。后一类人被激怒时往往会表现出极度的对抗行为。法医精神病学家认为,此类罪犯就是患有"人格障碍"。他们认为社会上那些表现出此类行为但程度较轻的人也是患有人格障碍的,只不过是以不完全或者较为温和的形式出现。

众多关于"先天的还是后天的"研究并未解决种种关于定义的问题,目前众多的分类系统中也没有哪种是在全世界范围内都被接受的。国际疾病分类(ICD-10)是欧洲采用的标准,这套体系的优点在于它是描述性的,没有对因果关系做太多假设。在日常的临床实践中,对此类来访者往往都会采用危机支持技术予以帮助,偶尔采用药物,如果没有好处就要避免不恰当的治疗和药物。许多此类患者在年过四十之后会发现生活变得顺畅起来,这种现象支持了一些理论,这些理论认为生理与社会成熟是人们行为的基础。

许多焦点解决治疗的从业者发现,他们变得越来越不愿意下人格障碍的诊断。很多来访者看起来行为反常,但如果他们当下的问题得到解决时,就立刻表现得行为良好并且有能力胜任。这说明了也许是某些服务机构对这些人提供了无效的服务,却反而得出结论说这些人患上了不可治愈的"人格障碍"。这也支持了焦点解决治疗师们的普遍经验,即治疗中应该关注来访者本人和他当下面对的问题,而不是被他过往的经历牵着鼻子走。对某些来访者而言,他们的行为是由以往诸如性虐待或其他重大创伤引起的。尽管他们表现出持续性的适应不良特征,但却能通过焦点解决模式或其他方法得到改善。然而,焦点解决治疗对某些患有严重人格障碍的来访者而言却未必比其他方法更有用,或者只能与其他药物或社会干预方法结合着使用。对于此类来访者,若干预的目标明确并且想要在短期内起效的话,有效的方法应该是危机管理。

家庭暴力

在数个世纪的缄默放纵之后,家庭暴力成了公认的主要家庭问题,它会对家庭中每一个成员造成直接或间接的严重伤害。对家庭暴力的处理与愤怒管理,与对屡次犯罪者的处理有相似之处。其中最重要的步骤是,对可能出现的家庭暴力

焦点解决治疗：理论、研究与实践（第二版）

保持警醒，并在发现苗头时应用相对应的问题进行澄清。接下来的询问并不需要一个一个都问过去，但前提是治疗师已经对来访者的安全状况做出了精确的评估。在针对夫妇的治疗中，访谈之前要确保双方都感到安全。一些服务机构对夫妇治疗持完全的反对态度，但实际中有超过80%的夫妻在某次暴力事件后至少试过一次再住在一起。因此有必要为这些夫妇提供服务，以确保再次生活在一起是安全的，并且把安全保证作为实现整体目标过程中的一个步骤。Eve Lipchik (Lipchik & Kubicki, 1996)对该领域中的夫妇治疗特别感兴趣。她首先与涉事双方单独会面，之后就制定出能够确保双方安全的治疗方案进行讨论。治疗师就家庭暴力发生的可能性进行询问这个举动本身，显示了治疗师愿意提及这个问题，并且愿意将它作为一个开放的议题进行讨论，这种做法本身就可以降低风险（见Stith et al., 2004）。

例如，有一名接受过良好教育的农夫抱怨自己很抑郁，他和他的妻子一同前来接受治疗。他描述了之前的几个事件，每个事件中都包含一个关键细节，就是他每天早晨都要踢他的妻子。当他和他的妻子听到治疗师说这种行为会导致其他暴力问题以及可能会受到警察干预时显得很吃惊。在第一次访谈后，该名农夫立即停止了踢打妻子这种行为，尽管一段时间之后治疗才对抑郁问题产生效果。

下面方框中的提问有助于和来访者一同确定：是否需要采取行动、事态有多紧急以及是否需要其他中介机构如警察或妇女庇护所介入。

暴力／虐待

确保你理解了某些关键词，例如"抑郁""冲突""虐待"等的具体含义。谨慎地看待它们的意义。

如果有必要，可以询问一些特殊的封闭式问题（示例如下）来获得相关细节。一旦来访者回答"否"就不要再问下去了。风险评估和进一步行动前只需得到最少量的必要信息。如果任何一名儿童处在即刻的危险中，你有义务遵从你所在地区或所属组织的有关规定。

第七章 焦点解决短期治疗应用于精神卫生服务

- 冲突是指言语上的还是肢体上的?
- 他打你? 一次还是很多次? 掌掴还是用拳头? 使用了武器或其他工具吗?
- 他踢你? 他踹你还是用膝盖顶你? 他掐你? 你昏过去了吗?
- 有没有其他人目睹这一切发生?
- 你因为这些受过伤吗? 你需要去看看你的医生或去医院/急诊室?
- 警察曾经介入过? 经过法院干预,事情有没有起变化?
- 你回击了吗? (如果当事人回答"是",那么重复上述问题以得到攻击和结果的细节)
- 有其他人被打吗? 孩子们呢? 社工有没有介入过?

成人性虐待

与前面所述情况相类似,一旦来访者在访谈中提及过去发生过或现在正发生在他们身上的性虐待行为,治疗师必定要就此进行更深入的问询。我们都知道有很多性虐待事件被掩盖,受害者由于种种原因选择保持缄默。来访者不太可能说着说着就提到了这件事或者不小心提到。我们也知道虐待行为可以一代代传下去。因此,如果有来访者提及过去的虐待行为,可能意味着孩子们现在仍然面临着危险。也就是说,一旦来访者提及有关虐待的内容,一定要进一步获取细节以确定下一步应该怎么做,这点非常重要。要严肃地对待与来访者之间的治疗同盟关系,并获取足够的细节以决定如何才能利用同盟来帮助来访者。这很有可能是来访者第一次向他人透露有关虐待的事。表现得抗拒或者漠然都是不恰当的态度,或对来访者来说会是毫无帮助的反应,这将会导致来访者退缩,从而失去帮助他们的机会。

下面一系列提问在设计时应考虑到避免对来访者有任何的提示性话语,从而也就避免向来访者明示或暗示他们的记忆是错误的。这样做的目的是考虑到接下来警察有可能会介入事件并对相关当事人提起诉讼。

> **问题：关键提问**
>
> 性虐待（成人）
> - 事情发生的时候你几岁？从什么年龄开始到什么时候结束？
> - 谁干的？家人？亲戚？朋友？陌生人？一个以上的施虐者？都有谁？
> - 向你暴露器官？碰触你？用什么部位碰你哪儿？
> - 是否疼痛？把什么东西放进你体内了吗？是什么？放进了什么部位？
> - 你跟谁提起过这件事吗？为什么没有？他们是怎么响应的？谁曾经了解这样的情况或者现在有谁了解情况？有其他人遭受同样的虐待吗？
> - 你的身体也受伤了吗？被捆起来？被逼着穿特殊的服装？举行撒旦崇拜的仪式？
> - 结束时记得问："之前和任何人讲起过这件事吗？""你现在对此还有更多想说的吗？"

大多数被问到这些问题的来访者都表示他们为自己的遭遇能得到严肃的对待而感到宽慰。他们更喜欢被问到此类具体操作性的提问。他们认为这能显示治疗师在处理此类问题上的胜任性。

焦点解决短期疗法是治疗成人性虐待幸存者的有效方法。Yvonne Dolan 是一名焦点解决治疗师，她的书中描述了她如何应用自己的方法来应对此类问题。她创制了从"受害者"到"幸存者"再到"真正的自我"这样的概念序列，因为她发现即便吐露并着手应对往事，来访者对于如何将他们的生活进行下去，依然准备不足。Yvonne Dolan 是一名埃里克森式的催眠治疗师，她相信埃里克森式的应用方法，即来访者行为、往昔生活、聪明才智以及人际关系的方方面面，对构建一个更完满愉快的未来来说，都是富有价值的。她运用从该模型中脱胎的技术在治疗过程中帮助她的来访者应对闪回以及控制焦虑和紧张。

一些来访者身上确实出现了创伤后应激反应，例如反复出现生动的闪回却没有明显的触发原因。对这类来访者应用眼动脱敏再加工（EMDR）（Zabukovec et al.,2000;Shapiro,2001)或类似技术可能会比较有效,这些技术能缓和对闪回的直接情绪反应,前提是治疗师接受过这些方法的恰当训练并有着丰富的应用经验。这些方法可以有效地与焦点解决疗法相结合。

由关系亲近的家人实施的性虐待应包括相关的威胁或许诺的好处,会破坏或干扰受害人以后人生中的人际关系。施虐者说的一些话,例如"这意味着你在这个家里是特殊的"或者"这代表了我的感情",会混淆孩子的感受,因为孩子们总认为亲近的家庭成员是可信的,是为他们好的。同样地,施虐者威胁的话语,例如"你妈妈要是知道了她会死掉的"或者"你要是告诉别人就会被赶出去",即便在施虐者离开之后也依然会留下恶果。针对孩子本人或者他们亲近的个体,包括宠物,更为恶劣的威胁是很常见的,造成的影响也更大。相比较之下,陌生人施加的性虐待有时尽管非常可怕,但通常都是单个事件,不太可能破坏人际关系能力。

家庭中性虐待体现出的另一个方面是,往往说出事实的那个人,不管是谁,都会被当作替罪羊而受到其他家庭成员的排挤。"他对我做的那些事我从未对别人提起,你瞎忙个什么劲儿?""要是你保持缄默的话,他很快会把你撇在一边转而对你的妹妹下手。"这种情况有可能会撕裂并毁坏家庭成员间的相互关系,因此这方面也需要在治疗中加以应对。从另一方面来讲,Allan Wade(1997)曾经提到过一些虐待受害者的英雄事迹,Yvonne Dolan 的著作中也有相关报道。

性虐待及儿童保护

当一个孩子或一名少年似乎要开始透露过去或现在发生在自己身上的性虐待事件时,要特别加以小心,因为我们有可能会误解了孩子们的话,或者不经意间就用不恰当的引导性提问给他们灌输了一些概念。恰当的做法是设法获取最少量必需的信息(见下)。如果确实有必要对某些问题进行深入探究,那么应当由专业机构来承担这项任务。当某个孩子提到性虐待经历时,这个孩子本人或其他孩子面临的威胁,往往比报告虐待的成人更为紧迫,因为成人报告的性虐待事件往往都已经是过去时了。

> 如果一个孩子揭露/声称发生了某些事：
>
> 开放式问题：再多和我说说……；解释一下……；描述一下……；
>
> 是谁干的？
>
> 不要问任何其他的问题。
>
> 记录下他们的话语，标明时间、日期、伴随的动作。
>
> 与儿童服务义务团体进行讨论。

在针对儿童或青少年的访谈中，要特别注意当地对于这类事件该如何处理的政策规定。或许我们可以邀请相关专家进行访谈或进行一些特定的处理。

"安全标记"方法

"安全标记"方法是由 Andrew Turnell 和 Steve Edwards（1999）设计的。这是一种用于儿童保护的评估和处理方法。Andrew Turnell 是一名家庭治疗师，Steve Edwards 是一名社工。他们在针对澳大利亚西部被隔离的土著居民区进行工作时开发出了这种方法。由于历史的原因，在澳大利亚西部从一个土著家庭中带走一个孩子是完全不能被允许的，因此有必要创造出一种协调的方法，是可以为孩子和所在家庭找到解决方案，并且在首次接触中就可以加以应用的。

这种方法应用了一份 0~10 计分的安全性量表，它的依据是那些会提高危险性的因素和提高安全性的因素各出现了多少。另外还附了一份 0~10 计分的量表，用以鉴定相关机构会认为这件事有多严重。工作的目标要根据相关机构的要求、相关家庭的需求以及小步子前进的原则加以制订，这样很快就能看到进展。

这种方法在许多国家都得到了有效的使用。英国许多社会服务部门都将这种方法作为他们整个儿童保护策略的基础。Hogg 和 Wheeler（2004）对在社会工作范畴内将焦点解决方法引入儿童保护团队的效果予以了详述。

最近两篇关于实践的英文评论文章（Gardner，2008；DSCF，2009）指出，"安全标记"方法是一种同时结合了优势基础和危险及风险探索的方法。

第七章 焦点解决短期治疗应用于精神卫生服务

Gardner 的研究侧重于忽视和情感伤害的内容,是这样描述的:

> 在英国,一些儿童部门正在采用"安全标记"方法来改善儿童保护的决策。警察、成年人和儿童的社会关怀与儿童监护人认为这一点对忽视会特别有用,因为:父母说他们更清楚自己的期望,并得到更多的相关支持;该方法是公开的,鼓励透明的决策;专业人员必须明确他们对孩子安全的关注,这会鼓励他们提出更好的证据;实际因素的保护程度或被理解的风险可以用在刻度尺上进行视觉化设置,这比冗长的报告更容易理解;一旦开始,就需要不断地重新审视风险;该组织可以认识到优势和会议可以集中在如何实现安全上(2008,P78)。

家庭维护计划

在美国,Insoo Kim Berg 与数个县属或州属的儿童保护服务机构共同工作。关于她在实际工作中所创造的方法的记述可见于 Berg(1991)。这些计划给儿童保护服务的实施带来了巨大的改观。英国许多社会服务部门也开始尝试着在自己的儿童保护服务工作中运用类似的团队工作方法以及相关概念。

英格兰北部的一家社会服务部门近期采用了以 Berg 所述的准则规范为基础,并由密歇根州的一个家庭重建小组所开发的家庭重建小组方法。其中一共有 6 名工作人员,每人都在 6 周时间内负责 2 个个案。他们接收由该领域内其他社会服务部门推荐来的转诊病人。一旦他们接收了个案,那么他们会在同一天开始接触这些个案,并提供 24 小时服务。

一年之后该项目得到了评估:该小组一共接收并处理了 30 个个案。大多数转诊病人都是被忽视的儿童,其家庭为了避免将孩子交由中介机构监护而来求助。当家庭重建小组接手之时,没有一个孩子被护理机构收容;但在那之后有很多孩子被护理机构收容,或许是因为个案处理的模式又回到了传统的路子上去了。将一系列护理任务由家庭重建小组向下一个负责团队移交的过程已有了进步。由于这个小团体的成功表现,领导者们正考虑在整个社会服务部门内采用焦点解决模式。

其他精神障碍

对于那些被长期精神问题困扰的人们,焦点解决短期疗法同样是有用的。这类问题包括与精神疾病有关的残疾、后天性的脑损伤以及学习障碍。设定小步子改变、关注日常生活技能的目标是很有用的。治疗师最好用简单但清楚的语言来表达,并坚持工作一段时间。尽管来访者未必能回忆起具体的细节,但他们似乎同样能从焦点解决理念中获益。有时应用行为主义疗法的思想将目标分割成小的、可实现的步骤,也可使来访者获益。

焦点解决治疗紧贴来访者语言的特点,在患有痴呆症的老年病人身上得到了良好的响应。由于他们的注意力跨度狭窄,记忆保持时间又很短,所以无法进行更为复杂的交谈。他们似乎能明白治疗师正努力通过语言试图与他们建立联系。因此,他们会表现得更为合作。亲属中,老人的看护者发现,当他们面对的亲戚患有持续或严重的大脑疾病时,焦点解决模式对他们非常有用。有时一旦具体问题解决后,病人的心理功能就会立刻取得明显的进步(Iveson, 1993, 2002)。这或许是因为焦虑水平或其他心理机制水平的整体下降。

英格兰北部的心理治疗师 Vicky Bliss 有着将焦点解决方法应用到阿斯伯格症候群和高功能孤独症中的丰富经验。她所领导的 The Missing Link Support Service 中的咨询师自身有着这些问题并接受相应的治疗服务。Bliss 的关注点在于找出胜任力、应对技巧、例外时刻以及资源(Edmonds & Bliss, 2006)(这个机构可在 www.missinglinksupportservice.co.uk 中找到)。Tilsen 等人(2005)则报道了运用叙事疗法对一个患有阿斯伯格症候群的男孩进行治疗的有趣经历。

总结

精神卫生问题常常被认为是很难对付的。焦点解决短期疗法能在精神卫生保健领域中发挥作用是因为这种方法起效快、花费合理并且受到使用者的喜爱。从焦点解决治疗中获得的好处,可以延伸到患者生活中的其他方方面面。这种方法的基本要义很容易学习并且能被应用到很多不同种类的情境当中去,从而减

第七章 焦点解决短期治疗应用于精神卫生服务

少了对其他技能的需求。这种方法也很容易依照行政管理的要求进行清晰的记录,相关的护理计划也很容易在同一个团队的同事间分享。一旦采用了焦点解决的工作框架,团队内或多学科会议将会变得更为简短而富有成效。

本章要点

- "医学模式"在精神卫生保健工作中既有好处也有坏处。
- 自伤和安全评估可以应用焦点解决理念迅速而可靠地进行。
- 家庭暴力可以用焦点解决模型进行评估和处理。
- 焦虑和强迫障碍需要进行谨慎的评估,但通常后续治疗处理时间较短。
- 在针对物质滥用和饮食障碍的一整套测量工具中加入焦点解决治疗,往往能取得良好的效果。
- 人格障碍发生率通常比我们认为的少;许多来访者发现焦点解决模式对该类问题有用。
- 成人和儿童性虐待问题能通过以多种不同方式应用焦点解决方法而获益,包括基于这些方法的儿童保护服务。
- 阿斯伯格症候群、痴呆症和后天性脑损伤都能从焦点解决疗法和交谈中获益。

第八章

焦点解决模式应用于重性精神障碍

内容提要

◇ 与处方相关的一般议题

◇ 与焦点解决思维相结合的药物使用

◇ 反馈

◇ 心境障碍

◇ 精神分裂症

◇ 对急性失常住院病人的管理

◇ 住院病人的用药

◇ 持续的住院治疗

◇ 在精神卫生框架下开展的焦点解决工作：
　一些普遍问题

◇ 应用于更为广泛的医院体系

◇ 总结

焦点解决治疗:理论、研究与实践(第二版)

焦点解决模式和积极的焦点解决治疗可用于重性精神疾病和长期残疾。这是其一大特点,因为其他大多数的心理治疗都被认为在这些情况下不适用。尽管认知行为疗法常被认为适用于重性精神疾病者,但是在急性期很少被提及。重性精神疾病通常需要住院治疗和药物治疗,并辅之以心理学方法,焦点解决谈话和相关模式的使用可以加强急性和慢性疾病的管理。抗抑郁剂、抗精神病药物、安眠药将会与特定的诊断分类联系起来分别考察。

与处方相关的一般议题

有研究提示,给来访者服药会降低其采取自助行动的动机(Thase & Jindal, 2004)。Beyebach 及其同事(1996)发现那些内控感强、相信自己的行为可以影响自身处境的人,通常有更多的会谈前改变、清晰的目标,也会配合任务。对于那些外控型的人,如果鼓励他们关注例外情况和小的进步,可以增加他们"事情皆在掌控中"的感觉,他们可能会因此做得更好。外控型来访者可能觉得开些处方药会更有效,而内控型来访者一旦想通了,想要主动地寻求帮助时,也会开始接受药物治疗。

在北美的一些州,心理治疗师可以开药方,而在英国,药方是由护士和药剂师开的。这便产生了对实践经验缺乏、滥开药方和医生权力下降等问题的担忧。然而,很多国家允许所有药物或者至少是大多数药物摆在台面上出售,西班牙、意大利、葡萄牙、泰国和南非皆是如此。没有证据表明这些国家的医疗保健水平被这样的高度自由影响了多少。这些国家的人们对医生的尊重也没有减少。然而令人担心的另一个更大风险是,由于药剂师和护士有权开药方,他们就不怎么乐意给来访者推荐那些非药物的治疗方式了。

医疗保健在更大程度上受一个国家经济状况的影响,是否使用某种药物受到相关费用和处方情况两方面的制约。例如:在德国,人们更喜欢选择不太有效的可待因而不是美沙酮作为戒毒剂。这并非受到医生处方的影响,而是在这个国家美沙酮特别贵。在北美,那些依赖于好几种药物或经济条件有限的人,会通过网络从加拿大或其他国家买药。这已经成为司空见惯的事情了,因为那里的价格更为低廉。这种情形增加了人们对今后药物质量状态的担忧。然而,在美国和英国出售的很多药物确实是由位于地球另一面的国家生产的，药剂师之所以会买来并提供给他人，是因为其利润率更高。

对医疗保健专家处方权的限制并不是控制这些药物流通的有效机制。非法药物几乎存在于世界上每个国家的街道上。一些主要的制造国如阿根廷、哥伦比亚，据说是药物的非法交易地。非法药物的其中一个风险是，所提供的药物质量很差，而利润率却极高。有人指出，使一些药物合法化会改善对质量的控制，也会打击非法贸易。在那些个人拥有某些或所有此类药物合法使用权的国家（包括10个欧洲国家、智利和阿根廷）的犯罪率和患病率，特别是艾滋病毒/艾滋病，并没有减少。国际伤害减少委员会（The International Harm Reduction Association）在2010年的年度会议上提出了"维也纳宣言"，呼吁各国政府对药品交易合法化并进行监管（www.ihra.net）。

另一类高风险的药物是用以增强运动能力的类固醇。在英国，即使没有药方，也不难获得这些药物。对运动员和赛马不断进行药物测试的必要性表明这些药物是容易获得的。而规定抗生素类药物只能通过处方来获得则是在试图控制抗生素可能会对人类抵抗力造成的灾难性影响。然而，很多动物饲料中都含有抗生素，因为这有助于家畜体重的增加。

重要的是，不要被药物的功能介绍给迷惑了。一位住院的体弱老太太每天都在医生和护士的监督下吃好几种药，其身体状态的变化被仔细评估，并据此随时调整相应的治疗方案。一次，为了粉刷房间，需要把她的床和物品移到另一个病房，结果在床头柜里发现了医生为她开的每一颗药。显而易见，老太太病情的改善不是因为这些药物，她改善的原因，更多地应归功于大自然和其自身的恢复力，而非高质量的医疗。

特定药物的作用

与其根据诊断标准去套用药物，倒不如思考怎样用药物来减轻实际的症状更为有效。特定药物会对特定的症状产生作用：抗抑郁药会减少某些事件的发生所导致的抑郁症状。它们有时候也有助于摆脱抑郁的情绪。抗精神病药物可以改善精神病患者的心理功能和行为控制力，这样会有助于进行心理和社会干预。当然,大剂量的抗精神病药物也会损害那些非精神病患者的心理功能。

许多这类药物联合使用或单独使用可以缓解症状。有些可减轻焦虑(如帕罗西汀、洛非帕明和小剂量的抗精神病药物),改善睡眠(如SSRIs、曲唑酮、三环类抗忧郁剂),降低食欲(氟西汀),减少经期紧张(氟西汀),影响性功能(氯米帕明可用于治疗早泄),或减少自我伤害(氟西汀和抗精神病的氟哌噻吨)。

当一个人觉得或被告知需要长期服药时,考虑药物的副作用就会变得意义重大。若在治疗计划中必须要用到抗抑郁药物,但同时提到在适当的时候可以逐渐减少用药的话,可以让人安心一点。抗精神病药物总是被要求长期服用,也常常有明显的副作用。一般的副作用包括镇静(可能是短时的也可能是较长时的)、颤抖、肌肉僵化、体重增加、性功能障碍、荷尔蒙分泌过多(可能会引起其他疾病)。所有的这些症状短时期内也许可以忍受,但若接受长期治疗,这便是个大问题。如果此时患者认为自己很好,不需要任何治疗的话,那么副作用所导致的问题也就会变得更为严重。

来访者并不总是对所诊断的疾病感兴趣,他们会担心患上在其他家庭成员身上已经发现的疾病。对于大部分精神病和双相障碍(躁郁症)患者,如果他们问起或有必要制订进一步的治疗计划,我便会告诉他们(例如:所谓精神分裂症的治疗就是要对患者采用一些不一样的治疗方法)。否则,患者想用什么名字来称呼这种疾病,就可以把它作为这种疾病或问题的最佳"日用"名。虽然有人觉得知道诊断术语有助于搜寻自我说明的数据和资源,但很少有患者会询问这种疾病的官方分类名称是什么。你可以通过谈话来与患者讨论诊断进而了解他们的期望。大多数医生都要求官方诊断分类,但就与来访者谈话而言,这几乎没有什么用处。

与焦点解决思维相结合的药物使用

当下对整合治疗形式的研究表明,情绪疾病的药物治疗与心理治疗效果相似。药物与心理学方法结合的治疗往往比单一采用某种治疗更为有效,但也更费钱和耗时。为此,一般推荐的策略是选用任何一种较为方便的治疗,如果一种治疗效果不明显,再辅以第二种治疗(Thase & Jindal,2004)。

第八章 焦点解决模式应用于重性精神障碍

焦点解决模式适于也便于和其他治疗形式结合使用。若能在推荐某种药物时加入对用药目的的介绍会相当有效。"你希望更多或更少体验……，这些药物可以有帮助。""我曾看到有着类似情况的人受益于××药，你不妨尝试几天/周看看。"

若医生对如何恰当使用药物了如指掌，将有助于使患者同意接受药物治疗。目前已知道若要实施有效的治疗该使用多大剂量范围内的抗抑郁和抗精神病药。有关药物代谢的研究可以让医生预测什么时候应该增加药物剂量，也可以知道什么时候药物效果不佳，进而加大剂量或改变治疗计划。同样地，医生也应当知道什么时候渐渐地减少药物或停止使用是安全的。如果治疗计划可以通过这种方式清晰地描述给患者，那么他们更可能依从这个计划。只有那些对你的方案笃信不疑的人才能接受每天要吃三颗以上的药这种提议。

询问用药情况

在回访期间，按照一般焦点解决谈话的顺序进行会很方便。在刻度化提问前询问一下用药情况，可以让患者更容易接受接下来的治疗规划。药物调整的建议可以在最后小结回馈时一起给出。

> **涉及药物：关键提问**
>
> ● 自从上一次见面之后，有什么变得更好了吗？
> ● (如果变好了)你是怎么做的？
> ● (如果变糟了)这是怎么发生的？你是如何处理的？
> ● 你的用药情况现在是怎样的？(允许他们说已经停止吃药、已经换了一种或讨厌吃药)
>
> 刻度化提问
> ● 当你在量表上的得分高了一分或半分时，你是怎么感觉到的？
> ● 那时还有什么会不一样？
> ● 谁会注意到？然后是谁？
> ● 这需要花多少时间？

反馈

"什么变得更好了?怎么用药的?你现在处于刻度表的哪个位置?下一步是什么?"这样的顺序可以用于初次会谈后的任何药物咨询,即使这位医生不具有使用焦点解决疗法的其他知识,这个框架也会有助于医生和来访者产生积极的思维并提供有建设性的后续步骤。

心境障碍

心境障碍(双相障碍、情感性障碍、躁郁症)包括高涨或抑郁的情绪,为人们所知的是躁狂或抑郁,偶尔也会出现混合状态。在世界范围内,这种疾病的发生率大概占全部人口的百分之一。这些疾病有明显的生物学症状,总是在每个阶段以类似的表现形式发作,往往有家族史。抗抑郁药物可诱导出一些人的躁狂症状,这会混淆诊断。患有抑郁症的一部分人后来至少会有一段时间的躁狂。

躁狂的特点是情绪高涨、过度活跃、过度健谈、睡眠质量与胃口越来越差。大部分抗抑郁治疗都会引起躁狂,这可能会导致误诊。如果没有得到治疗,这个阶段常常会持续 3 到 6 个月。

抑郁的特点是情绪低落、早醒及入睡困难、胃口下降、体重减轻、精力难以集中、性欲降低、便秘、闭经、一天中情绪有规律地起伏。这些躯体功能都是受到下丘脑调节的。如果其中四种以上的症状持续出现几周以上,每周至少五天,那么就患有抑郁了;服药等一些物理治疗方法可能有用。如果不存在这些症状,那么对药物治疗的反应就很难说。在85%的案例中,这种症状会持续 6 到 9 个月。随着年龄的增长,以后的发作形式会更趋向于重复之前的症状并更为多发。

在我看来,心境障碍的生物学症状有可能出现在任何人身上。在一些特定时候或压力过大的时候,身体会显得无法适应,此时生理性症状便出现了。莎士比亚是这么诠释哈姆雷特的忧郁的:波洛涅斯:"说来话短,他遭到拒绝以后,心里就郁郁不快,于是饭也吃不下了,觉也睡不着了,他的身体一天比一天憔悴,他的精神一天比一天恍惚,这样一步步发展下去,就变成现在他这一种为我们大家所悲痛的疯狂。"

第八章 焦点解决模式应用于重性精神障碍

这也取决于你遇到了什么样的压力,你拥有怎样的支持,你遗传了怎样的情绪易感性。抑郁是一种较为常见的形式,但躁狂也可能是对压力所做出的反应。这种情况一般出现在有严重情绪障碍家族史的家庭中。不管哪一种状况,药物都有其价值。它可以减轻烦扰,帮助患者维持生活状态并保持必需的社会和工作关系,直到症状改善。过早停药往往会导致症状复发,但仍要指出的是,药物只是帮助抑制症状,并不能根治疾病。现在抗抑郁类药种类很多,但是同类抗抑郁药的作用几乎没有差别,所以最终选择什么药取决于其对患者的副作用。现代的电休克治疗对抑郁症和躁狂症都是安全有效的,但其效果通常维持得比较短,需要进一步的治疗或增加其他的治疗方式。最近,对抑郁患者进行高强度光疗和睡眠剥夺,已经引起了越来越多人的兴趣。

在临床上,对抑郁症患者所进行的医学检查,提供了我们识别生物学症状以及判断药物是否不足量的机会。经过检查之后,访谈就可以很容易地过渡到焦点解决治疗上。为什么焦点解决短期疗法与药物治疗不可以同时使用呢?这个问题没有什么好讨论的。在咨询会谈中可以向患者介绍正确服用药物的知识以鼓励患者治疗的依从性。焦点解决取向中"未知"的态度并不意味着你不可以根据自己的经验提出尝试性的建议。了解规范说明书上有关抗抑郁药物的知识,可以帮助患者坚持用药以达到最佳的治疗效应。

只要药理机制允许,抗抑郁药最好是单次服用。如果药物有镇静作用,那么最好是晚上用药。在剂量增加之前,需要足量使用4到6周。如果6周后最大剂量还没有见效,那么应当换一种不同类的抗抑郁药。坚持服用无效的药物或剂量是没有用的,这会延迟来访者的康复时间,也使得患者毫无意义地冒险承受药物副作用。

一旦有效果出现,这种药物便应该维持相同剂量持续服用4到6个月。如果停药导致抑郁复发,那么应该把用药剂量恢复到之前的水平并维持几个星期,直到再次谨慎地尝试停药。在这个阶段识别复发症状的苗头以及进行复发预防会谈很有帮助。相关的发现复发和预防复发的谈话可以通过寻找和维持例外展开。

案例

一位女士因为睡眠问题来寻求帮助。她报告自己存在一系列的抑郁症状。在服用了小剂量的抗抑郁剂后有了短时改善,之后她便停药了。她因自己当前所做的努力受到称赞,同时医生建议增加抗抑郁剂的剂量,因为这有助于改善其睡眠,也可能帮助进一步改善抑郁症状。

一位年长男士抱怨头痛和阳痿。这些都是抗抑郁药物的一般副作用,这类药他已经服用两年了。在会谈中,他没有表现出抑郁,在讨论会谈前改变和例外情况时也没有提到抑郁症状。在他的奇迹提问回答中,他描述了更多地参与体育活动和更好地与妻子相处的场景。治疗师建议他减少或停用抗抑郁药物。

情绪的改善

在躁狂症的治疗中,一般都选择抗精神病药物(主要是镇静剂)和情绪稳定药物,如锂、卡马西平和丙戊酸钠。在大多数情况下,一旦情绪稳定便可以停止服用抗精神病药物了。焦点解决谈话可以包括复发的预防以及当下状况的管理。一些躁狂症患者需要住院,因为他们不能或不愿配合院外治疗。对住院病人的焦点解决式管理则会在下面予以讨论。

对于一些严重精神病或持续抑郁症患者而言,长期服药是必需的。很多人都不想把自己看成是依赖药物来维持健康的人,所以要去接受这种持续服药的必要性是需要一定时间的。

有关双相障碍的复发预防与管理常常是由例外情况和之前成功策略的讨论而自然引出的。对于饮食障碍、药物滥用以及多种抑郁和焦虑症,我们是可以期待其能够"康复"的。这并不意味着来访者在生活习惯与症状上不会有起伏变化,但这其实是每个人的生活常态。其他问题如慢性或复发疾病可能会因为治疗而有起色,不过,同样也能预计到一定会有反复。在这种情况下,复发预防与之前成功策略的知识是颇为有用的。

精神分裂症

对于精神分裂症的概念,美国(DSM-Ⅳ)和英国(ICD-10)的诊断分类有其一致的含义。出现幻视或幻听,总是有一个声音在对患者评头论足,或者有两个

第八章 焦点解决模式应用于重性精神障碍

或两个以上的声音在彼此交谈,这种症状存在一个月以上,便可以被诊断为精神分裂症。如果这些特性不完全存在,那么还可以依据其他特定症状的存在,如语言和行为失常以及隐性症状如情感平淡等进行诊断。很多患者的微神经损伤都可以被预测到,有时候还与一些类似的疾病相关。使用有安非他命成分的药物、酒精或麦角酸二乙基酰胺都可能引发相似的症状,并可能会变成持久性的症状。

19世纪初期,精神分裂症的发病率似乎有所增加。理论上给出的解释包括了人口增加或者可能的感染和毒性反应。然而仔细核对十九世纪欧洲的相关记录,主要精神疾病至今并没有明显变化。

诊断为精神分裂症往往被视为灾难性的,然而有15%~25%的患者一生只出现一次这样的症状(Gelder et al., 1996, Kumar & Clark, 2002),不过很多患者都需要长期的支持。但是各个国家的追踪研究显示,超过60%之前被诊断为精神分裂症的患者到中年后病情都较为稳定,通常不需要吃药,很多人都结婚或工作了(Harding et al., 1987; DeSisto et al., 1995)。以他们的背景而言,他们表现出的工作和社会交往能力往往不尽如人意,但这种现象并不是只有精神分裂症患者才有。那些仅有妄想错觉的患者通常保留了其所有的技术和能力(包括执行其错觉冲动的能力)。

现在大家都知道幻听在大众中不足为奇。虽然英国Hearing Voices Network评估显示,只有约20%的声音是令人愉悦的,它并不一定与精神疾病直接相关。寻求帮助的往往是那些听到不愉快或恐怖声音的人。焦点解决模式对那些想要改善其听到的声音或对这类声音有反应的人们是有帮助的。就心理卫生而言,如果一个人外在行为对自己和他人都是安全的,那么听到声音是没有关系的。

如果使用相同的剂量,一种抗精神病药物和另一种抗精神病药物之间很少有药效上的差别(氯氮平是个例外,其可以用于对其他抗精神病药物产生抵制的精神分裂症患者)。副作用的差别才是重要的,这也是在与患者的合作交流中需要商谈的问题。年轻人可能介意的副作用是无法勃起,而老年人可能更担心发抖。对那些总是怀疑受到其他人威胁的人来说,更能接受的是那些可以使他们冷静和警觉的药物,而非因镇定而使他们更为脆弱的药物。再者,患者根据自己对副作用的体验来选择药物是很有必要的。

大部分抗精神病药物可以每日服用一次,这样对大多数人来说更为方便,也更加容易记住。在晚上服用通常意味着这个副作用在第二天早上就没有了。为确定药物是否有效,足量服用 2 到 6 个星期是必要的。如果到时间停止服用这种药物了,应该缓慢地予以减量,直到有替代药物同时开始服用了才可以。用药最好保持在推荐的剂量范围内,这有助于减少副作用,非常大的剂量不见得有更好的效果。如果超过所推荐的剂量,那么不确定事件的风险也就更大了。

在对长期精神病患者的管理中往往会有一些特别的问题。要么是他们自己发现问题来寻求帮助,要么是其他人注意到了这些问题,比如亲属或医生。当通过焦点解决短期疗法处理这些问题后,这些问题就消失了,或者在问题得到充分的掌控后,来访者又恢复到"遵从医嘱"的情况了。药物的剂量至少应保持在使药物产生其效用的水平上,如果有需要,再加量。这减少了副作用,且增加了患者的依从性。

住院

住院应只针对特殊情况施用而非万应灵药。很多研究都指出了住院治疗的缺陷,这些研究是从 19 世纪早期对私立疯人院进行的调查开始的。精神卫生立法的初衷在于保护患者而非社会。自那以后,精神病院和其他机构的问题在 Coffman 的《精神病院》(*Asylums*,1968)一书中得到了很好的记述,也受到了全世界医疗机构相关人士的关注。电影《飞越疯人院》(*One Flew Over the Cuckoo's Nest*,1975;Kesey,1962)揭露了很多阴暗面,但不可否认其所描述的医院状况在现实生活中是可能存在的。

严重精神疾病患者对社会环境的变化往往很敏感。他们常常对家庭的紧张氛围或工作人员的变更有所反应。因为他们的反应可能是通过症状或焦虑表现出来的,所以可能不清楚这些行为的动机,但这些动机可能与改变有关。询问"怎么是现在发生症状而不是其他时候发生呢"总是有用的。来访者可能无法回答这个问题,但家庭或社会关系中的其他人可能会提供一些线索。

一名长期患有精神疾病的患者来到了一个新的地方。他拒绝回复有关房屋租金的信件,而且当面对这一问题时会变得愤怒。他就要被赶出所住的地方而重新被送回医院。后来我们发现他同时患有严重的阅读障碍,从来不能进行书面交流。一旦有人以他的名义处理这些信件时,他便不再生气,不付租金的问题也就解决了。

住院治疗有效用之处包括了对复杂案例进行评估,以及在评估后为患者和社会提供安全的环境。在所有的案例中评估都应该有针对性并且简短。对那些带有一定风险的特殊治疗而言,住院治疗可能也是必需的。我们的服务机构也为那些存在复发风险的患者提供48小时"非治疗"住院服务,以及为旨在以"休息"为目标的患者提供7天的"低刺激"(low stimulation)的住院服务(卧床休息,没有探望人员,没有收音机或电视机)。选择后者的患者大多发现单纯休息没有什么用,进而决定要有更多主动的目标追求。

对急性失常住院病人的管理

在我们引进焦点解决的理念后,暴力事件有所减少了。我们认为那是因为我们的患者意识到了我们对其愿望的关注而非强迫他们接受外在规则。住院时间也减少了。不管其理论立场如何,很多紧急住院部门有时候都是缺少食物、饮料和睡眠时间的。给予一天时间去冷静与安静,并提供大量的食物与饮品,通常会大大改善理解与合作程度。如果以"帮助睡眠"的名义提供药物,往往会被接受。在几天里进行几次简短的会谈往往是最好的,因为长时间的会谈会让病人感到疲倦,其个人注意力的集中以及对治疗计划的记忆都会受到限制。在这种情况下,焦点解决疗法是个理想的选择。

住院后最好立即见见这个患者。通过提供饮品、食物和睡眠解决了一些即刻状况之后,接下来可以问问患者:"你想从这里得到什么帮助?"这便是建立受益合作关系的开始。把患者的认识从博取医疗机构的同情与怜悯转向开始诉说一些与自己相关的具体事情,这有助于在患者入院不久便获得诊断所需的信息。

一旦"正式"确诊,接下来便应聚焦于未来的管理。除非有很好的理由,不然不要总是讨论特定的症状。一些患者已经学会使用精神病术语,但是还有一些人对其疾病有自己的命名,或者只是希望解决其中某个特定问题而已。他们也许想要消除某种症状,也许基于日常生活能提出自己的目标。

对于急性失常的患者，不管是因为生理还是精神疾病，简单交谈是理解状况的最好办法。基于这样的目的，焦点解决模式是个理想的选择。如果症状对来访者有某些方面的用途，那么了解它会有好处。并非所有的声音都是带有敌意的或无益的；晨昏颠倒的日子也许对某些患者或其家人而言是适宜的，因为彼此进行社会性接触的时间都少了。有位患者只愿意去吃他的狗确认为安全的食物，他没法告诉我们这只狗是如何与他交流此类信息的。他宁可饿着也不吃没有经过这只狗安全检查的食物。最后，我们只好允许这只狗也进医院。(不幸的是，它带来了跳蚤。在他离开后，我们不得不进行消毒。)

对那些讨厌待在医院或讨厌与此类服务机构打交道的人来说，与他们讨论如何可以避免复发或避免回到医院的话题可能会有用。随着时间的推移，很多人会意识到是可以采取行动来减少冲突行为从而避免再次入院的。如果患者认为他们是自愿的而非专家或家人强迫的，那么这种行动更加可能出现。有关复发的问题包括：

- 你之前有过这样的问题吗？
- 那时候是什么帮助你成功应对的？
- 你自己注意到了吗？
- 是其他人首先注意到的吗？
- 谁注意到了？
- 他们做的什么事是有帮助的？
- 现在发生的什么事是你想让它继续发生的？
- 对于顺利度过这天或这个周末你有多少自信？在从 0 到 10 评分的量表上(0 代表最不自信，10 代表最自信)，你处于几分的位置呢？
- 什么情况可以让你提高一分？

因为这种方式强调合作，一开始便聚焦于建立良好的关系，又因为不需要详细的过往史，所以焦点解决模式特别适合精神病患者的短期住院治疗。即使患者与住院人数的流动性都很快，还是可以使用这个模式。在这样的情况下，很难引入其他的心理治疗形式,在更为复杂的治疗中若是没有取得进展,便有可能进行转介,这会给工作人员带来挫败感。由于很容易总结并移交给其他同事,使用焦点解决的住院治疗计划时发生误解的机会就变小了。

Steve de Shazer 曾指出,除非可以进行交流,不然治疗便不能进行(全体讨论,欧洲短期治疗协会年会,Bruges,1998)。对一些急性失常患者而言,最初的交谈是不可能的。有时对话可能像是交谈,但是却不会有任何的互动与交流。不管访谈者说什么,患者总是给出类似的回答。焦点解决治疗几乎和所有其他心理治疗一样,都无法在这个阶段发挥作用。莎士比亚认为这是:哈姆雷特:我所说的并不是疯话;要是您不信,不妨试试,我可以把话一字不漏地复述一遍,一个疯人是不会记忆得那样清楚的。

乌兹别克斯坦藉作者 Marat Akchurin 曾记述了一次与一个被转介至精神病院的男人在卡车上的经历:"我试图使我们奇怪的交流变成对话,但是这个尝试以及接下来任何试图建立理性关系的尝试都没有任何的作用,因为那个男人只是说,却从来不听。"(1992,p155)这段引文几乎概括了此类谈话的经验。

焦点解决式提问的运用可以快速识别出这种状况。细节性的讨论可以延迟到患者真正想要进行交谈之时。经验表明,在谈话的过渡期间尝试使用患者自己的语言,有助于之后快速建立良好的关系。

案例

一位老人住在一所出租房里。他受过教育,经济也有保障,但却把所有财物都放在一辆货车里,且每隔几个星期便换一个住所。他曾经因为外来的"入侵者"而报警。他把电话机放在盒子里并用坐垫盖好。他曾经把地毯粘在窗户上。一来就诊他便说:"他们到处跟着我。他们整个晚上都在折磨我。我不知道他们是如何在我搬家后又这么快找到我的。"他固执地认为他没有生病,他经历的都是真实的。在被告知药物的作用之一是帮助他入睡的情况下,他晚上服用了一次抗精神病药。接下来的三天里他都很安静,也挺满足的。在接下来的四个星期里,"入侵者"的概念逐渐淡化了。他离开了医院并继续按医嘱吃药。

住院病人的用药

为了帮助患者表现得更好,我们会就用药情况进行协商。有时候这需要我们说:"我们尊重你对药物的看法,但是我们觉得这时候吃药是有必要的。我们对你的治疗是有所规划的。如果你不接受药物治疗,我们会觉得很难与你合作。"对药物的清晰说明,有助于协商过程的顺利进行。有时候有必要指出药物有助于冷静下来与进行清晰的思维,但不会影响现实的知识。你可以通过询问"你的名字是什么""你以前上的是什么学校"来证明你的说法。当他们发现他们仍然知道这些问题的答案时,可能会觉得药物减少了焦虑却没有改变他们所知道与认同的东西。如果我们不知道药物是否有效,我们可以设计目的以及时限都明确的实验来证明。很多患者之前都有服药的经历,所以询问"是否有任何特别的药物对你有效或无效"是颇为有用的。如果患者觉得他们的观点与专业知识得到了尊重,那么更有可能接受所开的药物。

很多患者也知道我们有强制其吃药的合法权利,这种手段在紧急状况时比一般治疗中更为有效。重要的是,有一个针对这种状况的明确的政策,因为多味药剂与剂量过大都会增加风险。英国的常规做法是口服或注射苯二氮卓类药物,随后或一起口服或注射抗精神病药物。时下有几种药物可供选择。药效的维持期以及患者之前对药物的反应都可作为有效指导。

来自保加利亚的 Bostandzhiev 和 Bozhkova 报告了一项在 2002~2005 年在一家心理健康日间中心进行的比较研究。研究包含了 96 位被试:41 位实验组、55 位控制组。组 1(n=14;焦虑障碍、抑郁症):没有药物治疗的焦点解决治疗;组 2(n=8):药物治疗,没有心理治疗;组 3(n=27):焦点解决治疗和药物治疗;组 4(n=47):融合的团体治疗(复习和讨论问题,平均 30 次)和药物治疗。组 2、组 3、组 4 包含精神分裂症、双相情感障碍和焦虑症。31 位患者(32.3%)被诊断为精神分裂症。焦点解决治疗会谈从 1 次至 7 次不等,平均 2.6 次。

评估是否改善的工具是 OQ45、GAF 和被试的刻度化报告。组 1:78.5%改善;组 2:25%改善;组 3:63%改善;组 4:19%改善。只有组 4,15%的被试表现出恶化的结果。与没有包含焦点解决治疗组的 20%改善相比,含焦点解决治疗的被试改善比率为 65.8%。所有疾病类别在日常功能上都发生了较大变化,从处理家务和家庭生活到完全康复。

持续的住院治疗

在英国,精神病治疗机构通常只提供几周而非几个月的短期住院治疗。我们发现焦点解决理念是颇为有用的,因为关系可以很快地被建立。目标和计划也易于在工作人员间传达,充分利用了时间。如果患者的目标仅仅是尽快出院,那么我们便朝出院这个目标发展描述的所需步骤。我们也会提醒他们,某些行为不可能促使他们尽快出院。来访者清楚地知道哪些行为是用来判断有无进展的。工作人员以其自己的专业知识来确定患者是否可以从一个安全水平移至下一个安全水平。

患者一开始常常会对小小的进步或例外感到欣慰。一旦他们更加适应医院的生活,他们便会有更大的目标,并了解到哪些服务可以帮助他们达到这些目标。不管是对症状还是行为,量尺都是个有效的评估工具。虽然刻度提问对一些非常兴奋的患者来说似乎不太有效:"如果 10 分代表非常好,意味着你可以离开医院了,那么你现在处于几分的位置?""15 分!""你最终想达到几分?""20 分!"这些患者通常视这些尝试为限制其目标和自信的无效努力。有时候,他们可能会意识到对方更希望他们在量尺上的分数更低些。有些兴奋的患者愿意接受反向的评估,即他们现在处于 10 分这个水平,但是只有降到更低的分数才可以出院。对于抑郁症和躁狂症,我们可以把量尺分情况使用:遇到抑郁症,0 便代表目前的状况;若是躁狂症或"总处于高分的患者",10 便代表目前的状况。

精神病患者的工作人员开发了一组简短的问句或"微观工具",这些问句类似于用于危机干预(参见第七章)以及高压下的管理者用于情境管理的问句(参见第九章)。了解患者的背景知识是有必要的,因为重点是眼前的问题以及如何开始处理这些问题。

> **与住院病人的谈话：关键提问**
> - 问题是什么？（获得行为描述）
> - 以0到10分对问题进行刻度化评估。
> - 是什么小小的步骤表明你正在进步？
> - 还有谁会注意到？
> - 其间你会使用什么应对技巧？

这组提问可以用于任何评估中。其简洁性使得它可以用于病房或医院的简单交流中，因为在那儿很少有一对一交流细节的空间。

患者的家人往往对小小的改变很敏感，这和他们之前的经历以及对患者的了解有关。如果很难管理某个人，那么询问家人会如何处理这种情况通常会有帮助。对患者来说，类似的干预更可能被认同和接受。同样地，如果家属挑剔医院或其管理，那么询问他们对管理患者的意见也是有用的方法。他们可能之前就知道有效的干预措施，与他们联盟可能有助于缓和状况。如果家属说他们没有意见，那么工作人员应该提出一些意见来，这会使得他们认同工作人员提出的建议，并与之合作。

并不是每个工作小组成员都想以焦点解决的方式进行工作。只要所有的观点都得到尊重就不会使矛盾升级。第六章所描述的研究显示，一个适合当事人理念的模式，再加上治疗师对之的专注，就会得到更好的结果。因此在一个小组中，最好有一种以上的方法。很多工作人员之前都受过培训，有其自身的技能，他们可能会把焦点解决短期疗法作为另一种可能的选择，通过他们自己的判断来确定对某个当事人使用哪个方法。或者他们会坚持选择自己更为喜欢的模式，一有机会施展独特的技能就会建议小组其他成员使用。

Greenberg（1998）率先把焦点解决团体辅导用于长期患有精神疾病的患者身上。他集中于"你想获得什么"的目标，进行刻度化评估，之后在来自小组的建议

第八章 焦点解决模式应用于重性精神障碍

以及反复提问"上一次努力后，你获得了什么"所获得信息的帮助下开展下一步骤。他强调了小组领导者这个角色在保持活跃水平以及讨论积极性方面的重要性。凭他的经验，患者可以在不给小组造成问题和不对最终目标的达成带来影响的情况下加入小组、离开小组或缺席会谈。在支持性团体及日间照顾中，这个方法对小组的每个成员来说还是很有用的。

Vaughn 及其同事在丹佛一家医院工作，这家医院引入了焦点解决模式。除了减少住院时间（参见第五章），他们利用各种团体辅导来进行目标设定与解决建构。在住院部的一个常规团体是"赞美团体"。每周其中的两名工作人员会见所有的患者。工作人员需要针对每个患者上周所获得的进步给出两句赞美。然后，他们让小组的其他成员增加对这个人的任何其他赞美。他们说这是唯一每个人每周都没有任何怨言地参加的一个团体活动。

Rowan 和 O'Hanlon（1999）合著了一本有关慢性与严重精神疾病解决导向治疗的书。Rowan 是一名临床社会工作者，O'Hanlon 是一名享有国际盛名的短期治疗师与培训师。书中收集了一些案例简介，每一个案例都向我们展示了处理重性精神疾病工作中出现状况时的潜在反应与策略。他们指出，希求"痊愈"（the cure）收获不大，故他们建议把目标定向于小的改变与协同合作。他们强调"双方"交流的重要性，把患者的注意点从症状或诊断转到那些有利于开发自身资源并促使改变的对自身的看法。

法律要求可能会限制一些选择。在将患者移交法律或准法律程序前同其探讨一些问题是颇有帮助的。即使结果与他们的愿望相反，但是如果他们觉得他们已经为自己做了适当辩解，那么这便有助于维护他们的自尊与自信。总的来说，这也可以减少治疗期间或之后的不当行为。

案例

Allen X 在被合法强制扣留在自己家里前，已经处于混乱状态好几天了。他拒绝乘坐救护车，最后是被警察铐上手铐带到这里来的。在他来了三个小时后，与他进行了谈话。

访谈者：（介绍自己与护士）你想从这儿得到什么帮助？

Allen：是他们送我到这里来的，不是我要来的。他们之前也曾这么做。他们已经在这儿等我了，他们知道所有的事情，你也知道。

访谈者："他们"是指谁？

Allen：他们知道所有的事情，是他们送我来的，不是我自己来的。你是从摄像头里知道这一切的。

访谈者：什么摄像头？

Allen：在我家的摄像头，你知道所有的一切。

访谈者：我没有看过任何摄像头或磁带。

Allen：你知道所有的一切，你之前也这样做过。

访谈者：是什么使你来这儿的？

Allen：他们知道所有的一切，是他们送我来的，不是我要来的。你应该跟他们谈，而不是我。

访谈者：你休息一会儿后我们再谈吧。我们会给你吃些药，这有助于你睡得好。如果你在这里也发生了类似的事情，一定要告诉我们。

第二天

访谈者：（介绍自己与护士）昨天我们已经简单谈过了。我们想知道你想从这儿得到什么帮助？

Allen：他们应该停止他们正在做的事情。他们想害我，我不能去商店。

访谈者：对于正在发生的这状况，你是怎么处理的？

Allen：我去了镇上的政务会，但是那里的人说除非他亲耳听见，不然不会采取任何行动。我让他晚上来，但是他没有来。警察说除非他们在街上的摄像头里看到了异样情况，不然不能采取任何行动。

访谈者：你觉得他们通过摄像头会看到什么？

Allen：邻居在晚上敲我家的门并且大喊大叫。他们很聪明，总是在警察的摄像头没法看到的时候这样做。

访谈者：你有没有想过你可能是误会邻居了呢？

Allen：不会的，我知道是他们。

访谈者：之前也曾这样敲门和大喊大叫吗？

Allen：五年前曾发生过，但是在我住院后他们便不这样做了。

访谈者：不这样做了……那什么时候又开始了？

Allen：大约在四个月前，在我换药之后。

访谈者：除了敲门和大喊大叫，在最近几个月里还发生了什么让你困扰的事情？

Allen：因为这些噪音我失眠了。我也没办法正常饮食，因为我不能长时间待在商店里，以免有人闯入我家。他们知道我什么时候出门了，因为他们把摄像头装在我的公寓里了。

访谈者：昨天晚上在这儿你睡着了吗？

Allen：睡着了，因为邻居被值夜班的护士拦在了外面。你的药不太有用。

访谈者：护士给你吃东西了吗？

Allen：我不喜欢热菜，但工作人员给我拿了些三明治，还泡了杯咖啡。

访谈者：电视和报纸提到过你吗？

Allen：没有，有一封来自某个叫 Alan 的人的信，但那不是我。

访谈者：你会在一些事情上难于集中精力吗，比如看报纸？

Allen：不是的，如果我有充足的睡眠就不会这样。

访谈者：（通过细节问题确认 Allen 对目前的状况有准确的认知，抑郁症状已经不存在了，他也没有服用市售药品。他没有停止用药的迹象，药物的检测结果显示为阴性，即没有药物的残留。）

访谈者：你喝酒吗？

Allen：如果我有足够的钱，我会去超市买啤酒，但是我一般不去那里，因为那儿离我的公寓太远了。

（访谈者现在可以满意地做出妄想症的诊断了，患者出现了妄想和幻听，但是没有思维障碍或注意力与记忆力损害的迹象。不存在抑郁或药物滥用现象。必要的检查过程现在已经完成了，因而访谈的核心变为治疗计划。）

访谈者:之前发生这样的事情时你是怎么应对的?

Allen:我可以在医院里吃饭睡觉,为让工作人员开心,我会吃药。护士Y常来看我,我想邻居大概知道她,所以他们会离得远远的,以免被她看到。

访谈者:护士Y为什么不再看望你了呢?

Allen:她退休了,我也不想要一个新护士。

访谈者:在她退休之后,有人接替了她的工作,你想让她们来看你吗?

Allen:嗯……我需要先看看她们。

访谈者:我们可以安排她们来这儿见你,让我们知道你是怎么想的。过去什么药对你有用?

Allen:不是蓝色的药片,它们会使我的手颤抖。我不记得它们的名称了,但是我记得它们的味道。

访谈者:我们现在选择的药通常不会使人的手颤抖。你昨晚吃了一粒,现在你的手颤抖吗?

Allen:没有。

访谈者:我们打算在今晚和明晚都增加药量,在我们看到它的作用后便会维持剂量。你觉得这样可以吗?

Allen:我宁愿不吃药。我想离开这儿。

访谈者:我们觉得吃药可以让你尽快离开这儿。如果你的手颤抖了或者出现了其他问题,都一定要告诉我们。今天你还想说一些其他的事情吗?

Allen:他们得管管我的经济问题,如果他们不管,我就没法付房租了。

访谈者:他们需要怎么管呢?

Allen:我现在不再拆信封了,所以我不知道我是否要付钱。

访谈者:你怎么知道你需要付什么钱?

Allen:有人会问福利机构有关福利金的事。

访谈者:谁会问?

Allen:我姐姐现在不和我讲话了,我可以打个电话吗?

访谈者:这是一部你可以在这里使用的电话,你现在和工作人员出去还太早。

Allen：我还不确定我是否想在这儿打电话。

访谈者：这里一位工作人员对福利系统很专业。当你想打电话给他们的时候，他可以和你谈谈你想说的事情。

Allen：好的。

访谈者：思考下从0到10进行打分。10代表你出院了而且一切都进展顺利，0代表着有史以来最糟糕的情况，在这个量尺上，你现在处于什么位置呢？

Allen：0。

访谈者：在0的位置上你会做什么？

Allen：睡觉。

访谈者：看来睡觉对你来说真的很重要。如果量尺上的得分高了半分，你会有什么不同？

Allen：我会想要打人。

访谈者：你想打谁？

Allen：邻居和那个警察。他没有权力给我戴手铐。

访谈者：警察怎么会在那里？

Allen：我和救护人员说，如果他试图进入我的公寓的话，我会砍了他的。

访谈者：你曾经砍或打过任何人吗？

Allen：没有，但是那时候我会这样做的。

访谈者：那你那时为什么没有那么做呢？

Allen：他们在我从厨房拿刀前就进来了。

访谈者：你仍然在想着拿刀和砍人吗？

Allen：有时候会想。

访谈者：你是如何使得自己只是想想而克制住不做的？

Allen：我想到了自己，如果我把人砍了，他们会再次把我送进医院的。当我睡觉的时候，邻居可能会接近我。

访谈者：你有具体想砍的人吗？邻居还是其他人？

Allen：我想打那个警察。

访谈者：在这个医院里你想过要砍或打某人吗？

Allen：没有。

访谈者：如果你想砍或打某人时，我们可以怎么说？

Allen：我不知道。

访谈者：当你想要砍或打人的时候会告诉我们吗？

Allen：（没有回答）

访谈者：当你这样想的时候，我们可以做些什么来帮你呢？

Allen：让我待在自己的房间里，这里的人很奇怪。

访谈者：如果你需要待在自己房间里时，你会告诉我们吗？

Allen：会的。

访谈者：好的，如果我们不确定，我们会问你的。我想砍人或打人不会帮你尽快离开医院。

Allen：（点头）

访谈者：今天还有其他事情想说吗？

Allen：没有了，我现在讲得累了。

两天后

在个人会谈期间，他的主要辅导者问了Allen奇迹问题。他回答说奇迹没有发生。他继续说他有时确实有一个关于他想要怎样生活的"梦想"。他描述了这个梦想，就当是回答奇迹提问了。他描述了这样的生活：还是生活在同一个公寓里，但开始去一些社交场所，"不去酒吧，因为那儿有很多粗俗的人"，还有机会去玩草地保龄球。很多年前过世了的祖父在他还是少年的时候曾经带他去玩过草地保龄球，他觉得自己对这个游戏有天赋。这个梦想也包括把他的钱"整理出来"，对自己的预算感到自信，可以去不同的商店购物。

Allen与工作人员谈论了钱的问题并为以后的支出做了一个计划。他没有显示出任何的暴力迹象，也不再长时间独自待在自己房间里。我们的安全警惕性也逐渐降低了。他可以去散步了，之前是和工作人员一起，随后独自散步的时间便逐渐增加了。他决定用房间的电话机打电话。他会吃药，还参加了医院的职业项目，并写信给当地的草地保龄球俱乐部索要信息。他几乎不再提到对邻居的怀疑。在见了来自小区团队的护士后，他同意她来他家拜访。有时他会在走廊拦下他的主治医生说："我还在为那个梦想努力。"但是与其他人交谈时却很少直接提到这些。在医院待了5个星期后，他终于成功回到了家里。6个月后，他的小区护理报告说他一直都在吃药，没有与邻居发生争吵。他曾经与当地某中心的成员一起去过一次保龄球馆。

在精神卫生框架下开展的焦点解决工作：一些普遍问题

  法律体系和精神卫生法都是围绕问题而构建的。有关罪犯的正式报告和拘留审查都要求包含与问题有关的信息。患者可能很难理解为什么整天和他们在谈论解决办法的工作者之后会在机构外提供主要描述问题的材料。如果报告中包含了对患者为改变做出的努力及所达到目标的赞扬，那么对保持治疗关系有时候是很有用的。另一种状况可能是高级主管关注问题，而下面的工作人员却更多关注解决办法。然而这会在工作团队中造成分歧，有可能导致不和。在英国，小区支持团队通常是以高级主管的名义组成，因此如果患者并不视其为支持者，那么有可能会影响合作。

  焦点解决模式强调的"现在是什么状况"不会与患者对事件的理解产生矛盾，虽然这有可能提供其他可能的理解。当患者仍然与他们的家庭成员保持联系时，我们有时候除了使用焦点解决的方法，还会努力探究其在特定家庭和社会背景下的行为（参见 Seikkula et al., 2003 及其他相关文献）。这种方法在一些个案中会有很多收获，但是在另一些案例中却并非如此。当整个治疗团队都参与这个过程时，我们似乎取得了最大的成功。但是如果一些成员不赞同或不尝试这种模式，那么家属会为又回到传统模式而感到困惑，合作也变得更加困难。这似乎与案例的任何特征都没有特定的关系。

焦点解决治疗:理论、研究与实践(第二版)

应用于更为广泛的医院体系

那些偏好合作或短期治疗的住院机构,其床位占有率比较低,患者流动得也比较快。这并没有增加任何不利。在美国科罗拉多州,Vaughn 及其同事也报告过类似的住院服务经历(1996)。我们的集中治疗医院往往是唯一一个可以在紧急时刻为其他地区提供空余床位的医院。如上所述,我们的开放式病房一般都可以为紧急入住者提供空余床位,以及"急需的"危机援助。自 1978 年以来,全国的床位数量已经减少了 60%,这种低占位率的情况在英国精神病院是很少见的。精神科重症监护病房是精神疾病和精神障碍者的第一个接触点。这样的病人可能最终会转移到更高级别的安全护理或监狱,但只有在这些当地单位的评估和初步治疗之后。因此,如果能从焦点解决思维模式中获益,那么在任何精神疾病的场所中都可以期待有一些益处。

在医院,就行政管理方面而言,焦点解决技巧的效果是众所周知的。但是,财政与官僚机构的限制总是到处存在的。一位非焦点解决学派的同事设计了一个绝好的安全评估工具。这个工具由三个以 1~10 评分的刻度化评估组成,分别用来评估自我伤害风险、自杀风险和暴力风险。每个刻度化评估都是由患者和主要工作人员计分的。这个新的评估可以在任何必要的时候花几分钟时间完成。人们一眼就可以清楚地了解当事人的状况,所以深受专业人士的喜爱。医院的管理人员用它来代替过去所引进的工具,那个设备没法提供事实依据,只是重复收集事实数据,却忽视了判断和关系的所有方面。因此,采集的数据虽然可以被医院管理人员所理解,但是受过训练与经验丰富的临床工作人员所收集到的信息却没有被使用。

很多在我们医院工作的人都受过焦点解决短期疗法的培训。然而,一些部门没有使用焦点解决模式,也可能没有继续我们的治疗计划或接受我们的规划与安全评估。这可能会延迟患者出院时间,使他们有紧张感。有时候,医院管理人员没法接受我们的安全评估,选择把患者安置到其他地方而非接受我们让其出院的建议。

在医院管理体系中,焦点解决的理念已经被证明是有价值的。它在管理层的

第八章 焦点解决模式应用于重性精神障碍

使用可以促进资源的最优化,包括减少花在会议上的时间。一名管理者应该注意到,会议是增加知识、强化等级制度和维持枯燥活动的最好方式。然而对临床工作人员而言,如果一天的重点是跟专家混日子,与有着不同利益冲突的领导开会,那么工作是没有任何价值的。

总结

把焦点解决疗法用于精神卫生体系中是有其优势的。重性精神病性症状的存在也不会妨碍焦点解决谈话的运用。它在没有对病人进行预先了解的情况下也可以运用,在病人转介或离开时也易于和其他同事共享有关情况。其简短与合作的本质有助于减少病人住院时间以及与病人的矛盾。

本章要点

- 用药并非一项精确的学问。
- 焦点解决与药物的结合可以提高治疗依从性。
- 一致的用药策略也可以提高治疗依从性。
- 精神病并非一元化的概念。
- 住院治疗不该只是为了能走出社区。
- 合作管理促进了治疗,减少了暴力。
- 简短谈话可以改变很多事情。
- 医院体系与任何其他机构一样,有时都抵制改变。

第九章

焦点解决模式应用于工作场所

内容提要

◇ 工作场所中的研究

◇ 焦点解决情境管理：快速找到合作点

◇ 解决小组中的矛盾

◇ 预期谈话

◇ 焦点解决督导

◇ 微观工具的概念

◇ 教育背景下的焦点解决教练

◇ 焦点解决反映小组

◇ 建设性批评

◇ 360°全面反馈

◇ 处理对权威方的异议

◇ 政府机构与大型组织

◇ 总结

组织和管理领域已经变成了应用焦点解决理念的另一个突出领域。教练、咨询师和变革推动者都开始对这些技巧在公司和机构的运用感兴趣。每年 SOLWorld 组织都会和 Summer 大学举办一次年会。SOLWorld 是一个由使用焦点解决方法的咨询师与培训者组成的联盟。它是由布里斯托尔解决团体(Bristol Solutions Group) 的 Mark McKergow、Jenny Clarke 和 Paul Z. Jackson 在英国成立的。Summer 大学为人们提供了在企业应用焦点解决模式的详尽培训。很多参加的培训师都有其自身技巧,并设计出一些把自身技巧与焦点解决模式相结合的新方式。

对这些学习焦点解决模式在工作场所中的应用感兴趣的人,Jackson 和 Waldman 提供了一本好的工作手册:《积极演讲:焦点解决导向的建构性对话艺术》(*Positively Speaking: The Are of Constructive Conversations with a Solutions Focus*, 2010)。

工作场所中的研究

在商业和教育背景下的研究表明,焦点解决模式的效果显著。

教练

墨尔本大学已经就"焦点解决、认知行为"模式发表了大量论文,其中有些内容会在下文论及。Grant 和他的同事们经常使用这个头衔。然而,论文中的描述清楚地表明,这就是一种焦点解决模式。

Green 等人(2007)研究了一个为高中生提供生活教练的项目。随机将被试分为两组,实验组是 25 名健康的学生志愿者,对照组是 24 名。实验组在 28 周内接受了 10 次个人教练。通过客观测试,他们在希望、坚强和沮丧方面表现出了进步,而不是压力和焦虑。

Spence 和 Grant(2007)的另一项研究对志愿者进行了随机教练测试:21 名由专业人士进行,22 名由同伴进行,20 名为对照组。作为同伴的教练会进行一天的训练。10 周结束后进行评估:专业教练小组有更好的出勤率,朝向目标表现出更多的进展。

同样，Green 等人（2006）报告了一项自我教练研究，包括 25 名自我干预学生和 25 名对照组。在 16 个小时的自我教练后的 30 周内，对实验组的 18 名被试进行了跟踪调查。结果在对目标的努力、幸福和希望方面都有了显著的改善。Short 等人在 2010 年开展的一项类似研究中发现，与 33 位控制组的教练者相比，32 位实验组的教练者的痛苦程度有所下降。

Grant 等人（2009）的随机试验是，为 41 名高管提供培训工作坊。第 1 组（20 人）同时接受焦点解决模式／认知行为治疗的教练；第 2 组（21 人）在教练前有 10 周的等待时间。结果发现这提高了目标的实现程度、韧性和工作场所的幸福感，而且一旦每个小组都完成了项目后，抑郁和压力情绪就会减少。

一项进一步的研究（Grant et al., 2010）探讨了高中教师的职业发展教练。干预组包括 23 名教师，控制组为 21 名教师。他们发现，在为期 10 周的课程结束后，他们的目标实现程度、韧性和幸福感都得到了提高。一项探索性研究（Grant & O'Connor, 2010）调查了焦点解决和聚焦问题教练提问对学生的不同影响。39 人接受了一次聚焦问题的教练会谈，然后其中有 35 人再接受一次焦点解决的教练会谈。在焦点解决小组中，目标方法和积极影响的增加幅度更大。

工作场所

在此类研究中的第一项是 Hoffman 等人（2006）进行的一项比较研究，比较了焦点解决训练对工作场所的生产力和行为的影响。同一家公司旗下的两家零食工厂接受了中层管理人员和生产人员的教练培训。在实验工厂中，领导能力和生产力有了显著提高。（治疗师是 Bjorn Johansson 和 Eva Persson，他们也是 Thorslund"病假后返回工作"研究项目的治疗师，以及 Klingenstierna 关于相同主题、但未发表的研究中的治疗师。）

另一项创新研究是由 Carin Mussman 在 2006 年进行的。她在组织中进行一项焦点解决领导力的欣赏式观察研究，以探讨领导风格的变化。已发表的论文包括员工对改变风格的反馈。

O'Callaghan 和 Mariappanadar（2008）描述了在 IT 行业中应用焦点解决模式的原则，以应对计算机、网络硬件系统或软件应用程序在业务中出现的意外故障。他们的目标是开发一种研究工具,以便深入了解事件管理人员用于恢复服务的方法。

Spark(1989)证明了焦点解决取向的引入可以改善团队的交流与工作绩效。

我个人在这个领域的兴趣是对工作场所中争议与矛盾的处理。作为一个管理者,我曾用焦点解决的方法在不牺牲时间的情况下处理了许多紧急事件。与很多其他的专家共事使我需要有效处理团队冲突以及管理变革,德国杜塞尔多夫市的 Peter 设计了一种基于解决之道的原则来传递建设性批评,当与下属合作时,可以应用于更为广泛的工作情境中。对大多数的人来说,他们都会有这样的时候,即发现自己与貌似或者真的更强大的人有实际的或潜在的冲突。在这种情况下不可能总是获胜,但有很多方法可以用来管理每次经历,这样下次便能更好地维护自尊,也更容易获得成功。这些议题都将逐一探讨。

管理培训的要点包括,在开始时简要介绍焦点解决的若干原则,以及这种模式与其他人力管理模式的区别。一般来说,介绍区别可以通过一个练习或示范很好地表现出来。有很多版本可以使用。有些是以"和你的搭档谈谈最近你工作中做得不错的事"开始,或者以"与你的搭档谈谈最近工作中遇到的问题,其间有一个人作为观察者,然后谈谈你用于处理这个问题的技巧"开始。另一个方法是在一名志愿者的配合下进行演示,只用焦点解决取向的对话或者是从"聚焦问题"对话转向"焦点解决"取向的对话。

与大家分享焦点解决会谈技巧中那些微观技术也是颇为有效的。传统的商业和管理培训总是关注"做了什么"而非"如何有效地传递信息"。可以通过讲授式教学或练习比较不同的谈话风格或不同传递信息方式,来体现焦点解决模式。

焦点解决情境管理:快速找到合作点

80%的成效来自 20%所做的事情,所以没有必要成为一个完美主义者。一个组织只有在其效益低于 20%的时候,才可能完成其所有的任务,这是 Luttwak(1969)根据军队在防卫战中的表现所提出的观点。这个比例得到了来自对很多失败医疗和商业事件的无记名调查统计结果的支持。为此,除非一个组织或团队的功能已经严重受损,不然我们不能认为其没有效率。而到那个时候,我们可以

第九章 焦点解决模式应用于工作场所

发现整个系统的绩效都变得很糟。管理者的普遍经验是,一旦着手调查一个严重的问题,就会发现已经存在的更多问题和错误。之后便需要做更多的工作来修复其有效功能以及重建良好的实践能力。

避免事情发展到这一地步才是好的管理。这意味着在小问题变成大问题之前就要着手处理。好的管理在很大程度上是无形的,因为它避免了或及早处理了问题(Parkinson,1965)。Parkinson还建议:好的管理者不要问"为什么"或者查看问题的过去,他们要关注当下做什么。

很多管理者发现,不少员工会在没有预约的情况下来办公室分享各种问题与众多烦恼。对此做出适当和尊重的反应是很有必要的,这样可以促使他们自己解决问题,而非总是依赖管理者来处理问题。如果即刻做出反应,那么问题便不太可能再扩大或影响到其他同事。

当人们进门时,通常处于担忧或生气的状态,最好马上放下手头的工作,给予他们充分的关注。如果你还不知道他们的背景,马上了解他们是谁。你最好不要请他们坐下,除非他们真的很痛苦。如果他们站着,他们更倾向于做动作(参见下面的内容)。你最好保持坐姿,如果他们出现时你马上站起来,会增加他们的焦虑;如果他们站着时你仍然保持坐姿,也向他们传达了这样的意思,即你希望尽快恢复你目前的工作。

按照下面的问题开始提问。

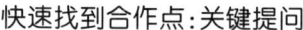

快速找到合作点:关键提问

是什么问题?

要求行为描述

发生了什么?

谁做的?

什么时候发生的?

我们能确定你说的发生了吗?

我们是如何知道的?

这时候做一些简要的记录有助于你去发现重复点，也表明你对这个问题非常关注。发现所述事件的本质信息是颇为重要的。通常此时你就有问题的答案了，你的同事也变得足够冷静了，可以思考当前的状况并对此做出反应了。然后，你便可以问下面一组问题了。

> 是什么样的迹象告诉我们情况正在往正确的方向发展？
> 可以做什么？
> 谁可以做？
> 解决这个问题的下一步骤是什么？

在必要的情况下，你最好只提供你自己的想法，但是仅在询问了他们的意见之后给出。你希望他们学着靠自己解决问题而非依赖于你。这对他们自身的发展有好处，也使得工作变得更为有效，同时还可以减少占用你的时间。确保问题成功解决的最后一组问题如下：

> 我们什么时候再检视这事？
> 我们要做什么来检查这事？

如果问题没有解决，希望他们能向相关人员反馈。"我们"这个词的使用表明你对此次谈话负有责任。给予反馈的相关人员可能是组织中另一个部门的人员，但是如果有必要，应该是你们双方都接受的。可以在开始的笔记中加上这次谈话结果的简短记录，以便以后参考这次谈话。这个记录可以与涉及特定部门的事件一起存档。如果一个高级管理者或团队领导已经提出过这个问题，或者这种不期而至的到访变得频繁，那么我通常把这些记录保存在他们的个人文档中，以便为以后的评估做参考。

安排回访是一个重要的阶段。你需要确定会谈结束后问题是否真的解决了。如果弄错了，你需要尽快知道。给没有解决的问题更多的时间只会使其变得更为

第九章 焦点解决模式应用于工作场所

复杂,这是不明智的。

一般而言,这类谈话可持续 5 分钟左右。一周以后你可能会发现几乎已经忘记这个问题了。当然,也可能会产生新的问题,这就是管理的本质。

演示这个技巧的最好练习方式是让学员两两结对或者分成小组合作,还有一些人扮演观察者。两个人利用上述问句演练来自工作场所的类似情景。观察者与参与者在这之后评论这个模式与常规模式之间的不同之处。

人类交际学的研究显示,很多有关于他人的判断都是在见面后 7 秒内做出的,且大多数关于他们的结论都是在 90 秒内做出的。在街上,当有人走近时,有很多线索,如衣着、年龄、家室等,会决定你如何与他们打招呼或不打招呼。对管理者来说,这种本能的反应会导致与重要同事关系的恶化或缺乏了解。如果这一天有时间,没有什么特殊任务,那么管理者最好去与他们最不想聊的人谈谈。通常一个人的本能反应是不够准确的。在社会情境中这也许没有什么,但是在商业和个人交往中这可能是很关键的。

目的很明确的对话往往持续不到 90 秒钟,为此做出决定的对话可以很简短。"我应该把这些东西放在这个架子还是那个架子上呢?"如果这个问题在相关的情境中就有答案,那么无须更多信息。如果参与者站着或在走动,那么这种行为导向的计划就很容易达成。一些管理专家在进行周一早上的回顾时,要求所有的出席人员都站着,就是利用了这个特点。很少有军队的喊话是坐着进行的,连军队内的游戏都是站着玩的。鸡尾酒会大多也是站着的,因为这样可以扩大社交,也可鼓励人们走动,融入宾客,拉近人与人之间的距离。坐姿较为适合沉思,所以会议和治疗谈话大多是坐着的。躺着的姿势是最易冥想的,所以一般用于催眠、放松训练和传统弗洛伊德精神分析法的"沙发上"自由联想(Wainwright,1985)。

社会交际的过程一般持续 4 到 5 分钟,之后我们便知道了是否想要进一步的交流(Zunin,1972)。如果一次谈话少于这个时间,那么可以这样定论,"我们没有足够的时间来正确了解对方"或者"我们没有时间进行充分的讨论"。谈话和关系的建立都只需要几分钟的时间,这意味着在一次商业交往中,最重要的交往仅仅只有几分钟而已。例如:想要购买一样东西可能需要花很多时间,但是真正的议价仅仅是 4 到 5 分钟交谈的事。

上述分析和解决问题所花的时间,足以让你的同事冷静下来,并感到这个谈话够充分了。在他们离开时,他们会觉得自己和当下情况都被认真和妥当地对待了,同时他们也会意识到自己也提出了处理问题的方法,这对他们的自信心有好处。他们会对那些尽管面对不期而至却仍能泰然处之,并且立刻把握准确信息的管理者更加有信心。

作为管理者,你很希望不离开座位就已获得足够信息以推动状况前进。同时,你也阐明了你对组织内人际交往的理解。建立这样一个信息对将来可能会有用。由于你花了最少的精力去处理料想不到的状况,这也使得你能较快地投入原来的工作。

解决小组中的矛盾

任何组织中都会有冲突的时候,即很多人支持也有很多人反对某些改变。许多时候还会为组织应当以怎样的形式存在而争论。有时这些问题可以通过直截了当的谈判技巧来解决,但并非总是见效,这时就可能需要使用其他的技巧。

新西兰的 Miles Shepheard 是政府与政治组织的一名咨询顾问。他曾描述了在这类机构工作的一些技巧。对于政治或其他话题的争论,他建议把所有对这个争论话题感兴趣的人都召集到一起,这种会议的规则是每个人可以有一次发言机会:只要他们喜欢,他们可以说有关这个话题的任何事情,但之后便不能再说什么了。与会者一开始就得到提醒:他们对他人的批判可能会引致他人对自己的批判。

另一位在类似机构工作的推动者是 Lorraine Kennedy。在这类会议期间,她会在会议室的墙上贴一个很大的提示,上面用适当的语言写着"尊重"的字样,必要的时候她会提醒大家,非语言的作用有时候比直接的批评更大。其他与会者也会指出这一点,而非进行言辞上的反驳,这样会让房间里的争论氛围更加友善一点。

一旦两组之间对前进的方向有了明显的矛盾,那么便把所有参与者都聚集到一起来讨论这个问题。要求做两份独立的会议记录,各自由矛盾双方的一员进行记录。会议后,两个版本的会议记录都在所有参与者间传一遍。通常会发现,两者间有很多的相似点。一旦确定了双方共识,那么如果有必要就在未解决的问题

第九章 焦点解决模式应用于工作场所

上下更多的功夫。这可能需要再开一次会,但是通常大家的分歧不再变得这么有争议,事情往往可以解决而不需再开一次会议。这个技巧与原则性谈判有某些相似之处,即双方都回去准备一份详细说明,之后再比较这两份详细说明。

有时候焦点解决工作者在问题导向的组织中显得势单力薄。针对这种情况,Herman de Hoogh(2000)的工作颇有借鉴价值。他与焦点解决的同行们构建了一张用以确定聚焦于解决行为的列表,这张列表最初是为医疗会议和病房巡视而设计的,现在做了适当修改以适应商业会议。这张表格可以通过对每项内容的存在与否打分来监督会议上的议题。焦点解决工作者也可以把它当作一张线索表格,以在场者习惯的顺序逐渐地将焦点解决的提问插入问题导向之中。这种做法并不受召开会议级别的影响。即使高层人员采取焦点解决的形式,会议的体系以及习惯的形式都将逐渐地改变。一个不算高层的人员也有同样的机会改变会议形式。

当和小组介绍这个技巧时,让他们演示一次典型的会议,有一些作为观察者记录问题导向的观点,这是颇为有效的。几分钟后转变为焦点解决的会谈,以同样的方式做记录。结果显示,人们很容易回到问题导向的谈话,但是参与者通常会更喜欢焦点解决的谈话。

表9.1 会议:问题或解决

焦点问题	焦点解决
1. 抱怨	1. 个人 / 小组 / 当事人目标
2. 有关问题的假设	2. 个人 / 小组 / 当事人的积极特性以及资源
3. 问题或指责的由来	3. 个人 / 小组 / 当事人的早期成就或成功
4. 有关过去的问题	4. 个人 / 小组 / 当事人提出和使用的建议
5. 估计,不行动	5. 个人 / 小组 / 当事人所计划的第一步骤
6. 基于问题导向的建议	6. 基于焦点解决的建议

观察者和参与者可供选择的行为

对所进行的交谈进行评估

焦点问题组所提出的评论与问题是否基于右栏的内容

(基于现代评估会议,Herman,2000)

另一个可行的练习是像他们往常会做的那样对某个话题进行小组讨论。规则是：他们可以使用"和"这个词，但不能使用"但是"这个词。他们会注意到会谈中的变化，以及会谈中产生了多少想法。

预期谈话

一个好的社区团队会努力限制其辅导的来访者和家庭的数量。这不会造成对来访者的混淆，也使得管理更为有效。在一些国家，福利体系的扩展使得这种限制变得困难起来。如果已有的治疗是成功的，那么就不用涉及转介。如果一个已经接触过很多工作者或治疗师的当事人还要被转介，那么说明当前的治疗是不成功的。治疗方案需要由其他治疗师和来访者一起再进行讨论。可以是：如果目前的治疗不够，那么在案例小结前应该暂停已有的治疗，之后可以尝试下焦点解决短期疗法。如果这类计划是以备选方案而非批判的方式提出的话，大多数人是会接受的。治疗间歇期接触一下其他治疗师也是可以接受的，有时候在法律上需要与其他工作人员保持联系，但可能不会那么频繁。

来自芬兰的 Jaako Seikkula 及其同事们想要在他们生活的农村减少过度使用传统的精神卫生服务机构的程度。那里的精神卫生服务资源早已不能满足当地的需求了。在斯堪的纳维亚，每例个案都会涉及来自各个社区机构的大量工作者，但这导致了时间与专业的浪费。他们设计了一个体系，可以在当事人需要住院治疗或入院之后尽快举行一次所有部门都参与的决定性会议。他们使用的技巧与焦点解决模式有很多相似之处。这一方式也适用于商业场景。在商业模式中，团队冲突和变革管理可说是中心议题。[Andersen(1995)曾经就这个问题描述了不少反思的方法。]

家人与治疗师或商业中的两个团队分别坐在一个房间的两张桌子边。由组织者向每个人轮流提以下问题，在时间允许的范围内被提问者尽可能详细地回答，其他人聆听。在家庭或健康保健的问题上，最好先从治疗师那一方开始，然后换家人那一方。在商业情境中，最好是从认为自己不太受人欢迎或受歧视的那个团体开始。

第九章 焦点解决模式应用于工作场所

> **预期谈话:关键提问**
>
> 如果一切进展顺利,请描述下一年会是什么样子。
>
> 为达到这个目标要做些什么呢?
>
> 谁可以帮忙达到这个目标?
>
> 他们做了什么?
>
> 一年前你在担心什么?
>
> 是什么减少了你的担忧?
>
> 在这些提问之后,领导者扼要阐述反馈。记下这个美好的未来,提出完成这个目标的建议。
>
> 对其他组可以重复这样的提问过程。也可以由另一位活动领导者引导完成。
>
> 如果一切进展顺利,请描述下一年会是什么样子。
>
> 为达到这个目标要做些什么呢?
>
> 谁可以帮忙达到这个目标?
>
> 他们做了什么?
>
> 一年前你在担心什么?
>
> 是什么减少了你的担忧?
>
> 在这些提问之后,领导者扼要阐述反馈。记下这个美好的未来,提出完成这个目标的建议。

这个步骤在所有在场人员对这个计划进行大概的讨论之后。这有助于还原小组间所有共同的兴趣。同时双方都会注意到彼此的争论以及找到解决方法的义务。如果不可能在一次会议中阐明所有的问题,那么如上所述,两份会议记录是个好方法。会议的长度视问题而定,但是精神卫生与家庭问题一般都需要一到两个小时,然而商业或公司矛盾可能需要一整天甚至更长的时间。

如果时间有限又涉及太多的人,那么可以使用下面这个简易版本。这对改变管理颇有用处,但是在开放式争议中不太有效。

大家围着桌子坐好,领导者向每个人轮流提以下问题:

- 如果你什么都不做会怎么样?
- 你可以帮忙做什么?
- 如果你那样做会怎么样?

然后,在会议计划上决定接下来谁将和谁做什么。

在教授这个技巧时,让学员在真实或想象的情境中进行练习。在练习完成后,让所有的在场学员指出所演示的模式与他们习惯使用的方法之间的两点差异。

焦点解决督导

焦点解决督导是一种在社会机构和公司体系内引入和实践焦点解决模式的工具。O'Connell(2005)曾介绍了督导在焦点解决工作中的运用。他建议按照与心理治疗一样的顺序,督导者对受训者和治疗过程都保持着尊重的好奇。Thomas(1996)扩大了督导面。每次会谈都是以共同协商目标开始,之后是看受训者的优势与解决方法,思考下这个案例的未来管理与刻度化评估,通过让受训者总结会谈以及阐述受益情况来结束会谈。Hogg 和 Wheeler(2004)介绍了在社会工作中儿童保障团队导入焦点解决训练和督导的大量成效。

督导资源和时间常常很有限。团队督导是一种常用的解决方法。焦点解决反映小组(如后)可以是合理、创造性处理这个问题的一种好方法。团队督导有其优势,往往比一对一的会谈更为有效。团队成员可以互相支持,还能提出额外的想法。当小组成员听到彼此的问题和成功时,相关知识便增加了。这样,在减少了督导时间的情况下,督导的好处反而增加了。

如果时间允许，焦点解决思维也可以用于快速回顾大量案例。在小组中，让每个人都思考他们认为当下最困难的案例。每个人都被要求大声阐述在从0到10评分的量表中，他们位于哪个位置，假设10代表治疗中所有的事情都进展顺利，来访者进步飞速。然后每个人向小组报告若下一次提高了一分，会有什么不同，他们又是怎么注意到的。谈话会揭示有关每个案例的足量信息，使得小组成员可以提出额外的想法。如果时间允许，还可以"第二困难的案例"为话题重复整个过程。当由于现实生活的种种原因而意外减少小组的监督时间时，这个程序被证明是颇为有效的。

微观工具的概念

微观工具是由瑞典临床医学家和顾问Michael Hjerth（2008）提出的概念。他建议，对于任何既定的应用，只要结合焦点解决模式的语言和寻找解决方案，一个非常微小的问题设置就足够了。

Michael Hjerth利用微观工具进行教练的第一个例子是：

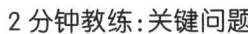

> **2分钟教练：关键问题**
> 你怎么样能够知道这次教练会谈对你会是有用的？
> 在这次会谈之后，你的哪一个特质将会被你更多地发挥作用？

把这些问题与语言进行匹配，再加之使用"还有什么呢"这个问题，通常就会非常有用。

类似的微观工具存在于许多主题中。本章前面介绍的情境管理工具就是这种设置的一个例子。另外一个是来自荷兰的Fredrike Bannink（2008）的关于调解的例子。关于这个工具的细节以及冲突管理的其他方面，可以在Bannink（2010）中找到。

焦点解决取向的调解：关键问句

P：平台

你希望从调解中获得什么？

L：看见可能的未来

这会带给你什么不一样呢？

在朝着这正确的方向，已经发生了什么吗？

S：刻度化步骤

下一步取得进展的迹象可能是什么？

你自己能够做些什么？

你希望从其他人那里得到什么？

收集三件最有效的东西，并把它们写在便签上。

教育背景下的焦点解决教练

在教育情境中，Lee Shilts 和 Insoo Kim Berg（Shilts, 2008）设计了 WOWW 的课堂教练方法，这就是用微观工具的形式进行的总结。这种干预可以针对特定孩子或整个班级或班级组的兴趣而发起。教练可能每周花一到两个课时来观察这个班，所以这个方法是划算的。据报道，这已经取得了出色的成果。

WOWW 班级教练

教练观察班级；记录积极的事件和互动。

教练向班级和教师进行反馈，表现很好的是什么，同时提及一些人的名字。

3 周或之后：教练帮助学生利用刻度化的方式设定"好班级"的目标。

教师和班级学生预测刻度化的结果。

每周结束时教师和班级学生回顾取得的进展。

焦点解决反映小组

焦点解决反映小组这个概念是由来自布里斯托尔（英国西部的港都）焦点解决小组的 Harry Norman 及其同事提出来的（Norman et al., 2005）。这是一种除治疗和培训背景之外拓展焦点解决思维运用的有价值的工具。这种方式经过了对不同督导方式的实验产生而来，包括反映小组的形式。这个模式以治疗师或来访者的简要陈述开始，其间没有任何其他人发言。之后其他人提问，每次一个，轮流提问，"澄清"现状。然后治疗师或顾客通过描述在这个情境中发现了有关他（她）的什么样的令人印象深刻的事来进行"确认"，治疗师保持沉默。在"反馈"阶段，每个小组成员轮流提供反馈或有关这个情境的想法或说说下一步怎么做。治疗师或顾客保持沉默，除非反馈中出现了明显的错误，这时候有必要再做一下简短的评论。在结束阶段，治疗师或顾客就看似可行的事件或行为计划进行简短的评论。

这个模式最大化地利用了时间，避免了一种声音的主导。该模式曾用于培训、建立学习体制，以及作为商业管理的手段。一些最初把这种方式作为一种督导方法来使用的人进一步把这个模式运用于其他领域，如小组会议。

建设性批评

建设性批评通常不能够作为一项焦点解决的谈话技巧。然而，在很多需要反馈的商业和教育情境中却都会用到这个技巧。有时候，反馈中不得不要求有行为的改变以改进个人或工作表现，因此掌握有效表达这些问题的方法非常有价值。下面所描述的方法引自 Peter（杜塞尔多夫的管理顾问）的著作（2005）。

第一步是考虑那些做得好的方面。即使是工作职责的一部分，很多人还是对面质和批评他人的过程感到焦虑。然而，许多人都已找到一些可以在这种场景中应用的技巧。一个良好的开端是，根据以下情境："你以这种方式批评了某人，他（她）接受了，并且没有受到任何的伤害或侮辱，你有什么样的感觉？换句话说，你希望批评的结果是怎样的状况？"看看在以 0 到 10 评分的量表上自己处于哪个位置，这可以让两个人或者是一组人一起来面对这个问题，一个简短的谈话常常可以揭示每个人的一系列技巧。大多数人都喜欢在轻松的环境下讨论这个话题，并考虑如何提升他们的谈话技巧。

一个重要的学习点是：如果同事的表扬恰到好处，那么在需要批评的时候就更容易进行批评。为了更有效地指导同事，这些技巧都可以通过练习进行学习和提高。在高层管理人员的培训中，反馈可以采用对话的形式。具体的做法是：告诉其他人你是如何看待他们的，也有助于你知道人家是怎么看待你的。为了在小组培训的实际过程中学到东西，反馈可作为一项非常有效的手段。

依照焦点解决的观点，督导者不需要承担太多的责任。不是说你应当为你的同事提供拥有更好未来的解决方法，而是你的同事有责任去寻找令你们双方都满意的解决方法。

为在小组培训中练习这些技巧，以下的练习是比较有用的。在小组中确定一名想要练习复杂对话技巧的参与者，他需要批评一位同事。作为一个例子，他可以采用一个过去结果不太理想的谈话，他也可以选择一次不久前的对话，这样演练者可以有更好的准备。

培训者从小组中选出要扮演对话练习中的另一位同事。高级管理者这个角色为大家提供了保持中立观点展开批评对话的机会。通过倾听练习者对其目标的介绍，同事了解了这个背景和角色。虽然在接下来的问题中他会接受他所需的信息以继续扮演被批评者的角色。

学员要为这次谈话设定一个个人目标。寻找既适合练习又符合真实情境的对话，这很重要。只有他们真正适合这样的情境与风格，这样的形式才会自然。你不会对当下特殊的行为感到满意，你想要有实际的变化。你相信他们可以做到。

尤其重要的一点是句子的形式，学员清楚地说明他们需要同事做什么或者是希望以后有什么改变。这样的句子应该以"我想要你……"或"我期望你……"的形式开头。这必须与学员的讲话风格相符。学员表达他们对同事会找到解决方法的信心的句子也要是真实可信的。经验表明，体现同事能力的句子是较为合适的："你可能早就已经考虑过你可以做怎样的改变。你有什么建议吗？"

在这句话之后，你必须要有耐心，同时忍受一段时间的"无效解决"，即使这并不是你平时的风格。尽可能保持坐姿，同时沉默5到10秒钟，这是颇为有效的

第九章 焦点解决模式应用于工作场所

(参见第一章有关沉默的部分)。即使同事没有提出让你满意的答案,仍然保持友好,并对他提出的解决方法表现出兴趣。如果没有任何满意的进展,那么在两到三天后再安排谈话,给他一个想到好的解决方法的机会。

建设性批评:关键提问

事先

(作为一名管理者)你想从这个过程中得到什么?

在你离开这个房间的时候,对于这次会谈,你有什么是想要回顾的?

会谈中

我不关心(当前特定的行为)。

我想要你……;我期望你……(实际的变化)。

我相信你可以找到做这件事情的方法。

你可能已经考虑过你可以如何进行改变。你的建议是什么?

跟我解释一下那是怎么起作用的。

下一步

如果没有任何满意的进展,两到三天后再安排一次谈话,以期为问题的解决提供时间。

当清楚地阐明了基于以上内容的目标之后,可把主要的句子写在可翻页的纸上,这样学员在试着与同事进行谈话时便可以看一下。

学员利用简单的道具(桌子、座椅)布置好演示的场地。在做这件事的时候,澄清以下的问题颇为有用,这对谈话的准备至关重要:在哪个房间进行谈话?怎样做介绍?会谈者坐在哪里?作为管理者的学员可以控制很多因素,这对让他们在真实的生活情境中也有演示中那样的自信颇为有用。

这些一旦做好了,学员与"同事"便开始演示。也许有必要提醒学员使用来自翻片纸与讲义的句子。这将鼓励他们使用新的句子而非他们本身习惯了的技巧。这个练习的另一个用处是，同事的反应可能会预演到一些真实谈话中可能会说到的内容。

任何出自同事"是的，但是……"这种形式的反应都可以理解成为"不是的"。这种形式在第一章有更详尽的讨论。

在这类谈话中，眼神的交流是至关重要的。非语言行为的研究表明"礼节性"的注视意味着看一个人的眼睛和前额。"友善"的注视是看眼睛以及脸的下面部分，因为很多情感的表达都是在脸的下面部分表现出来的。随着谈话越来越私人化，眼神的注视降到颈部与胸部，然后是身体更低的部位。如果我们觉得一个人很有吸引力，那么在他们走近我们的时候我们会上下打量。这个过程往往是在我们无意识的情况下进行的。一个类似的例子是在电影中某人被紧盯前额。就反应和解剖学原理而言，这在真实生活中是罕见的。当然这种"礼节性注视"所强化的情感性意义是没有错的。

在传递商业信息时，若使用"友善"的注视，会削弱信息的有效性，因此在进行说明或提出要求时，进行眼神的交流或看着同事的前额是颇为重要的。如果对学员来说眼神的交流比较困难，那么也可以看着鼻子或耳朵，因为大多数人都没法把这个与眼神交流区分开来(Smith,1981)。

由 Peter Rohrig 设计的焦点解决反馈形式如下。这个作为很多演示和练习的总结是颇为有用的。它在批评的情境中使用尤为有用，因为领导者不需要说很多自己的反应。保护那些参与演示挑战性情境志愿者的自尊也是至关重要的。

> **焦点解决式反馈：提问的顺序**
>
> 1. 观察者喜欢什么？
> 2. 批评者喜欢什么？
> 3. 支持者喜欢什么？下次真实情境中他们会怎么做？
> 4. 观察者提出建议，这时候支持者只负责听，可以说谢谢你，但是不能有其他的评论。
> 5. 常规讨论：什么是有用的？我自己会尝试什么？

360°全面反馈

很多机构现在都追求 360°的反馈,这意味着意见的来源更为广泛了,不再只是来自管理者或是公司。360°反馈表易于填写,在客户服务和医疗保健机构的使用都表明颇有用处。

360°反馈法

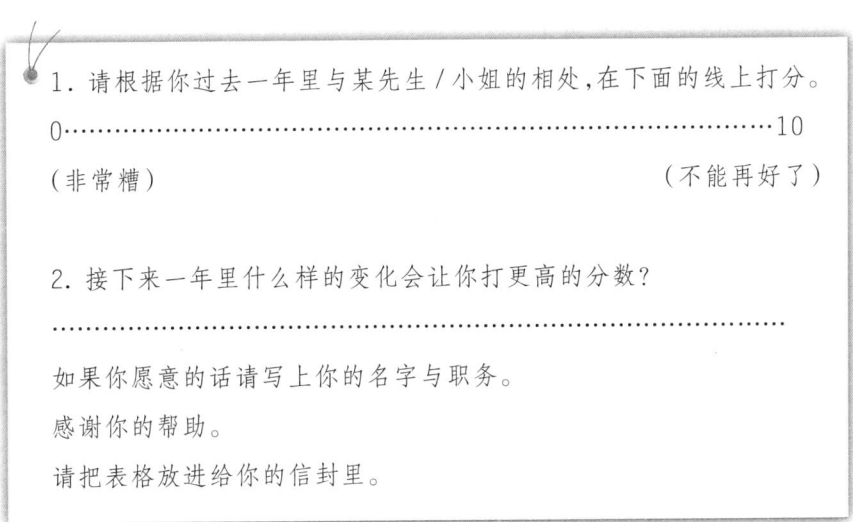

1. 请根据你过去一年里与某先生/小姐的相处,在下面的线上打分。
0···10
(非常糟)   (不能再好了)

2. 接下来一年里什么样的变化会让你打更高的分数?
···

如果你愿意的话请写上你的名字与职务。
感谢你的帮助。
请把表格放进给你的信封里。

这个表格可以很快完成。较长的问题会让他们觉得难以分析,然而这个方法更能得出易于比较和分类的实际回答。把它分发给所有关心详尽结果的人,也把它分发给一个经选择可以重复抽样的客户群体。如果有必要,也可以把内容调整成针对某一特定的技巧或任务内容。大多数人都愿意写上自己的名字和头衔,并同意答复时与特定的小组或部门进行联系。对于发给客户而言,有效的随机顺序是发给按字母表排序的数据库中每个字母的第一个。在第二次完成练习后,它可以发给同样的样本小组以获取已采取的行为的反馈,或者发给每个按字母表排序的小组中的下一个成员,以从相似但却是全新的小组中获取结果。

处理对权威方的异议

当认为已经出现错误时,但又觉得不能说或不能做任何事情来表达我们的想法,这对我们的自尊和效率都是有害的。工作中有很多时候你都会被比你职位高或有权势的人强加一些事情。你可能觉得有必要表达一下你的想法并提出你的建议,但是你又意识到自己的权力有限,也可能会有点武断。一些具有威胁性或让人困扰的情境也会有这样的状况。当面对这些情境,比较明智的是在考虑下面的这些问题前自己做好准备。

第一部分是在交谈前考虑计划。

> **处理异议:关键提问**
> 你想从这个过程中得到什么帮助?
> 对于管理者的提议,你想问他们什么问题?
> 对于你的选择,你想问管理者什么问题?
> 你想要提出什么样的相反建议或想法?
> 在你离开这个房间时,会谈中怎么样的成功是你想要回顾的?

如果你想用你获得的信息来改善或改变已经做出的决定或安排,那么接下来的问题可以帮上忙(Crosby,1981)。

> **改变想法:关键提问**
> 如果管理者的想法保持不变,那么接下来你会做什么?
> 为改变计划,你需要改变谁的想法?
> 你现在觉得那个想法怎么样?
> 改变那个人想法的最好方法是什么?
> 你如何避免这个问题再次发生?

"意大利腊肠"比喻在一些管理情境中,以"小片"的方式一个接着一个地处

第九章 焦点解决模式应用于工作场所

理，最后完成一项大的任务。在机构中，内部阶层的一个形象的比喻是"意大利千层面"结构。意大利千层面是由很多不同成分组成的。在组织中，有人喜欢对事情说"是"，也有人喜欢对事情说"不"。他们以差不多相等的比例分布在组织中，否则组织不可能运作起来。每个领导者的一贯风格通过其在组织中的声望为人们所熟知。如果你想要办成某件事，而你接触的那个人就是喜欢说"不"，那么很有可能其上司或代表是个喜欢说"是"的人。因此在面对说"是"的上司时，你就应该提出你的建议或要求，特别是在说"不"的那个上司休假时，这会使你的建议有所进展，至少也是进入了另一个考虑层面。如果你被要求提出你有所保留的意见或想法，那么知道管理层中谁是那个喜欢说"不"的人有助于延缓这个问题，直到这个问题得到更成熟的考虑。在协商期间提醒自己：那些反对自己的意见的人可能也是这样，因为他们更加喜欢说"不"，而不是对你或你的提议有特别的敌意，这颇为有用。

如果你已经探究了这种情境并发现没有什么可以做了，那么还有一些问题可以问自己。在开始争论前，想想这些选择也是颇有好处的。

- 你可以接受什么？
- 接下来你会做什么？
- 你怎么知道你在一段时间后会变好？

在一些法律程序中，来访者可能会被吓到或者时间不允许他们说完自己想说的话。以下问题包含了上述列表中的要点，可以在这种情况下使用。

- 当你离开这个房间时，会谈中什么样的成功是你想要回顾的？
- 你所能接受的最低限度是什么？
- 如果这次你遭到反对，你会做什么来改善下一次的结果？

很多练习都可以用来实践这些问题并且效果不错。在一个过去或现在的情境中，学员可以两两合作，在对话题进行简短的描述后，运用上面给出的问题。或者一位领导者可以描述情境,然后小组中的成员轮流给领导者提供一个想法,直到不再有任何新的想法产生为止。很多人都有类似的经历,都能提供自己的想法。你的想法越多,你以后再遇到类似的困难时,你的反应也就越灵活。领导者可以对这些想法做下点评,或者仅仅是记录下这些想法,以便之后慢慢考虑。

政府机构与大型组织

另有一组行为可运用于大型机构与组织。如果是面对面的情境,那么带上纸和笔礼貌地接近。询问他们是谁,尤其是要问你谈话的人的名字。写下他们的名字,以及任何在他们的制服上或交通工具上展示的信息。就说你担心自己的权益受到影响,询问接下来要做什么。如果他们说他们也不知道这个计划,那么问:"谁知道呢?""谁会给出说明呢?""那个人的电话号码是什么?"记下这个号码并让他在自己打电话前不要说出去。自始至终都保持礼貌与感激。如果有问题,大多数人都会选择推脱责任,所以他们会很乐意把你引向他们的上级。

留出一定的时间并避免被打扰,打电话给大型的机构。自己舒服地坐好,泡上咖啡,准备好纸、笔以及任何你已经获得的信息,比如相关号码,或者有时候是部门名字。你可能希望事先写好问题,如果你这样做了,那么在纸上留些空间,这样你就可以在问题旁边写答案了。不然你可能会遗漏一些信息或者忘记其中一个问题。自始至终都保持冷静与耐心。你和每个人讲话时都要问他们的名字以及分机号码,把这些信息写下来。那些在机关工作的人不喜欢被确定个人身份,所以这促使他们处理你的问题或把你的电话转给其他人。你发现自己被转了五次后又回到了你已经谈过的那个人,这是很正常的。你列出的名字和号码会告诉你这一点。如果他们说他们不能回答某个问题,那么问他们谁可以回答(名字、职位、电话号码,最好是所有这三项都问清楚)。然后与那个人联系。在你确定再打回去的特定时间或与另一个更为高层的人联系的安排之前,千万不要挂电话。最好是你主动打电话给他们,而不是等着他们打电话给你,即使这样话费更贵。否则你可能要等很长一段时间。

最后,你可能会有代表这个机构的一系列名字和号码。在必要的情况下,这使你可以更容易地追踪你的问题。

总结

这一章讲述了在工作场所中如何快速找到合作点，以及忙碌的管理者该怎样做到这一点。呈现了一些在团队中如何应对改变管理以及冲突的方法。对督导和建设性批评以及 360° 评价也一并进行了探讨。一系列特殊情境下的微观工具也已呈现。最后，呈现了如何适应与有更高权力者相处的环境。整章探讨都涉及交流互动的要点。

本章要点

- 研究已证明焦点解决模式能够有效应用于教练、工作场所和雇佣问题。
- 简短对话应用于突发事件管理，对管理者而言是有效的和建设性的。
- 特殊情境下，一些微观工具也能够被使用。
- 一个焦点解决理念实践者可以影响会议，使之发生有利的改变。
- 预期谈话促进了健康机构的良性管理，并减少了其他组织机构中的冲突。
- 焦点解决 360° 评估可以带来有效的信息。
- 建设性批评是管理中必不可少的一部分，并可以通过建构解决的谈话技巧得到促进。
- 应对与强势方的分歧，以免于威胁和困扰。
- 可以采用有组织有效率的方式来与政府机构和大型组织打交道。

第十章

关于焦点解决模式的常见疑问

内容提要

◇ 焦点解决治疗的反对声音

◇ 焦点解决治疗和情绪

◇ 文化问题

◇ 什么时候不适用焦点解决模式

◇ 焦点解决模式的理论

◇ 总结

本章将试图回答关于焦点解决模式的一些共同疑问和问题。这些疑问通常出现在培训中，尤其是那些学习其他心理治疗专业模式，或者是有过其他心理咨询体验的人。他们对真正的心理咨询缺少一定的了解，因为他们的咨询经验仅限于电视剧，在这种情况下，快速恢复是件司空见惯的事。焦点解决模式符合大众的先验感知，这些人报告对心理治疗的期待次数是5~6次，每次大约半小时（Garfield, 1986）。这些特质有助于来访者对焦点解决模式的接受，而本书第六章所提及的实证证据就已充分证明了焦点解决模式是一种成效良好的方法。

焦点解决治疗的反对声音

一些评论家批评焦点解决治疗时间太短,情感肤浅,充满噱头。然而,这些声音大多数来自热衷于其他培训的从业人员。和我们大多数人一样,他们坚持自己的专业,而不去阅读其他治疗方法的证据。那些在任何场所中曾经受过焦点解决模式培训的人承认,焦点解决模式尊重来访者的自主权,而且并不是每一个案例都是"快速解决"。

工作坊中常见的问题之一是:"焦点解决模式治疗 X 障碍有用吗?"事实上,各式各样的心理疾病都曾是研究主题。我们能够确定的是,目前为止没有任何一项研究证明了诊断类别和任意一种谈话治疗效果之间存在明显联系。有一些指导原则,但这些似乎是关于一般的和特定来访者的因素,而不是一种诊断类别。在培训班中,深入询问就会发现,提问者想到的并不是一个具体的诊断,而是他们遇到了工作中"停滞不前"的困境。对如何应用焦点解决的方法进行临床讨论可能会提供一些新的方法来向前推进,或者表明,不管治疗模式是什么,没有人在当下可以做更多的事情。

通过广泛论证,还有一个发现是,将焦点解决思维和其他方法相结合来管理目前状态是可行的(McKergow & Clarke, 2007)。商业顾问有自己的人际交往技巧,有时与现有分析工具结合,包括欣赏式探询或现有管理系统,如焦点解决实践。治疗师表现的是罗杰斯提出的共同因素:温暖、共情和真诚,以及来自其他培训的技巧或者其他同事的建议。联合治疗在精神卫生保健中是常见的,特别是在严重的极端情况下。处于安保情境下的人可能一方面要接受法律拘禁,另一方面也接受康复、职业治疗、药物治疗,以及躯体疾病的治疗。

焦点解决治疗和情绪

在某些学校治疗中,情绪体验被认为是改变的关键。毫无疑问,情绪,无论是积极的还是消极的,常常发生在改变的时刻,但到底哪个才是因?有创伤性压力障碍的人会持续不断地重复体验与最初创伤相关的情绪，而这也正是他们的痛苦来源，毫无帮助。当回忆事件时，并没有脱离当时的情绪，仍然是痛苦和可怕的。患者最大的愿望是减少或停止这种情感体验。类似地，双相情感障碍患者可能有长期的高程或抑郁情绪。这似乎不是一个成熟的过程，也不是一个有益的过程。脑损伤和阿尔茨海默氏症通常伴有不稳定和短暂的情绪，这对患者没有明显的益处。

正如第一、二章所讨论，焦点解决治疗不会针对情绪进行提问，除非当事人在语言或行为中有所透露。这并不是否认情绪的存在，若这样做就是不尊重人。人人都有情绪：我们每一天都会经历一个重要的情绪。然而，没有科学证据表明，扩大这些体验有助于带来改变。在焦点解决模式中，有什么是有益的，就是问问自己的感受如何，以及在生活中是如何表现出来的。这个过程与探寻当事人恢复的目标是一样的，不重复问题的细节。关于这部分内容，Shazer 等人在 2007 年进行过深入探讨。有时，重新建构情绪是很有用的。比如将激发情绪的一般信号描述为"期待"而不是"恐惧"或"愤怒"。用谈话来改变情绪的语境也很有用，比如问"你是如何处理悲伤的""你的同事如何才能知道你什么时候有自信"。

文化问题

另一个对焦点解决模式的批评就是"太美国化了"，不适合英国人。这可以与接下来的积极心理学的言论进行比较。所有的心理治疗方法都需要考虑当事人的感觉和态度。这些内容部分已在前几章中讨论过，因为焦点解决治疗的主要部分是强调当事人的观点和语言。

目前为止，焦点解决实践适用于很多国家和文化。我们已经看到了来自中国、韩国、伊朗和墨西哥的比较研究。比如，来自中国杭州的研究者们正将焦点解决模式应用于健康促进系统中；教科书也正被翻译成简体中文版和繁体中文版。Fujioka（2010）出版了日文版的焦点解决精神病学教科书。Insoo Kim Berg（1991）是土生土长的韩国人，曾在远东地区任教。印度、中国香港和新加坡等国家/地区也曾举办过培训班。焦点解决管理论坛在日本、南非以及欧洲等地举办。无国

焦点解决治疗：理论、研究与实践（第二版）

界医生组织、美国红十字会和其他援助机构都聘请了以焦点解决模式为取向的培训人员，帮助他们在非洲和其他贫困国家开展工作。

什么时候不适用焦点解决模式

这个问题是荷兰管理顾问 Coert Visser 提出的(http://solutionfocusedchange.blogspot.com)。2009 年，他提出了三个焦点解决模式或许无法发挥作用的地方。

● 如果你有理由相信抱怨主要是生理因素导致。比如，如果当事人抱怨胸部的疼痛发散到了他的左臂，那么应该建议他尽快看医生而不是问奇迹问题。与之类似，如果当事人的问题与某种技术缺陷有关，例如计算机不工作，那么检查电缆可能比询问问题的例外情况更明智。

● 如果对于这类问题有行之有效的标准方法。如果你的当事人问你如何撰写一份求职简历，你可以给他举一些例子，而不是问他刻度化问题。

● 如果有紧急情况或危险。在那些情况下，你可能没有足够的时间从背后进行指导。相反，你可能首先需要采取一些直接行动。也许在那之后，你可以继续专注建构解决之道的对话。例如，如果一位当事人公开了当下性侵犯的信息，那么在你进行任何治疗活动之前，证据规则或其他机构的传唤可能就是优先的。

儿童保护和其他危险情况与治疗情境还是有区别的。在治疗情境中，当事人坐在治疗师的对面，治疗师的任务就是帮助他们发生渴望的改变。在儿童和弱势群体保护过程中，这些人是客户，不管在场或不在场，他们的需求是主要的焦点。保护协议书与治疗方案不一样，是由法律衍生而来的。一位员工可能会同时需要这两者，但是安全必须在治疗之前得到保障。如果在治疗过程中，一个人处于危险之中，那么安全是第一位的，即使这需要打破保密协议，或让警方来采取行动。

焦点解决思维在长期失能或患病人群中的应用在本书第二章已进行探讨。有时候是当事人对焦点解决治疗无感。2007 年，在比利时布鲁日召开的 EBTA 年会上，Margarita Herrero de Vega 和 Mark Beyebach 汇报了一项焦点解决治疗在困住个案中建构解决之道的研究。他们在实践中识别出 80 个"困住"的个案，此处"困住"指的是 3 次会谈后当事人在刻度(0~10)上没有提升。他们的案例分析表明，这些困在 5 分或以上的个案可能需要换一个治疗师或换一种不同的治疗方式。而困在 3 分或以下的个案可能需要的就是换一种治疗方式，而不是换一个治疗师（Lambert et al., 2001）。对治疗师进行反馈是减少任何一种治疗方法"困住"个案的一种途径，详见本书第六章。

有时，当事人自己会发现另一种治疗方法或药物治疗，比他们目前的治疗对他们更有帮助。在这种情况下，尊重当事人的计划是明智的选择，至少基于试验证据是如此。Yvonne Dolan 在 2000 年描述过这样一个案例，一位夫人曾长时间接受心理动力治疗，直到她的治疗师移居到了另一座城市。这位夫人坚持要求 Yvonne 为她提供一样的治疗方式。因此随着每一个问题的提出，Yvonne 会问她若是她以前的治疗师，会怎么做出反应，然后把建议重复给她。这位夫人报告说，这样的治疗方式很成功。

作者的孩子们曾经说："不要用那种短期治疗之类的方法来应付我！"他们想要的是一种父母的反应，而不是一位专家。

焦点解决模式的理论

对焦点解决模式的一种批评是，它缺乏"改变理论"。这种批评主要来自精神动力和人文主义的从业者，他们的工作基于人类认知和行为的复杂理论。他们不接受这样的治疗模式，因为这种模式并不会详细而又痛苦地叙述人类生活。这可能被认为是心理治疗领域的浪漫主义运动。虽然已经清楚地表明所有的治疗模式都是同样有效的，但人们仍然持有这些观点。弗洛伊德和其他人发现的心理机制确实是发生在我们所有人身上的真实事件。然而，我们不需要了解这些机制，它们就会发生变化，并且知道这些机制并不能解决日常生活中的所有问题。

文学中浪漫主义的反面是古典主义。对行为和认知行为理论家来说，改变理论是不恰当的行为需要，而且应该改变。正如我们在第五章中所见的，巴普洛夫条件反射的刺激反应基础并不支持这样的说法。此外，尽管存在可识别的破坏性后果，人类对改变行为仍具有明显的抵抗。这些例子包括：回归暴力同伴，滥用药物，改变饮食习惯，或者选择不支持独裁者。此外，还有很多认知行为治疗的研究，主要是抑郁和焦虑，当然也有很多其他障碍，但是没有一项研究发现积极的结果，尽管人们经常断言这种疗法有证据基础。焦点解决取向的治疗师相信，他们的方式不同于认知行为治疗。他们不采用专家的视角面对客户。他们意识到，与客户自己产生的解决方案相比较，治疗师主导的解决方案相对低效。随着焦点解决短期治疗在英国被人熟知，认知行为治疗的教材和资料也正逐渐变得更为合作和以当事人为中心。我的一位同事 Kate Hart 也是 CBT 培训师，她描述她的焦点解决治疗是"暗中的 CBT"。

Steve de Shazer 是一位令人尊敬的维特根斯坦的支持者。他在一些著作中（1994；de Shazer et al., 2007）表述了维特根斯坦的术语，相当于焦点解决模式的一种理念。

认知行为理论出现的一个新概念是正念（Hayes et al., 2004）。正念来自禅宗佛教的"此时此刻"的说法，这一说法反过来由"正确的正念"发展起来，这是佛陀所教导的崇高的八重道路的要素之一。在西方文化中，经由 Linehan 整合到心理治疗中，作为认知行为治疗的辩证行为疗法的一部分（Linehan, 1993）。然而，我们现在还不知道，基于正念的方法是否能适用东方文化，因为这些方法已经在那里使用了很多年。东方的当事人很可能在考虑处理西方的治疗理念之前，就考虑过这些问题了。

正念、焦点解决治疗和认知行为治疗都通过认知和行为途径来改变情感。直接改变情感的方法并不常见。眼动脱敏和再加工（Shapiro, 2001）以及催眠疗法有时能有效地直接改变感觉，而不涉及认知过程和行为改变。虽然在这些方法中使用了当事人和治疗师之间的谈话，但是这种谈话不需要关注行为改变或情绪改变（Peacock, 2001；Mahlberg & Sjoblom, 2004）。认知在之后或根本不存在（Isebaert, 2005）。Dolan 和其他人在第九章中描述了将埃里克森催眠技术与焦点解决治疗整合的方法。类似地，很多治疗师也会整合叙事和焦点解决模式。

叙事治疗师认为，改变将会通过某些类型的对话而发生。然而，他们并没有定义改变，也没有具体的理论来说明如何改变。他们向个案、家庭和社区寻求资源和想法。他们的方法深受当事人和社区的喜爱与尊重。

在治疗和管理中，动机访谈、欣赏式探询和积极心理学与焦点解决治疗都有相似之处，也被一些从业人员整合应用（McKergow & Clarke, 2005, 2007; Mintoft et al., 2005）。动机访谈在改变的第一阶段使用；行动和维持阶段就会使用其他模式。欣赏式探询可以作为一种具体的语言技巧和方法在焦点解决教学中使用。

积极心理学（Seligman, 2002）强调在日常生活中快乐和美好时刻这一例外。它寻找优势发展和社会建设性行为，作为一种治疗抑郁症、孤立和焦虑的方法。

积极心理学强调基于个人现有的技能和资源的自尊与自信。这样做的前提是，当事人将会放心地采取行动解决他们的困难。同样，其局限是缺少改变理论，而强调的是目标导向的对话。这是被描述为"Pull yourself together"的一种方法，出版了大量的研究项目、著作和文章。然而，在日常生活中，我们看到大多数人已经过于乐观了。这就好像我们对旅行时间的估计和对房子售价的期待。用一位罗马尼亚观众的话来形容就是："希望是世界上最大的荡妇：每个人都和她生活在一起。"（SOL 7/5/10, Bucharest）积极心理学在美国和商界取得了相当大的成功。那些来自较为保守的文化，如英国和北欧国家，可能会发现这种风格不合群。

Hubble 等人（1999）以及 Duncan 和 Miller（1999）以支持所有疗法中共同因素的重要性而闻名，反对任何特定疗法都有"答案"的概念。然而，这并不能证明治疗师们喜欢一种疗法是因为它要好过另一种方法，对当事人也一样。如果治疗师偏爱某一种模式，那么他（她）的成功率就会更高（Wampold, 2001）。Seligman（1995, 2002）发现，当事人对治疗模式的选择与效果相关。任何一种疗法大概有60%~70%的成功率，因此，为了帮助大多数当事人，至少需要两种方法。因而，对不同治疗模式和技术的需求可能会继续存在。

Rhee 等人（2005）进行了一项探究不同治疗模型的计划。55 名拨打自杀热线电话的人被分配到焦点解决治疗组（16）、共同因素治疗组（17）和等待组（24）。作者发现，治疗组的 14 项指标中有 10 项显著改善，不存在组间差异。

如果情况需要，焦点解决治疗师更愿意将他们的工作与其他方法相结合（Milner, 2001）。尽管双方仍然认为自己是独立的、不同的，但他们所采用的技术似乎越来越接近。

事实上，其他一些被广泛接受的心理治疗模型没有任何关于改变的理论，也没有任何理论基础。人际心理治疗（IPT）（Klerman et al.，1974）是用心理动力语言发明的。与认知行为疗法（CBT）相比，它是一种假的治疗方法，结合了阿米替林与谈话疗法的联合试验。在试验中发现，IPT比CBT更有效。这可能是因为在这一代的实践者中，他们大多接受的是心理动力学训练。试验结果进一步研究了IPT的有效性，并将其作为一种单独的治疗方法进行了具体化，这完全是在实践有效性的基础上进行的。IPT并不基于任何改变理论，也没有针对学员的个人治疗。它学起来很快，而且很容易获得认证。IPT是由英国卫生部的NICE指南批准的两种治疗抑郁症的方法之一（另一种是CBT）。

总结

似乎缺乏理论并不是一个值得尊敬的标准，而广泛的理论基础并不能保证我们的客户获得成功。然而，我们可能正在进入一个特定的治疗模式与其他模型没有明显区分的时期。客户的响应可能成为使用任何特定技术或方法的驱动。

有趣的是，这将使心理疗法回归到医学模式的传统中，在这种模式中，患者的改善是关键变量，因为人们对生理学或治疗产生益处的方法知之甚少。

本章要点

● 所谓"肤浅"或"噱头"的说法似乎并不会影响当事人对焦点解决治疗或治疗的整体效果的反应。

● 在焦点解决治疗中，情绪是存在的，正如他们存在于所有的人类活动中，但是治疗师的反应有些不同。

● 焦点解决实践中，多样性和机会均等的问题似乎不是很重要。

● 某些情况下，焦点解决治疗不是行动的第一步，而在某些情况下，另一种疗法可能更有效。

第十章 关于焦点解决模式的常见疑问

- 在安全保护工作中,他人的权利可以优先于治疗工作。
- 治疗可能强调内部心理过程或单纯的外部行为。干预的成功与这些因素没有明显的联系。
- 叙事治疗、积极心理学和正念与焦点解决治疗有某些一样的内容。
- 改变理论似乎并不是治疗的重要组成部分,也不是市场可信度的必要条件。

第十一章

焦点解决疗法的未来方向

内容提要

◇疗法的未来

◇治疗师的培训与鉴定

◇焦点解决疗法的官方认可

◇研究与证据基础

◇未来的发展

◇总结

焦点解决模式已经使得很多国家的治疗发生了革命性的改变,并且正与心身健康保健这一主流合为一体。与大多数其他有效治疗相比,焦点解决模式的培训更为简洁。英国的很多地方都有经过认可的培训课程。政府和一些机构开始认识到焦点解决模式在处理很多公众及专家等相关问题上的意义和效益。现今,心理治疗的研究被认为是必需的,但是在60年前,这类研究却被认为没有什么相关性而且也不可能有结果。焦点解决工作者正努力朝着循证心理治疗的方向前进,这使得人们能够更好地理解对来访者利益最大化的治疗方式。

焦点解决治疗：理论、研究与实践（第二版）

疗法的未来

在英国，焦点解决模式已经形成了良好的体系，数以万计的受过培训的工作者都在各尽其职。焦点解决模式通常被社区团队和住院机构应用于精神卫生领域，同时，司法和监狱服务中也在使用它。而实践表明，焦点解决模式对那些受物质滥用问题困扰的患者也是有效的。在教育领域，有人创造性地把焦点解决模式融入了方针政策。教育心理学家和一些指导老师发现这有助于他们面对来自学校的日益增多的要求，以及来自家长对问题学生进行有效管理的要求。Andrew Turnell 和他的同事，如 John Wheeler 的工作模式已经被英国好几个儿童保护组织采纳。

在英国，所有的保健机构都在为日益增加的个案负担、削减的资金、不断变化的新法律要求而纠结。由于服务人数的增加以及其他社会和人口统计学的变化，加之获得这类帮助的基金正在减少，更多的人开始注意有效帮助的可能性。而焦点解决模式为更有效地干预那些最有需求的社会领域（物质滥用、家庭暴力、自我伤害以及人格障碍）提供了希望。

最近两项关于英格兰精神疾病的替代护理服务的研究（Howard et al., 2010; Osborn et al., 2010）表明，当客户可以选择他们所接受的护理模式时，会有更好的结果，他们更愿意拥有自主权和发言权。这表明，Wampold（2001）和 Seligman（1995）的发现可以概括为整体护理经验，而不仅仅是心理治疗。

治疗师的培训与鉴定

在英国，现在已经有很多焦点解决短期疗法的培训。在伦敦，BRIEF 的调查显示，其自成立以来至少培训了 6 万名专业人员。他们现在提供一年期焦点解决培训以及针对组织咨询的为期更短的课程或项目的资格证书。伯明翰大学有焦点解决短期疗法四年制的硕士课程。自 1997 年以来，圣马丁大学就有关于焦点解决治疗的认证模块，在各个课程中大概培训了 20 名工作者。在吉尔福德、坎特

第十一章 焦点解决疗法的未来方向

伯雷和普林斯顿等也有更为短期的认证课程。很多有经验的培训者都提供当地的课程,比如在加的夫和多塞特。

Kim(2006,参见第六章)的元分析研究指出,SFT 为达到与其他治疗均等的效果,平均需要通过 6.5 次会谈。基于不同研究的有效性,Kim 指出,若要胜任焦点解决治疗,至少需要 20 个小时的培训。相对于其他治疗模式而言,其所需的时间仍然是较少的,但是这个发现对未来的计划安排与认证是颇为有用的。

很多其他的欧洲国家也有焦点解决培训课程。一些大学的心理学院提供基于焦点解决培训的学位。维也纳的私立管理大学提供焦点解决管理的资格证书。焦点解决短期疗法的一个特殊情况是,大多数的训练者和培训者都认为,焦点解决培训只需花费比其他心理治疗更少的培训时间和经验就可以获得与之均等的技能。这意味着很多培训者可以在日常工作中使用这个模式,但却不见得能够胜任专业心理治疗师的工作。

在美国,各个州的职业注册都受到从业者规范的管理。因此护士、心理治疗师和社会工作者都由规定的机构进行管理。美国有很多建构解决之道的课程与培训者。

在加拿大,焦点解决短期疗法是由一些咨询机构组织的,需要接受 100 小时的培训与督导实习才有注册的资格。芬兰对焦点解决培训有一个全国性的认证培训方案,是由 Ben Furman 及其同事创立的,大概需要三年的学习时间。除了精神动力学和认知行为模式,德国从不认定任何心理治疗师。法国没有全国性的心理治疗师认证,但很多私人培训机构会提供大量的培训项目。

欧洲短期治疗协会已经考虑在多种场合建立以焦点解决为中心的国际认证标准。然而,在国际上实现公认的、令人尊敬的、对每个国家都有效的标准,这是一件非常困难的事。医学尚没有做到这一点,因此治疗师的道路还很漫长。说到这一点,焦点解决教练和培训(SFCT)的国际质量发展委员会已经形成了这样的一个过程:由两名评审员进行审查和核实工作,以确定申请者是否符合焦点解决实践的议定标准。一旦审核通过,申请者就可以在他们的简历或者其他地方写明这个身份。申请工作的标准可以在 SFCT 网站(www.asfct.org)上找到。这个过程看起来是有用的,并为组织成员的工作增加了价值。不过,对治疗师的伦理标准

焦点解决治疗：理论、研究与实践（第二版）

可能使这个过程不适合国际治疗认证。

英国目前还没有统一的心理治疗师认证方案。很多提供注册的部门都被官方认可。一些焦点解决工作者通过家庭和系统治疗协会加入英国皇家心理治疗委员会（UKCP）。英国咨询和心理治疗协会（BACP）有这样的全国性标准，即允许有同等焦点解决疗法培训经历（大概相当于四年的硕士课程）的从业者加入他们。

目前政府健康专业委员会（HPC）已经规范了13个健康保健团体，咨询师和心理治疗师很可能很快就会接受他们的监管。然而，目前HPC的认证标准与UKCP或BACP的差不多，这就使得训练不足的问题得不到解决。英国焦点解决实践协会正在寻求焦点解决从业者一年培训时间的可能性，这样之后就可以通过进一步培训达到BACP的注册水平。

可以说，焦点解决治疗的注册认证依旧不是很清楚。然而，一个吸引了如此众多从业者的模式似乎不太可能被边缘化。在设计出各个方面体现焦点解决治疗有别于其他传统治疗的服务模式之前，在心理治疗和卫生保健领域可能还需要进行更多的探讨。

焦点解决疗法的官方认可

在美国，焦点解决疗法被联邦政府确定为一项公认的治疗（www.samhsa.gov；www.ncbi.nlm.nih.gov/books）。在华盛顿州，这是一项得到认可的治疗，在俄勒冈州和得克萨斯州，正在进行认可（www.oregon.gov/DHS）。焦点解决疗法被包括在颇具影响力的兰德研究小组的评估内容里（Morral et al., 2006）。

英国虽然缺乏正规的注册机制，但是焦点解决短期疗法显然影响着健康与教育领域的计划与政策。

Glenys Parry教授在给卫生部的《心理治疗综述》里加入了焦点解决短期疗法（Parry & Richardson, 1996）。卫生部接纳了将焦点解决模式用于治疗自我伤害的建议。"癌症患者支持性和临终关怀"指南（2004）也明确推荐焦点解决模式。苏格兰心脏康复指南推荐用焦点解决短期疗法进行心脏病后的抑郁治疗（SIGN, 2007）。一些心理健康和医疗服务体系的信托机构在整个组织中采用了这种方法。在英国皇家精神科医学院(2004)的一份委员会报告中,包括了在学习障碍中使用焦点解决疗法。Sladden(2005)建议国家卫生机构的高级医生去寻求焦点解决模式、认知行为疗法或精神动力学治疗的培训。在英国,国家临床卓越研究所(NICE)为国家卫生服务的疾病治疗制定指导方针。它很少涉及焦点解决疗法,因为 NICE 的评估系统依赖于基于诊断类别的搜索,而很少有焦点解决研究是以这种方式进行的。研究可能涉及社会类别,例如儿童辍学或家庭暴力犯罪者,但这些类别与医学诊断分类没有重叠。

2007 年,英国发起了一项新举措,让更多患有抑郁症和焦虑症的人可以接受心理治疗:改善心理治疗的机会(www.iapt.nhs.uk),开设未经验证的认知行为治疗(CBT)短期培训,而不是所有形式的心理治疗。该计划要求"现有的心理工作者"参加 CBT 培训。实际上,许多人因此失去了他们的工作,因为他们没有接受过 CBT 培训。英国行为与认知心理治疗协会(BABCP)的会员成为推荐资格,同样严格的 BACP 会员资格基本被取消。关于 CBT 的这一未经尝试的简单教学模式,已经花费了大量的经费,这已经成为在某些地方唯一可用的治疗方法,即使没有证据证明它对治疗某些疾病有效。这与我们所了解的心理治疗中的效果变量有关,因为无论是客户还是从业者,都没有权利选择哪一种疗法。这也意味着 30%或以上对某一特定模式无反应的客户几乎没有了选择。

应教育部的要求,BRIEF 为中小学教职员工编写了政策文件,其中包括有关恃强凌弱(bullying)以及员工发展的建议(2003b)。在社会工作中,对儿童以及青年的一般评估框架强调:和面对问题一样,需要采用合作的方式来挖掘优势,寻找优势的行为依据以及安全的迹象(2006)。这些与焦点解决模式有着很大的相似性,甚至可以直接运用焦点解决式的对话来探讨这些议题。

在第五章我们看到很多精神动力学的心理治疗名声源于来访者的口口相传。这是拥有发达自由医疗市场体系国家的一种强有力的机制。这似乎和选择与知识都受到限制的英国不太相关。但经验表明,只要有私人治疗师的存在,他们看上去就都有用处,因为之后他们的客户不太会去找公共健康服务机构。研究显示,来访者不太可能记住一种特定的治疗方法,他们更可能回忆起治疗师这个人并推荐他们的名字。在国家健康服务机构,大多数目前对谈话治疗的支持都来自各个客户群体的压力,他们在药物治疗之外还有更多需求。在吸引管理层支持方面,员工个体的声音已经不再那么有影响。然而,焦点解决疗法的很多起效证据已经被广为传播。

毫无疑问,专业人员以及保健购买方对焦点解决短期疗法的认可,对这个模式的未来至关重要。与其他模式相比,这个模式似乎更容易教,也更容易发挥效用。对医疗资源短缺的世界来说,恰当地认识和使用这个模式是颇为重要的。与其他治疗相比,焦点解决疗法对低收入人群更有效,因此有必要把这个模式在社区服务中推广开来。提高焦点解决治疗师的士气是至关重要的,这将有助于最大限度地保存社区服务中的一股有生力量。

研究与证据基础

在过去三年里,已发表的以焦点解决模式为主的评估研究已经从 50 篇增加到 97 篇,而且这种增长似乎还在继续。这种模式与其他疗法一样有效。它需要的治疗时间比大多数其他疗法要少。基本的技能可以在短时间内学会。一本重要的研究手册正在编写中,它将汇集来自世界各地的材料(Franklin et al., in press)。一旦基本技能可用时,微观工具代表了一种调动特定任务模式的有趣方法。世界上许多国家都已报告了这种方法在他们的文化和各种各样问题与情景应用中所取得的成功。这种模式对管理和教练领域也有帮助。

然而,一些治疗师有个案证据,但是有一些治疗师没有,因此这并不能说明所有的问题。如果科学界打算接受焦点解决模式的潜在价值,那么就有必要进一步开展研究。

欧洲短期治疗协会试图通过为小型项目提供年度资助,来促进对焦点解决疗法的研究。到目前为止得到支持的项目有:保加利亚一项大型研究中长期精神疾病患者康复的部分研究(Bostandzhiev & Bozhkova, 2004—2006);德国 Frederic Linssen 组织的一项出院病人加入某心理学部门的追踪研究;对表现出性伤害学龄儿童的治疗研究(英国);挪威一项寻求提升受欺学龄儿童自我效能的研究(Kvarme et al., 2010)。Panayotov、Anichkina 和 Strahilov(未发表)对精神分裂症药物依从性的重要研究是由欧洲短期治疗协会资助的。瑞典对失业人群的研究也得到了支持(Thorslund, 2007)，这使得焦点解决短期疗法在当地有关的官方服务机构得到了广泛的运用。

目前正在进行的项目包括研究以焦点解决疗法为重点的心血管疾病患者的治疗效果，Janet Bavelas 和她的同事对奇迹问题进行的微观分析，一项对创伤后应激障碍治疗的研究，以及一项对被判家庭暴力的男性进行的团体计划评估。

德国不来梅的 NIK 团队提供广泛的治疗、培训以及咨询服务。他们正在进行酗酒问题的效果研究，即他们正在开展一项研究来检验治疗会谈过程中的事件结果。

比利时布鲁日的 Isebaert 博士和科日布斯基研究所正在进行为期四年的酒精滥用追踪研究。这项研究包括人格的测量、常规的 DSM-IV 诊断、他们当前的相关状态以及使用酒精的程度。Isebaert 博士及其团队正在准备一个随机控制实验方案，试图把焦点解决疗法与正念疗法整合在一起，应用于抑郁症和慢性焦虑症的治疗研究，其中包括将焦点解决和埃里克森的谈话技巧应用于那些频繁复发的患者。

令人担忧的是，在任何国家都很少有针对老年人的焦点解决研究。在世界各地，老年人占人口的比例越来越大，越来越多的人需要医疗保健。老年人已经表现出对心理治疗的看重，并想要好好利用它，然而相关研究却很少。

未来的发展

与这些发展一样，越来越多的人指出：一项拥有良好实证依据的治疗可能对来访者没有任何特定的帮助，一些变量如治疗师的技巧和来访者的动机被忽略了。今后的一些研究可能会继续探究这些问题。

未来的研究可能会运用解构的方法，如公式化初次会谈任务，或者可能会把焦点解决疗法，与焦点解决疗法再加上某一个新的提问技巧进行比较，Steve de Shazer 和 Insoo Kim Berg 以及他们的团队都有过类似的经历。或者一个研究可以根据是否有会谈前的改变来寻找其中的差异(1996)，了解来访者是否确实看到会谈前改变与成功治疗间的联系了。

在第二次或之后的会谈中预设问题的使用,如:"有什么变得更好了?"会有什么效果呢? 他们真的提高了整个治疗的效果吗? 曾经有人说,如果之前已经提问了例外问题,那么奇迹提问会有更好的效果,这是真的吗?(McKeel,1999)很多技巧培训者都不遵循这个顺序。

既然焦点解决短期疗法是一项获得认可的治疗模式,那么无治疗小组也许是不道德的。然而,一些研究会运用等待组作为控制组,通常为那些人提供的治疗更晚些。或者来访者可以在治疗前通过运用客观测量来作为自身的控制变量。多种结果测量会提高信度和效度,例如来访者与治疗师的量表评定与回答、客观的问卷测量、严重结果测量,如再犯、复发或健康服务次数增加等相结合。管理人员与政府服务机构对复发与治疗花费感兴趣,这些也可以作为结果和成本效益的衡量指标。

心理治疗的研究都表明治疗同盟是获得良好结果的关键。来访者同意这个观点(Seligman,1995;Wampold,2001)。在来访者心里,用什么来鉴别良好同盟? 在治疗师心里呢? 如果参加者是一对夫妻、一个家庭或朋友,所有出席的来访者都需要相信有这样一个联盟吗? Beyebach 和 Carranza(1997)识别出治疗师与来访者间的特定交流方式,可以用来预测来访者的治疗效果。

Wettersten 等人在 2005 年研究了工作联盟与治疗效果之间的关系。焦点解决组(26人)和接受短期人际治疗组(38人)相比较,两者在效果上没有差异。工作联盟只能预测短期人际关系治疗的结果。所以治疗师和客户之间的联盟可能在焦点解决模式中是好方法,但也许这是一个一般特质,还有其他的变量可以预测治疗效果。

有时候来访者会很明显地表现出对某一技能或当前事件的自豪,在之后的反馈中我们可以聚焦或强调这些。还有一些时候,我们会收集来访者很多积极点,对其性格或才能的某一方面进行赞美。赞美长期存在的特性比赞美单一事件更有可能产生变化。这在日常的实践中可以作为一个简单的研究项目。

Steve de Shazer 在《语言是最初的奇迹》(*Words Were Originally Magic*,1994)一书中提出了一个观点,使得人们至今都还在做详细探究。他说一个半小时的会

第十一章 焦点解决疗法的未来方向

谈足以进行相关的表述和促进有利的变化，即使会谈内容还不足以让治疗师了解问题和目标的全部细节。他进一步指出，目标与问题是相关的，而奇迹提问与刻度化评估与解决方案相关。这些观点可以在临床的常规实践中得到验证。

焦点解决治疗的应用方面已大大超越了心理健康的个体治疗，Duncan 等人（2007）提出了一种对职业功能的焦点解决式评估。他们的书描述了这个工具及其在职业治疗中的应用，并且提供有用的工作表。

Wells 等人（2010）进行了一项研究，探讨焦点解决技术对心理健康和就业结果的影响。在实验组 82 人中，64 人完成了整个项目，研究者发现他们的心理健康得分、自尊水平、对工作能力的期望都提高了；其中 41 人（64%）找到了工作或进入准备找的阶段。这与 4 个月后控制组的结果没有不同，表明各种方法都能用于就业领域。

对其中一些观点的验证可能会进一步提高焦点解决短期治疗的效果，也会提高我们培训与传递这个模式的技能。这些好处不适用于其他心理治疗，这使得焦点解决模式比其他治疗在发展领域有更大的重要性。

总结

现在关于焦点解决模式的文献越来越多。如果你搜索"焦点解决"（Solution-focused）这个词，在这个主题上能找到许多有趣的论文，与此同时，你也将搜索到那些支持其他治疗模式治疗师的论文。这些包括诸如："认知行为疗法一直是一种焦点解决疗法"，"积极心理学包括叙事疗法、焦点解决疗法、正念"，"精神分析一直有种焦点解决的观点"。"焦点解决"并不是我们模式的完美标题，实际上我们很少在与客户的交谈中使用"解决方案"（solution）这个词。尽管如此，这些引用揭示了方向上的明显转变。显然，现在每个治疗师都是一个焦点解决治疗师，或者想成为一个焦点解决治疗师。

附录一
常用链接及网址

作者本人的网站包括了作者自己的介绍、欧洲短期治疗协会的研究手册以及一个已发表的有关效果和评估研究的参考文献目录。还有其他无法获得的文件在网站上也有全文提供。

www.solutionsdoc.co.uk

美国的焦点解决短期治疗协会（SFBTA）建立于 2002 年，授权获得了 Steve de Shazer 和 Insoo Kim Berg 在密尔沃基建立的短期家庭治疗中心的授课资料。网站提供了关于焦点解决疗法在北美发展的大量信息，包括了每年的年会、项目和培训信息等。网站还提供了索取授课录音和文献的邮件。

www.sfbta.org

欧洲短期治疗协会（EBTA）是一个从 1993 年起每年召开全球会议的学术团体。它提供并资助各个国家有关焦点解决治疗的研究和出版物。

www.ebta.nu

瑞士的 SIKT 网站提供了教学信息以及 STF-L 讨论列表及列表档案。STF-L 列表成员提供大量焦点解决治疗的知识和建议。瑞士的 Harry Korman 是这个团队的负责人。

www.sikt.nu

一家关于焦点解决工作者的荷兰网站，向所有有志之士开放。

www.solution-focused.nl

Fredrike Bannink 是一位经验丰富的谈判者和国际培训师。她发表的许多著作和文章被译成英语和荷兰语。

www.fredrikebannink.com

阿姆斯特丹解决中心的 Coert Visser 的主要工作是管理顾问；但是，他通过网站提供了很多资源。

www.solutions-centre.org

SOLWorld 是一家建立在英国切尔滕纳姆市，向管理和组织机构提供焦点解决模式的组织。他们有一个成员的讨论列表。网站上提供了他们的每年全球会议和暑期大学的详细资料。

www.solworld.org

焦点解决咨询和培训质量发展协会与 SOLWorld 有着密切联系。他们的德国团队审查焦点解决工作，并在符合标准的情况下提供证明。

www.asfct.org

Mark McKergow 和 Jenny Clarke 在机构内应用焦点解决模式。工作场所的焦点解决中心网站提供了大量关于他们工作和训练活动的信息，以及一系列有趣的文章、提示和案例。

www.sfwork.com

解决中心的 Paul Jackson 和 Janine Waldman 以焦点解决模式提供大量工作场所的培训。

www.thesolutionsfocus.co.uk

英国焦点解决实践协会（UKASFP）建立于 2003 年。他们每年有学术会议以及所有成员的联系名录，包括加入网络讨论的邮址。UKASFP 每季出版一期在线时事通讯，吸引了大量英国以外的读者光顾浏览。

附录一　常用链接及网址

www.ukasfp.co.uk

www.solution-news.co.uk

Bill O'Connell 在伯明翰大学设置了四年制焦点解决治疗硕士学位课程。他撰写了大量颇有影响的书籍。他在网站上提供了训练和督导的详细信息。

www.focusonsolution.co.uk

BRIEF 是英国最大的焦点解决训练机构。他们提供了各种各样焦点解决取向的训练，从一天的介绍课程到为期一年的认证课程。

www.brieftherapy.org.uk

东北短期治疗（BTNE）是英格兰东北部一个非常有影响力的实践和学习团体。他们每年开展定期的学习和国际交流。他们与 Andrew Turnell 和"安全标记"（sign of safety）法有着紧密的联系。

www.btne.org

John Wheeler 是 BTNE 的创始者之一。John 的网站包括了大量他的出版物，涉及焦点解决训练、督导和咨询，其中一些在不久的将来可以下载。

www.johnwheeler.co.uk

Ioan Rees 及其同事的网站提供了有关训练和工作坊的信息，特别是包含了 2002 年由他们举办的有关 EBTA 年会的资料。

www.sycol.org

约克郡焦点解决短期治疗团体是一个专业的兴趣小组，其目的是协助在约克郡地区广泛传播 SFT 技能。

www.yorkshiresolutions.org.uk

Wally Gingerich 教授是密尔沃基短期家庭治疗中心的早期成员之一。他的网站提供了不少有用的链接和研究综述。

www.gingerich.net

Michael Durrant 是澳大利亚焦点解决短期治疗教育的早期实践者。悉尼短期治疗研究所的网站上提供了不少非常有价值的链接。

www.briefsolutions.com.au

Ron Warner 博士是加拿大焦点解决实践的发起者之一。加拿大职业认证协会给来自加拿大和其他国家的学员提供专业认证课程。

http://home.oise.utoronto.ca/~rewarner/
www.ccpcprofessionals.com

BNTN(The Brief & Narrative Therapy Network,短期 & 叙事治疗网络)是加拿大焦点解决实践者的网站。这个正在发展的网站包括了许多有用的文章和访谈。

www.brieftherapywork.com

芝加哥治疗性改变研究所是研究心理治疗中"共同因素"的先行者之一。焦点解决实践是他们发展的关键内容之一。这个网站给有兴趣的读者提供大量资讯,通过这个网站可以获得大量研究工具、讨论名单列表以及出版书籍的信息。

http://heartandsoulofchange.com/

Ben Furman 和 Tapani Ahola 赫尔辛基短期治疗研究所网站提供了一系列"解决谈话"和"再构小组"(re-teaming)的信息。儿童工作者可以在这里获得有关 Ben 提出的儿童技能教养法相关资讯,这个方法介绍了如何与问题儿童和青少年相处,从而建立起他们责任感的谈话技能。

www.benfurman.comreteaming.com
www.kidsskills.org

附录一　常用链接及网址

Bill O'Hanlon 的网站介绍了他对焦点解决工作特殊的贡献，这个网站还提供了一些相应的资料和清单列表。

www.billohanlon.com

在波兰，Tomasz Switek 介绍他的思想并且在焦点解决领域赫赫有名。这个网站包括了不少有关如何成为有影响力的焦点解决实践者的研究。

www.centrumps.eu

附录二

过度换气：一种可治的"焦虑"症状

（Macdonald, A. J. 初级保健心理健康与教育杂志，2004，7：105—8。得到编印许可）

摘要

多年来，过度换气一直被认为是焦虑的一种症状。尽管在咨询室里很容易被诊断，但却常被忽视。这样的患者往往得益于呼吸训练而非谈话或药物治疗。如果没有得到治疗的话，这些症状往往成为导致许多心理问题的原因，并增加了大量医疗需求。过度换气可以成为导致许多常见躯体疾病的一个因素。本节包括了过度换气的诊断和治疗建议，以及给患者使用的宣传资料。

介绍

Walton 曾讲到焦虑症状将变得非常普遍。在 1979 年的时候，就有一位资深大学老师向我们介绍过度换气是无法解释的"焦虑"症状的一种表现。在我接受的心理治疗师训练中，过度换气由潜在的无意识冲突导致。

医学教材和精神病学教材则介绍过度换气是"惊恐障碍"的一个特点。然而，对一些患者而言，过度换气本身就是导致惊恐的原因，并且需要直接治疗。Lum 曾经解释了过度换气的生理学机制以及它与焦虑相关的历史背景。

生理学

过度换气降低了 CO_2 浓度，从而导致了一系列生理改变。这些改变包括了头昏眼花、偏头痛、虚弱、头疼、头部紧张、思考困难、容易疲劳、耳鸣、视物模糊、口干、咽喉哽咽、发汗、气短、心动过速、心悸、胸闷、手抖、（手、脚或面部）麻木或刺痛、肢体疼痛、担心、紧张、激动。很少会发生手足痉挛。许多这些可怕的生理变化类似于肾上腺素释放，以及其他状况情绪唤起所导致的反应。

附录二 过度换气：一种可治的"焦虑"症状

处于急性期，这一状况很容易被诊断，患者往往存在过度呼吸的病史。然而当状况处于慢性过度换气时，则很少能够被识别。

呼吸的频率主要受到 pCO_2 的影响，pO_2 发挥着次要的作用。习惯性过度换气的一些患者，pCO_2 常常维持在一个较低的水平，一个小的呼吸改变就会导致 pCO_2 迅速下降，而恢复到一个稳定的水平则需要较长时间。注入乳酸钠或者吸入二氧化碳可以产生惊恐症状，这也是惊恐障碍生物敏感性的一个证据。然而，对于那些 pCO_2 低的人，如果通过增加呼吸频率来解决问题，导致的结果是增加了他们的敏感性，这种敏感性是学习获得的而非遗传导致。Klein 则发现低磷酸盐水平既是慢性过度换气的症状，也能够很好地预测惊恐发作。

经常的叹息或者打哈欠可以增加过度换气这一问题的严重性。如果这时有吞气症的话，则会导致胃胀、呕吐、胃痛、腹泻以及慢性肠炎的发生。

临床特点

我大约每年都能够接触到 8~10 例这样的个案，而在英国不同医疗机构工作时，都能发现有一定比例的这类个案存在。而这类问题存在的比例似乎并没有因为机构是否存在心理治疗服务而有所不同。

临床医生常常会因为碰到"惊恐发作"的病人而伤脑筋，最终把病人转诊，这类病人常常找不到明确的躯体原因但存在反复出现的躯体症状。病人平常并没有表现出焦虑的症状，他们平常显得很坚定和有能力，所以当问题出现的时候，他们会有一种失控感，常常觉得"自己难道得病了"。

过度换气有时会伴发在亲人丧失或者一个重要社会应激事件之后，一般以妇女居多。一种理论解释是说，女性怀孕时主要采用胸式呼吸，这可能导致了过度的换气。一旦通过音乐治疗或者冥想训练而让这类患者习惯于腹式呼吸，就会减少这类问题的发生。

由于经常性叹气或打哈欠，病人面色会显得比较苍白。语速会显得很快，讲话时常常表现出用上了呼吸时的辅助肌以及前面描述的一系列症状。吞气症则会导致肠系统症状，有时被诊断为肠激惹综合征。这类病人的既往史不一定显现一些心境障碍的特征，但你可能会被告知"我妈或者我爸也是这样的"。

焦点解决治疗:理论、研究与实践(第二版)

诊断

在内科门诊或者精神科门诊进行 pCO_2 水平的测定不一定很便利。但主动诱发实验常常可以协助诊断。

可以让病人坐一个舒服的位置,然后用嘴深呼吸 20 次。如果病人脉搏加快、面色苍白、出汗以及瞳孔放大,那么就可以考虑存在过度呼吸。严重的病人可能这样呼吸几次,根本不用到 20 次就会出现症状。之后需要让病人仍旧用口缓慢呼吸,直到他们的脉搏平息、脸色恢复。由于 pCO_2 的减少会导致脑血管痉挛而损害认知,所以你必须等到病人脉搏恢复再进一步采集病史。而病人在没有恢复到接近平静之前不应该讲任何话。

如果病人意识到实验诱发的症状和以前发作时的感受类似,那么就证明实验结果呈阳性。这个实验对于诊断和治疗都有价值,它证明了这类症状可以被激发出来并且通过自主活动而得到控制。我会简要地告诉病人过度呼吸的影响,并劝慰他们可以学习去控制这类症状,并把本节后面的宣传页提供给他们。

这类案例很少需要第二次咨询。一些效果不好的案例主要原因在于没有正确地进行呼吸训练,这时可以通过询问来澄清细节。一类常见的错误是,进行深慢的呼吸,在吸气后屏气。如果病人呼吸时想要有停顿,应该是在呼气后而非吸气后。如果病人的症状史已经很长时间了,那么练习后通常会有改善而非彻底治愈。即便病人患的是真正的焦虑障碍,练习控制症状的能力对病人也是有益的。最初练习或是急性发作的时候,用纸袋罩口很有帮助。我有一个病人抱怨这种纸袋没有用处,询问后发现他担心这样会造成窒息而在袋子上弄了一个洞,那效果不佳就可想而知了。

物理治疗师有很多种方法能够治疗过度换气,但并非这类机构所有的部门都有能力承担这一任务。心理治疗机构中没有医学背景的咨询师常常无法识别出这类过度换气,结果导致治疗效果不佳,并浪费了有用的资源。

评论

一些患者在进行诊断的时候往往会很不安,一旦给出明确的诊断这种不安会缓解许多。过度换气被认为是幼年时期压制了由于照顾者不认同所导致负性情感而习得的。我们常可以观察到,一个孩子在遭受严厉批评的时候,会大口地喘气或者屏住呼吸。生物学取向的精神分析鼓励当事人采用健康的呼吸方式,允许以哭来释放情感也是这一过程常用的方法。

已有研究提示,过度换气是生理系统为了防止窒息而导致的一种过度敏感反应。然而,1988年时Oliver提到,窒息是儿童受到凌辱的一种形式,许多社区工作者也证实了这一点。所以说对窒息的害怕是习得的而非遗传来的。

过度换气导致的血管收缩可以是偏头痛、短暂性缺血发作、癫痫和心脏缺血产生的常见病理形式。过度换气也可以刺激哮喘的发作。19世纪小说中听到坏消息后中风的情形可能就是情绪诱发的过度换气。

在运动医学中,一些有着高动机导向的个人在竞争性项目前会过度呼吸。这可以导致认知损害以及躯体症状。训练红十字会工作人员在处理一些公共事件时说"放慢呼吸"而不是说"做深呼吸"可能会导致不一样的效果。许多放松训练和冥想比其他方法更能够帮助放慢呼吸。

存在过度呼吸的吸烟者常报告在点上一根烟后会有所改善,这可能是因为吸烟增加了二氧化碳含量。在公共场合慢性过度换气的吸烟者很容易识别,他们常常会在第一口烟时深深地吸一口。在烟雾缭绕的空气里他们的新陈代谢会重新改变,接着症状又会出现。

安定可以减少呼吸频率,最初可以改善由于过度换气而产生的症状。然而随着药物剂量的增加,就会产生耐受性。B受体阻滞剂可以缓解症状,但绝大多数病人感觉效果还不行。B受体阻滞剂容易导致疲劳,而让情况变得更糟。惊恐障碍通常被推荐采用一些抗抑郁剂。目前,制药公司的研究都集中在对疾病生理机制而非心理机制的关注上。

结论

过度换气所引发的症状在普通门诊及精神科门诊都非常常见。它们是很多应激的常见反应,可以导致一系列的医学问题。这些症状很容易识别,它们的治疗也非常便捷和便宜,既节约时间又节约资源。这对忙碌的从业者来说非常有利。

参考文献

1. Walton, I. Will anxiety be the downfall of the NHS? *Journal of Primary Care Mental Health* 2003; 7: 26-28.

2. Kumar, P., Clark, M. *Clinical Medicine*（5th edition）. Edinburgh: WB Saunders, 2002.

3. Gelder, M., Gath, D., Mayou, R., Owen, P. *Oxford Textbook of Psychiatry*（3rd edition）. Oxford: OUP, 1996.

4. Lum, L. C. Hyperventilation and Anxiety State. *Journal of the Royal Society of Medicine* 1981; 74: 1-4.

5. Klein, D. F. False suffocation alarms, spontaneous panics and related conditions: an integrative hypothesis. *Archives of General Psychiatry* 1993; 50: 306-317.

6. Clark, D. M., Salkovskis, P. M., Chalkley, A. J. Respiratory control as a treatment for 'panic attacks'. *Journal of Behaviour Therapy and Experimental Psychiatry* 1985; 16: 23-30.

7. Oliver, J. E. Successive generations of child maltreatment: the children. *British Journal of Psychiatry* 1988; 153: 543-553.

过度呼吸

过度呼吸(医学名词又叫"过度换气")指的是一种不正确的、过分的呼吸习惯。它可以导致情感压力，以及导致紧张和焦虑。过度呼吸还可以导致体内的化学改变，进而引发一系列的躯体和情绪症状。经常地叹气、打哈欠、吞咽气体都会加重症状。

症状

头昏眼花、偏头痛、虚弱、头疼、头部紧张、容易疲劳、耳鸣、视物模糊、口干、难以吞咽、出汗、气短、心跳加速、心悸、手抖、(手、脚或面部)麻木或刺痛、肢体疼痛、胃胀、呕吐、腹泻、恐惧、紧张、激动。

你可以通过学习和建立良好的呼吸习惯来减少上述症状。然而，改变习惯并

附录二 过度换气：一种可治的"焦虑"症状

不是一件容易的事情，它需要花费你一定的时间。以下的行动步骤能够给有这方面困扰的人提供一些参考。

治疗

第一步 慢慢地呼吸，采用腹式而不是胸式呼吸。如果可能，尽量用你的鼻子呼吸，呼进和呼出时，你都可以在心中默念到五。

第二步 找一个安静的、不被打扰的地方坐着或者躺下。每天都像第一步那样呼吸5分钟。刚开始你会觉得不是很适应，但身体适应后就会感觉好起来。

第三步 当你觉得能够轻松地完成时，你可以适当地延长时间。开始可以坐着练习缓慢呼吸，例如在看电视或坐公车时。练习缓慢地讲话，以及大声朗读。

第四步 最终除在激动和兴奋的时候外，你都可以缓慢呼吸。你可以在激动和兴奋之前或者之后练习。

打断呼吸

尝试着吸口气，然后屏住口鼻，之后呼气，仿佛你在试图全力呼出或者冲开耳道。这种延迟呼吸的方法可以让你的心脏和呼吸很快就平静下来。

再呼吸

如果你发现很难按照上述步骤练习，或者你在某些情形下控制不好。你可以拿一个纸袋罩在嘴巴和鼻子上。做深呼吸，但要在纸袋内呼吸。几分钟之后，你会觉得舒服了很多。（用塑料袋不安全！）

叹气、打哈欠、吞咽空气

如果你能意识到自己存在这些习惯，试图用正常的呼吸来替代这些不良习惯，或者屏住呼吸5秒钟。

放松练习、瑜伽、太极或者冥想可以帮助你减慢自己的呼吸。

（感谢里昂的 Helene Dellucci 提供建议。）

A. J. Macdonald 博士 -2010

参考文献

Aaltonen, J., Seikkula, J., Alakare, B., Haarakangas, K., Keranen, J. and Sutela, M. (1997) 'Western Lapland Project: a comprehensive family- and network-centered community psychiatric project', *ISPS, Abstracts and Lectures*, 124: 12–16.

Adams, J. F., Piercy, F. P. and Jurich, J. A. (1991) 'Effects of solution-focused therapy's "formula first session task" on compliance and outcome in family therapy', *Journal of Marital and Family Therapy*, 17: 277–90.

Akchurin, M. (1992) *Red Odyssey: A Journey through the Soviet Republics*. London: Martin Secker and Warburg.

Allgood, S. M., Parham, K. B., Salts, C. J. and Smith, T. A. (1995) 'The association between pre-treatment change and unplanned termination in family therapy', *American Journal of Family Therapy*, 23: 195–202.

Andersen, T. (1991) *The Reflecting Team: Dialogues and Dialogues about the Dialogues*. New York: Norton.

Andersen, T. (1995) 'Reflecting processes: acts of informing and forming: you can borrow my eyes but you must not take them away from me!', in Friedman, S. (ed.) *The Reflecting Team in Action: Collaborative Practice in Family Therapy*. New York: Guilford Press. pp.11–37.

APA (1994) *Diagnostic and Statistical Manual of Mental Disorders* (4th ed) (DSM-IV). Washington, DC: American Psychiatric Association.

Bagadia, V. N., Shah, L. P., Pradhan, P. V. and Gada, M. T. (1979) 'Treatment of mental disorder in India', *Progress in Neuro-Psychopharmacology*, 3: 109–18.

Bakker, J. M., Bannink, F. P. and Macdonald, A. J. (2010) 'Solution-focused psychiatry', *Psychiatric Bulletin*, 34: 297–300.

Bandler, R. and Grinder, J. (1979) *Frogs into Princes: Neuro Linguistic Programming*. Moab, UT: Real People Press. (UK edition 1990: London: Eden Grove Editions).

Banks, R. (2005) 'Solution-focused group therapy', *Journal of Family Psychotherapy*, 16(1/2): 17–21. Special issue: Nelson, T. S. (ed.), *Education and Training in Solution Focused Brief Therapy*. Also published in book form: New York: Haworth Press.

Bannink, F. (2008) 'Solution-focused mediation'. Presentation, SOLWorld annual conference, Koln.

Bannink, F. (2010) *Handbook of Solution-Focused Conflict Management*. Cambridge, MA: Hogrefe & Huber.

Bargh, J. A., Chen, M. and Burrows, L. (1996) 'Automaticity of social behaviour: direct effects of trait construct and stereotype activity on action', *Journal of Personality and Social Psychology*, 71: 230–44.

Bateson, G., Jackson, J. D., Haley, J. and Weakland, J. (1956) 'Toward a theory of schizophrenia', *Behavioural Science*, 1: 251–64.

Beck, A. T. (1967) *Depression: Clinical, Experimental and Theoretical Aspects*. New York: Harper and Row.

Bell, R., Skinner, C. and Fisher, L. (2009) 'Decreasing putting yips in accomplished golfers via solution-focused guided imagery: a single-subject research design', *Journal of Applied Sport Psychology*, 21: 1–14.

Berg, I. K. (1991) *Family Preservation: A Brief Therapy Workbook*. London: BT Press.

Berg, I. K. and DeJong, P. (1996) 'Solution-building conversations: co-constructing a sense of competence with clients', *Families in Society*, 77: 376–91.

Berg, I. K. and Reuss, N. H. (1995) *Solutions Step by Step: A Substance Abuse Treat-ment Manual*. New York: Norton.

Bertolino, B. and Thompson, K. (1999) *The Residential Youth Care Worker in Action: A Collaborative, Competency-based Approach*. New York: Haworth Press.

Bettelheim, B. (1979) *Surviving the Holocaust*. London: Flamingo.

Beutler, L. E., Machado, P. P. P. and Neufeldt, S. A. (1994) 'Therapist variables', in Bergin, S. L. and Garfield, A. E. (eds) *Handbook of Psychotherapy and Behaviour Change* (4th ed). New York: Wiley. pp. 259–69.

Beyebach, M. and Carranza, V. E. (1997) 'Therapeutic interaction and dropout: measuring relational communication in solution-focused therapy', *Journal of Family Therapy*, 19: 173–212.

Beyebach, M., Morejon, A. R., Palenzuela, D. L. and Rodriguez-Arias, J. L. (1996) 'Research on the process of solution-focused brief therapy', in Miller, S. D., Hubble, M. A. and Duncan, B. L. (eds), *Handbook of Solution-Focused Brief Therapy*. San Francisco, CA: Jossey-Bass. pp. 299–334.

Beyebach, M., Rodriguez Sanchez, M. S., Arribas de Miguel, J., Herrero de Vega, M., Hernandez, C. and Rodriguez-Morejon, A. (2000) 'Outcome of solution-focused therapy at a university family therapy center', *Journal of Systemic Therapies*, 19: 116–28.

Bierce, A. (1971) *The Enlarged Devil's Dictionary*. Harmondsworth: Penguin.

Bliss, E. V. and Edmonds, G. (2007) *A Self-determined Future with Asperger Syndrome: Solution Focused Approaches*. London: Jessica Kingsley Publishers.

Bond, T. (2000) *Standards and Ethics for Counselling in Action*. London: SAGE.

Bowie Youth & Family Services (1999) *Client Feedback Form*. Bowie, MD: Youth & Family Services.

Bowlby, J. (1969, 1973, 1980) *Attachment and Loss*, 3 vols. London: Hogarth.

Bowles, N., Mackintosh, C. and Torn, A. (2001) 'Nurses' communication skills: an evaluation of the impact of solution-focused communication training', *Journal of Advanced Nursing*, 36: 347–54.

Bostandzhiev, V. and Bozhkova, E. (2004–2006) 'SFBT in a Mental Health Day Center.' Presentations, Sofia University annual conferences of Clinical Psychology, Kiten, Bulgaria.

Brimstedt, L. (2002) 'Is risperidone the right choice in strongly drug-related psychoses?' *Lakartidning*, 95: 368. (Letter; original in Danish).

British Association for Counselling and Psychotherapy (2006) *Code of Ethics*. London: BACP.

Brown, G. W. and Harris, T. O. (1978) *Social Origins of Depression*. London: Tavistock.

Brumfitt, S. and Sheeran, P. (1999) *VASES: Visual Self-esteem Analogue Scale*. Bicester:

Winslow.

Bryson, B. (1990) *Mother Tongue: The English Language*. London: Hamish Hamilton.

Burns, K. (2005) *Focus on Solutions: A Health Professional's Guide*. London: Whurr.

Burr, W. (1993) 'Evaluation der Anwendung losungsorientierter Kurztherapie in einer kinder- und jugendpsychiatrischen Praxis (Evaluation of the use of brief therapy in a practice for children and adolescents)', *Familiendynamik*, 18: 11-21. (German; abstract in English).

Bushman, B. J., Baumeister, R. F. and Stack, A. D. (1999) 'Catharsis, aggression, and per-suasive influence: self-fulfilling or self-defeating prophecies?', *Journal of Personality and Social Psychology*, 76: 367-76.

Cade, B. and O'Hanlon, W. H. (1993) *A Brief Guide to Brief Therapy*. New York: Norton.

Callcott, A. (2003) 'Solution-focused assessment and interventions with suicidal or self-harming patients', *Journal of Primary Care Mental Health*, 7: 75-7.

Chung, S. A. and Yang, S. (2004) 'The effects of solution-focused group counseling program for the families with schizophrenic patients', *Taehan Kanho Hakhoe Chi (Journal of the Korean Academy of Nursing)*, 34: 1155-63. (Korean; abstract in English.)

Clark, D. M., Salkovskis, P. M. and Chalkley, A. J. (1985) 'Respiratory control as a treatment for "panic attacks"', *Journal of Behaviour Therapy and Experimental Psychiatry*, 16: 23-30.

Cockburn, J. T, Thomas, F. N. and Cockburn, O. J. (1997) 'Solution-focused therapy and psychosocial adjustment to orthopedic rehabilitation in a work hardening program', *Journal of Occupational Rehabilitation*, 7: 97-106.

Conoley, C. W., Graham, J. M., Neu, T., Craig, M. C., O'Pry, A., Cardin, S. A., Brossart, D. F. and Parker, R. I. (2003) 'Solution-focused family therapy with three aggressive and oppositional-acting children: an N=1 empirical study', *Family Process*, 42: 361-74.

Cook, C. C. H. and Thomson, A. D. (1997) 'B-complex vitamins in the prophylaxis and treatment of Wernicke-Korsakoff syndrome', *British Journal of Hospital Medicine*, 57: 461-5.

Corcoran, J. A. (2006) 'A comparison group study of solution-focused therapy versus "treatment-as-usual" for behavior problems in children', *Journal of Social Service Research*, 33: 69-81.

Corcoran, J. A. and Pillai, V. (2007) 'A review of the research on solution-focused therapy', *British Journal of Social Work*, 10: 1-9.

Crosby, P. B. (1981) *The Art Of Getting Your Own Sweet Way* (2nd edn). New York: McGraw-Hill.

Cruz, J. and Littrell, J. M. (1998) 'Brief counseling with Hispanic American college students', *Journal of Multicultural Counseling and Development*, 26: 227-38.

Cuijpers, P., Riper, H. and Lemmers, L. (2004) 'The effects on mortality of brief interventions for problem drinking: a meta-analysis', *Addiction*, 99(7): 839-45.

Dahl, R., Bathel, D. and Carreon, C. (2000) 'The use of solution-focused therapy with an elderly population', *Journal of Systemic Therapies*, 19: 45-55.

Daki, J. and Savage, R. S. (2010) 'Solution-focused brief therapy: impacts on academic and emotional difficulties', *Journal of Education Research*, 103: 309-26.

Darmody, M. and Adams, B. (2003) 'Outcome research on solution-focused brief therapy', *Journal of Primary Care Mental Health*, 7: 70-5.

de Hoogh, H. (2000) *Model Assessment Meeting* (*MAM*). Unpublished. (Available at www.gingerich.net)

de Shazer, S. (1984) 'The death of resistance', *Family Process*, 23: 30-40.

de Shazer, S. (1985) *Keys to Solutions in Brief Therapy*. New York: Norton.

de Shazer, S. (1988) *Clues: Investigating Solutions in Brief Therapy*. New York: Norton.

de Shazer, S. (1991) *Putting Differences To Work*. New York: Norton.

de Shazer, S. (1994) *Words Were Originally Magic*. New York: Norton.

de Shazer, S. (2005) *Masterclass*, 8-9 September, BRIEF, London.

de Shazer, S. and Isebaert, L. (2003) 'The Bruges Model: a solution-focused approach to problem drinking', *Journal of Family Psychotherapy*, 14: 43-52.

de Shazer, S., Dolan, Y., Korman, H., Trepper, T., McCollum, E. and Berg, I. K. (2007) *More Than Miracles: The State of The Art of Solution-Focused Brief Therapy*. New York: Haworth Press.

de Shazer, S., Berg, I. K., Lipchik, E., Nunnally, E., Molnar, A., Gingerich, W. and Weiner-Davis, M. (1986) 'Brief therapy: focused solution development', *Family Process*, 25: 207-22.

DeJong, P. and Berg, I. K. (2001) *Interviewing for Solutions*. San Francisco, CA: Brooks/Cole.

DeJong, P. and Hopwood, L. E. (1996) 'Outcome research on treatment conducted at the Brief Family Therapy Center 1992-1993', in Miller, S. D., Hubble, M. A. and Duncan, B. L. (eds), *Handbook of Solution-focused Brief Therapy*. San Francisco, CA: Jossey-Bass. pp. 272-98.

Department for Education and Skills (2003) *Focusing on solutions: A Practical Approach to Managing Behaviour*. London: HMSO.

Department of Health (2006) *The Common Assessmet Framework for Children and Young People*. London: HMSO.

Department of Health (2007) *Improving Access to Psychological Therapies Implementation Plan: National Guidelines for Regional Delivery*. London: Department of Health. (www.dh.gov.uk/en/Publicationsandstatistics/Publications/PublicationsPolicyAndGuidance/DH_083150)

DeSisto, M., Harding, C. M., McCormick, R. V., Ashikaga, T. and Brooks, G. W. (1995) 'The Maine and Vermont three-decade studies of serious mental illness: I. Matched comparison of cross-sectional outcome; II. Longitudinal course comparisons', *British Journal of Psychiatry*, 167: 331-42.

Diderot, D. (2001 [1830]) '*Paradoxe sur le Comedien*', in Diderot, D., d'Alembert, J. le R. and Proust, J. (eds), *L'Encyclopdie Diderot et d'Alembert*. Paris: Eddl / Soldeur.

Dolan, Y. (1991) *Resolving Sexual Abuse: Solution-focused Therapy and Ericksonian*

Hypnotherapy for Adult Survivors. New York: Norton.

Dolan, Y. (2000) *Beyond Survival: Living Well is the Best Revenge*. London: BT Press. (Previous publication: Papier Mache Press: USA 1998.)

DSCF (2009) *Understanding Serious Case Reviews and their Impact—A biennial analysis of Serious Case Reviews 2005–2007*. London: Department for Schools, Chidren and Families.

Duncan, B. and Miller, S. D. (2000) *The Heroic Client: Doing Client-Directed, Outcome-Informed Therapy*. San Francisco, CA: Jossey-Bass.

Duncan, L., Ghul, R. and Mousley, S. (2007) *Creating Positive Futures: Solution-focused Recovery from Mental Distress*. London: BT Press.

Eakes, G., Walsh, S., Markowski, M., Cain, H. and Swanson, M. (1997) 'Family-centred brief solution-focused therapy with chronic schizophrenia: a pilot study', *Journal of Family Therapy*, 19: 145–58.

Emmelkamp, P. M. G. (1994) 'Behaviour therapy with adults', in Bergin, S. L. and Garfield, A. E. (eds), *Handbook of Psychotherapy and Behaviour Change* (4th edn). New York: Wiley. pp. 379–427.

Fisch, R., Weakland, J. H. and Segal, L. (1982) *The Tactics of Change: Doing Therapy Briefly*. San Francisco, CA: Jossey-Bass.

Fiske, H. (2008) *Hope in Action: Solution-focused Conversations about Suicide*. New York: Routledge.

Forrester, D., Copello, A., Waissbein, C. and Pokhrel, S. (2008) Evaluation of an intensive family preservation service for families affected by parental substance misuse. *Child Abuse Review*, 17: 410–26.

Franklin, C., Biever, J. L., Moore, K. C., Clemons, D. and Scamardo, M. (2001) 'The effectiveness of solution-focused therapy with children in a school setting', *Research on Social Work Practice*, 11: 411–34.

Franklin, C., Moore, K. and Hopson, L. (2008) 'Effectiveness of solution-focused brief therapy in a school setting', *Children and Schools*, 30(1): 15–26.

Franklin, C., Streeter, C. L., Kim, J. S. and Tripodi, S. J. (2007) 'The effectiveness of a solution-focused, public alternative school for dropout prevention and retrieval', *Children and Schools*, 29: 133-44.

Franklin, C., Trepper, T., Gingerich, W. J. and McCollum, E. (eds) (in press) *Solution-focused Brief Therapy: From Practice to Evidence-Informed Practice*. Oxford University Press: New York.

Freud, S. (1966 [1895]) *Project for a Scientific Psychology*, Standard Edition (vol. 1). London: Hogarth. (See also 23 subsequent volumes of Standard Edition.)

Froeschle, J. G., Smith, R. L. and Ricard, R. (2007) 'The efficacy of a systematic substance abuse program for adolescent females', *Professional School Counseling*, 10: 498-505.

Fujioka, K. (2010) *Becoming a Solution-building Psychiatrist*. Tokyo: Kongo Shuppan. (Japanese)

Furman, B. and Ahola, T. (1992) *Solution Talk: Hosting Therapeutic Conversations*. New York: Norton.

Gardner, R. (2008) *Developing an Effective Response to Neglect and Emotional Harm to Children*. Norwich: UEA/NSPCC.

Garfield, S. L. (1986) 'Research on client variables in psychotherapy', in Garfield, S. L. and Bergin, A. E. (eds), *Handbook of Psychotherapy and Behaviour Change* (3rd edn). New York: Wiley. pp. 213-56.

Garfield, S. L. and Bergin, A. E. (1971) 'Personal therapy, outcome and some therapist variables', *Psychotherapy: Theory, Research and Practice*, 8: 251-53.

Garfield, S. L. and Bergin, A. E. (eds) (1986) *Handbook of Psychotherapy and Behaviour Change* (3rd edn). New York: Wiley.

Gartrell, N., Herman, J., Olarte, S., Feldstein, M. and Localio, R. (1986) 'Psychiatrist-patient sexual contact: results of a national survey, I: prevalence', *American Journal of Psychiatry*, 143: 1126-31.

Gelder, M., Gath, D., Mayou, R. and Owen, P. (1996) *Oxford textbook of Psychiatry* (3rd edn). Oxford: Oxford University Press.

George, E., Iveson, C. and Ratner, H. (1999) *Problem to Solution* (2nd edn). London: Brief Therapy Press.

Gingerich, W. J. and Eisengart, S. (2000) 'Solution-focused brief therapy: a review of the outcome research', *Family Process*, 39: 477–98. (2001 update available at www.gingerich.net)

Goffman, E. (1956) *The Presentation of Self in Everyday Life*. New York: Doubleday.

Goffman, E. (1968) *Asylums*. Harmondsworth: Penguin.

Goodall, J. (1990) *Through a Window: My Thirty Years with the Chimpanzees of Gombe*. New York: Houghton Miflin.

Gostautas, A., Cepukiene, V., Pakrosnis, R. and Fleming, J. S. (2005) 'The outcome of solution-focused brief therapy for adolescents in foster care and health institutions', *Baltic Journal of Psychology*, 6: 5–14.

Grant, A. M. and O'Connor, S. A. (2010) 'The differential effects of solution-focused and problem-focused coaching questions: a pilot study with implications for practice.' *Industrial and Commercial Training Journal*, 42: 102–11.

Grant, A. M., Curtayne, L. and Burton, G. (2009) 'Executive coaching enhances goal attainment, resilience and workplace well-being: a randomised controlled study', *Journal of Positive Psychology*, 4: 396–407.

Grant, A. M., Green, L. S. and Rynsaardt, J. (2010) 'Developmental coaching for high school teachers: executive coaching goes to school', *Consulting Psychology Journal: Practice and Research*, 62: 151–68.

Green, L. S., Grant, A. M. and Rynsaardt, J. (2007) 'Evidence-based life coaching for senior high school students: building hardiness and hope', *International Coaching Psychology Review*, 2: 24–32.

Green, L. S., Oades, L. G., Grant, A. M. (2006) 'Cognitive-behavioral, solution-focused life coaching: enhancing goal striving, well-being, and hope', *Journal of Positive Psychology*, 1: 142–9.

Greenberg, G. S. (1998) 'Brief, change-delineating group therapy with acute and chronically mentally ill clients: an achievement-oriented approach', in Ray, W. A. and de Shazer, S. (eds), *Evolving Brief Therapies*. Iowa City, IA: Geist and Russell. pp. 142–232.

Haley, J. (1973) *Uncommon Therapy: The Psychiatric Techniques of Milton H. Erickson*. New York: Norton.

Haley, J. (1976) *Problem Solving Therapy*. New York: Jossey-Bass.

Hanton, P. (2008) 'Measuring solution-focused brief therapy in use with clients with moderate to severe depression using a "bricolage" research methodology', *Solution Research*, 1(1): 16–24.

Harding, C. M., Brooks, G. W., Ashikaga, T., Strauss, J. S. and Breier, A. (1987) 'The Vermont longitudinal study of persons with severe mental illness: I. Methodology, study sample and overall status 32 years later', *American Journal of Psychiatry*, 144: 718–26.

Harkness, D. (1997) 'Testing interactional social work theory: a panel analysis of supervised practice and outcomes', *Clinical Supervisor*, 15: 33–50.

Harris, M. B. and Franklin, C. (2009) 'Helping adolescent mothers to achieve in school: an evaluation of the taking charge group intervention', *Children and Schools*, 31: 27–34.

Hausdorff, J. M., Levy, B. R. and Wei, J. Y. (1999) 'The power of ageism on physical function of older persons: reversibility of age-related gait changes', *Journal of the American Geriatrics Society*, 47: 1346–9.

Hawkets, D., Marsh, T. I. and Wilgosh, R. (1998) *Solution-focused Therapy: A Handbook for Health Care Professionals*. London: Butterworth Heinemann.

Hayes, S. C., Follette, V. M. and Linehan, M. M. (2004) *Mindfulness and Acceptance: Expanding the Cognitive-behavioural Tradition*. New York: Guilford Press.

Health Professions Council (2008) Standards of conduct, performance and ethics. (www.hpc-uk.org/aboutregistration/standards/standardsofconductperformanceandethics/)

Henden, J. (2005) 'Preventing suicide using a solution-focused approach', *Journal of Primary Care Mental Health*, 8: 82–8.

Henden, J. (2008) *Preventing Suicide: The Solution-focused Approach*. Chichester: Wiley.

Henden, J. (2011) *Beating Combat Stress*. London: Wiley-Blackwell.

Herrero de Vega, M. and Beyebach, M. (2007) 'Solutions for "stuck cases" in solution-focused therapy'. Workshop, European Brief Therapy Association annual conference, Bruges, Belgium.

Hester, R. K. and Miller, W. R. (eds) (1995) *Handbook of Alcoholism Treatment Approaches: Effective Alternatives* (2nd edn). Boston, MA: Allyn Bacon.

Hinde, R. A. (1989) 'Reconciling the family systems and the relationships approaches to child development', in Kreppner, K. and Lerner, R. M. (eds), *Family Systems and Life-span Development*. Hillsdale, NJ: Lawrence Erlbaum.

Hjerth, M. (2008) 'Microtools'. Presentation, SOLWorld annual conference, Koln.

Hoffman, K., Luegel, G. and Luisser, P. (2006) 'Effects of solution-focused training on productivity and behaviour', in Lueger, G. and Korn, H-P. (eds), *Solution-focused Management*. Munchen: Rainer Hampp. pp 89–97. (Proceedings of 5th International Conference on Solution Focused Practice in Organisations, Vienna 2006).

Hogg, V. and Wheeler, J. (2004) 'Miracles R Them: Solution-focused practice in a social services duty team', *Practice*, 16: 299–314.

Holmes, P. and Karp, M. (eds) (1991) *Psychodrama Inspiration and Technique*. London: Routledge.

Hosany, Z., Wellman, N. and Lowe, T. (2007) 'Fostering a culture of engagement: a pilot study of the outcomes of training mental health nurses working in two UK acute admission units in brief solution-focused therapy techniques', *Journal of Psychiatric and Mental Health Nursing*, 14: 688–95.

Howard, K. L., Kopta, S. M., Krause, M. S. and Orlinsky, D. E. (1986) 'The dose-effect relationship in psychotherapy', *American Psychologist*, 41: 159–64.

Howard, L., Flach, C., Leese, M., Byford, S., Killaspy, H., Cole, L., Lawlor, C., Betts, J., Sharac, J., Cutting, P., McNicholas, S. and Johnson, S. (2010) 'Effectiveness and cost-effectiveness of admissions to women's crisis houses compared with traditional psychiatric words: pilot patient-preference randomised controlled trial', *British Jour-*

nal of Psychiatry, 197: s32-s40.

Hubble, M. A., Duncan, B. L. and Miller, S. D. (eds)(1999) *The Heart and Soul of Change: What Works in Therapy.* Washington, DC: American Psychological Association.

Isebaert, L. (1997) 'Follow-up of solution-focused therapy with alcohol users'. Presentation, European Brief Therapy Association World Conference, Bruges, Belgium.

Isebaert, L. (2005) *A Protocol for Depression and Anxiety.* Presentation, European Brief Therapy Association World Conference, Salamanca, Spain, 23-24 September.

Iveson, C. (1993) *Whose Life? Community Care of Older People and Their Families.* London: Brief Therapy Press.

Iveson, C. (2002) 'Solution-focused brief therapy', *Advances in Psychiatric Treatment*, 8: 149-157.

Jackson, P. Z. and McKergow, M. (2002) *The Solutions Focus: The Simple Way to Positive Change.* London: Nicholas Brealey.

Jackson, P. Z. and Waldman, J. (2010) *Positively Speaking: The Art of Constructive Conversations with a Solutions Focus.* St Albans: The Solutions Focus.

Jacob, F. (2001) *Solution-focused Recovery from Eating Distress.* London: BT Press.

James, W. (1988 [1902]) *The Varieties of Religious Experience.* New York: Library of America.

Janes, K. and Trickey, K. (2005) '"Looking ahead": discharge in an older adult psychiatric day hospital', *Context: news magazine for family therapy*, 77: 27-30.

Johnson, L. D. and Shaha, S. (1996) 'Improving quality in psychotherapy', *Psychotherapy*, 33: 225-36.

Johnson, L. N., Nelson, T. S. and Allgood, S. M. (1998) 'Noticing pre-treatment change and therapeutic outcome: an initial study', *American Journal of Family Therapy*, 26: 159-68.

Jones, M. (1968) *Beyond the Therapeutic Community: Social Learning and Social Psychiatry.* New Haven, CT: Yale University Press.

Jorm, A. F., Korten, A. E., Jacomb, P. A., Rodgers, B., Pollitt, P., Christensen, H. and

Henderson, S. (1997) 'Helpfulness of interventions for mental disorders: beliefs of health professionals compared with the general public', *British Journal of Psychiatry*, 171: 233–7.

Kesey, K. (1962) *One Flew Over the Cuckoo's Nest*. London: Picador. (Film version 1975).

Kim, J. S. (2006) 'Examining the effectiveness of solution-focused brief therapy: meta-analysis using random effects modeling'. Unpublished doctoral dissertation, University of Michigan database.

Kim, J. S. (2008) 'Examining the effectiveness of solution-focused brief therapy: a meta-analysis', *Research on Social Work Practice*, 18: 107–16.

Kim, J. S. and Franklin, C. (2009) 'Solution-focused brief therapy in schools: a review of the outcome literature', *Children and Youth Services Review*, 31: 464–70.

Kingston, K., Szmukler, G., Andrewes, B. T. and Desmond, P. (1996) 'Neuropsychological and structural brain changes in anorexia nervosa before and after refeeding', *Psychological Medicine*, 26: 15–28.

Klerman, G. L., Dimascio, A., Weissman, M., Prusoff, B. and Paykel, E. S. (1974) 'Treatment of depression by drugs and psychotherapy', *American Journal of Psychiatry*, 131: 186–91.

Klingenstierna, C. www.solutionwork.com/arkiv/Uppsatsstudiel.pdf (accessed April 2010).

Knekt, P. and Lindfors, O. (2004) 'A randomised trial of the effect of four forms of psychotherapy on depressive and anxiety disorders: design, methods and results on the effectiveness of short-term psychodynamic psychotherapy and solution-focused therapy during a one-year follow-up', *Studies in Social Security and Health*, No. 77. The Social Insurance Institution, Helsinki, Finland.

Knekt, P., Lindfors, O., Härkänen, T., Välikoski, M., Virtala, E., Laaksonen, M. A., Marttunen, M., Kaipainen, M., Renlund, C. and the Helsinki Psychotherapy Study Group (2008) 'Randomized trial on the effectiveness of long- and short-term psychodynamic psychotherapy and solution-focused therapy on psychiatric symptoms during a 3-year follow-up', *Psychological Medicine*, 38: 689–703.

Ko, M-J., Yu, S-J. and Kim, Y-G. (2003) 'The effects of solution-focused group counseling on the stress response and coping strategies in the delinquent juveniles', *Journal of Korean Academy of Nursing*, 33: 440–50.

Koss, M. P. and Shiang, J. (1994) 'Research on brief therapy', in Garfield, A. E. and Bergin, S. L. (eds), *Handbook of Psychotherapy and Behaviour Change* (4th edn). New York: Wiley. pp. 644–700.

Koumtsidis, C., Schifano, F., Sharp, T., Ford, L., Robinson, J. and Magee, C. (2006) 'Neurological and psychopathological sequelae associated with a lifetime intake of 40,000 ecstasy tablets', *Psychosomatics*, 47(1): 86–7.

Kral, R. (1988) *Strategies that Work: Techniques for Solution in the Schools*. Miwaukee, WI: Brief Therapy Family Center.

Kumar, P. and Clark, M. (2002) *Clinical Medicine* (5th edn). Edinburgh: Saunders.

Kvarme, L. G., Helseth, S., Sørum, R., Luth-Hansen, V., Haugland, S. and Natvig, G. K. (2010) 'The effect of a solution-focused approach to improve self-efficacy in socially withdrawn school children: a non-randomized controlled trial', *International Journal of Nursing Studies*, 47 (11): 1389–96. (doi:10.1016/j.ijnurstu.2010.05.001)

LaFountain, R. M. and Garner, N. E. (1996) 'Solution-focused counselling groups: the results are in', *Journal for Specialists in Group Work*, 21: 128–43.

Lambert, M. J. (1992) 'Implications of outcome research for psychotherapy integration', in Norcross, J. C. and Goldfried, M. R. (eds), *Handbook of Psychotherapy Integration*. New York: Basic Books. pp. 94–129.

Lambert, M. J. (2004) *Bergin and Garfield's Handbook of Psychotherapy and Behaviour Change* (5th ed). New York: Wiley.

Lambert, M. J., Bergin, S. L. and Garfield, A. E. (2004) 'Introduction and historical overview', in Lambert, M. J. (ed), *Bergin and Garfield's Handbook of Psychotherapy and Behaviour Change* (5th ed). New York: Wiley. pp. 3–15.

Lambert, M. J., Okiishi, J. C., Finch, A. E. and Johnson, L. D. (1998) 'Outcome assessment: from conceptualization to implementation', *Professional Psychology: Research & Practice*, 29: 63-70.

Lambert, M. J., Whipple, J., Smart, D., Vermeersch, D., Nielsen, S. and Hawkins, E. (2001) 'The effects of providing therapists with feedback on patient progress during psychotherapy: are outcomes enhanced?', *Psychotherapy Research*, 11: 49-68.

Lamprecht, H., Laydon, C., McQuillan, C., Wiseman, S., Williams, L., Gash, A. and Reilly, J. (2007) 'Single-session solution-focused brief therapy and self-harm: a pilot study', *Journal of Psychiatric and Mental Health Nursing*, 14: 601-2.

Lee, M. Y. (1997) 'A study of solution-focused brief family therapy: outcomes and issues', *American Journal of Family Therapy*, 25: 3-17.

Lee, M. Y., Greene, G. J., Uken, A., Sebold, J. and Rheinsheld, J. (1997) 'Solution-focused brief group treatment: a viable modality for domestic violence offenders?', *Journal of Collaborative Therapies*, IV: 10-17.

Lee, M. Y., Greene, G. J., Mentzer, R. A., Pinnell, S. and Niles, D. (2001) 'Solution-focused brief therapy and the treatment of depression: a pilot study', *Journal of Brief Therapy*, 1: 33-49.

Lee, M. Y., Sebold, J. and Uken, A. (2003) *Solution-focused Treatment of Domestic Violence Offenders*. New York: Oxford.

Lee, M. Y., Sebold, J. and Uken, A. (2007) 'Roles of self determined goals in predicting recidivism in domestic violence offenders', *Research on Social Work Practice*, 17: 30-41.

Li, S., Armstrong, S., Chaim, G., Kelly, C. and Shenfeld, J. (2007) 'Group and individual couple treatment for substance abuse clients: a pilot study', *American Journal of Family Therapy*, 35: 221-33.

Lindforss, L. and Magnusson, D. (1997) 'Solution-focused therapy in prison', *Contemporary Family Therapy*, 19: 89-104.

Linehan, M. M. (1993) *Cognitive Behavioural Treatment of Borderline Personality Disorder*. New York: Guilford Press.

Lipchik, E. and Kubicki, A. D. (1996) 'Solution-focused domestic violence views: bridges toward a new reality in couples therapy', in Miller, S. D., Hubble, M. A. and Duncan, B. L. (eds), *Handbook of Solution-Focused Brief Therapy*. San Francisco, CA: Jossey-Bass. pp. 65–98.

Littrell, J. M., Malia, J. A. and Vanderwood, M. (1995) 'Single-sessions brief counseling in a high school', *Journal of Counseling and Development*, 73: 451–8.

Knutsson, C., Norrsell, E., Johansson, C., Öhman, U. and Ericson, B. (1998) *The Lonnen Study*. European Brief Therapy Association. (Available at www.ebta.nu/page2/page6/page20/page20.html)

Lum, L. C. (1981) 'Hyperventilation and anxiety state', *Journal of the Royal Society of Medicine*, 74: 1–4.

Luttwak, E. (1969) *Coup d'Etat: A Practical Handbook*. Harmondsworth: Penguin.

Macdonald, A. J. (1994a) 'Brief therapy in adult psychiatry', *Journal of Family Therapy*, 16: 415–26.

Macdonald, A. J. (1994b) 'A paper that changed my practice: reversible mental impairment in alcoholics', *British Medical Journal*, 308: 1678.

Macdonald, A. J. (1995) 'Eating Disorders', *Journal of Family Therapy*, 17: 356. (Letter)

Macdonald, A. J. (1997) 'Brief therapy in adult psychiatry: further outcomes', *Journal of Family Therapy*, 19: 213–22.

Macdonald, A. J. (2000) 'Recommended reading for trainees', *Psychiatric Bulletin*, 24: 154. (Letter)

Macdonald, A. J. (2004) 'Hyperventilation: a curable cause of symptoms of anxiety', *Journal of Primary Care Mental Health and Education*, 7: 105–8.

Macdonald, A. J. (2005) 'Brief therapy in adult psychiatry: results from 15 years of practice', *Journal of Family Therapy*, 27: 65–75.

Macdonald, A. J. (2006a) 'Does cannabis really cause psychosis?', *British Medical Journal*, 332: 303. (Letter)

Macdonald, A. J. (2006b) 'Solution-focused situation management: finding cooperation quickly', in Lueger, G. and Korn, H-P. (eds), *Solution-focused Management*. Munchen: Rainer Hampp. pp 89-97. (Proceedings of 5th International Conference on Solution Focused Practice in Organisations, Vienna).

Måhlberg, K. and Sjöblom, M. (2004) *Solution-focused Education*. Stockholm: Måhlberg & Sjöblom. (Swedish edition Stockholm: Mareld 2002.)

Marks, I. M. (1987) *Fears, Phobias and Rituals: Panic, Anxiety and their Disorders*. London: Oxford University Press.

Masserman, J. H. (1972) 'Psychotherapy as the mitigation of uncertainties', *Archives of General Psychiatry*, 26: 186-8.

Mathers, J. (1974) 'The gestation period of identity change', *British Journal of Psychiatry*, 125: 472-4.

McAllister, M., Zimmer-Gembeck, M., Moyle, W. and Billett, S. (2008) 'Working effectively with clients who self-injure using a solution-focused approach', *International Ernergency Nursing*, 16: 272-9.

McAskill, N. (1988) 'Personal therapy in the training of the psychotherapist: is it effective?', *British Journal of Psychotherapy*, 4: 219-26.

McGilton, K., Irwin-Robertson, H., Boscart, V. and Spanjevic, L. (2006) 'Communication enhancement: nurse and patient satisfaction outcomes in a complex nursing continuing care facility', *Journal of Advanced Nursing*, 54: 35-44.

McKeel, A. J. (1996) 'A clinician's guide to research on solution-focused therapy', in Miller, S. D., Hubble, M. A. and Duncan, B. L. (eds), *Handbook of Solution-focused Brief Therapy*. San Francisco, CA: Jossey-Bass. pp. 251-71.

McKeel, A. J. (1999) 'A selected review of research of solution-focused brief therapy'. (Available at www.solutionsdoc.co.uk/mckeel.htm)

McKergow, M. and Clarke, J. (eds) (2005) *Positive Approaches to Change: Applications of Solutions Focus and Appreciative Inquiry at Work*. Cheltenham: Solutions Books.

McKergow, M. and Clarke, J. (eds) (2007) *Solutions Focus Working: 80 real life lessons for successful organisational change*. Cheltenham: Solutions Books.

McNamara, J. R., Tamanini, K. and Pelletier-Walker, S. (2007) 'the impact of short-term counseling at a domestic violence shelter', *Research on Social Work Practice*, 18: 132–6.

Mehrabian, A. (1981) *Silent Messages: Implicit Communication of Emotions and Attitudes* (2nd edn). Belmont, CA: Wadsworth.

Mental Capacity Act (2005) (www.opsi.gov.uk/acts/acts2005/ukpga_20050009_eh_1)

Metcalf, L. (1997) *Parenting Towards Solutions: How Parents Can Use Skills They Already Have to Raise Responsible, Loving Kids*. Paramus, NJ: Prentice-Hall.

Metcalf, L. (1998a) *Teaching Towards Solutions: Step-By-Step Strategies for Handling Academic, Behaviour and Family Issues in the Child*. New York: Center for Applied Research in Education / Simon and Shuster.

Metcalf, L. (1998b) *Solution Focused Group Therapy*. New York: Simon and Shuster.

Metcalf, L. (2004) *The Miracle Question: Answer It and Change Your Life*. Carmarthen: Crown House Publishing.

Metcalf, L., Thomas, F. N., Duncan, B. L., Miller, S. D. and Hubble, M. A. (1996) 'What works in solution-focused brief therapy', in Miller, S. D., Hubble, M. A. and Duncan, B. L. (eds), *Handbook of Solution-focused Brief Therapy*. San Francisco, CA: Jossey-Bass. pp. 335–49.

Milner, J. (2001) *Women and Social Work: Narrative Approaches*. Basingstoke: Palgrave Macmillan.

Milner, J. and Jessop, D. (2003) 'Domestic violence: narrative and solutions', *Probation Journal*, 50: 127–41.

Milner, J. and O'Byrne, P. (1998) *Assessment in Social Work*. Basingstoke: Palgrave Macmillan.

Milner, J. and Singleton, T. (2008) 'Domestic violence: solution-focused practice with men and women who are violent', *Journal of Family Therapy*, 30: 27–51.

Mintoft, B., Bellringer, M. E. and Orme, C. (2005) ' Improved client outcome services project: an intervention with clients of problem gambling treatment', *ECOMMUNITY: International Journal of Mental Health and Addiction*, 3: 30–40.

Morral, A. R., McCaffrey, D. F., Ridgeway, G., Mukherji, A. and Beighley, C. (2006) *The Relative Effectiveness of 10 Adolescent Substance Abuse Treatment Programs in the United States*. Santa Monica, CA: RAND.

Morgan, C. (1982) Personal communication, 21 October.

Morgan, H. G. and Priest, P. (1984) 'Assessment of suicide risk in psychiatric inpatients', *British Journal of Psychiatry*, 145: 467–9.

Morrison, J. A., Olivos, K., Dominguez, G., Gomez, D. and Lena, D. (1993) 'The application of family systems approaches to school behaviour problems on a school-level discipline board: an outcome study', *Elementary School Guidance & Counselling*, 27: 258–72.

Murphy, J. J. (1997) *Solution-focused Counselling in Middle and High Schools*. Alexandria, VA: American Counselling Association.

Mussman, C. (2006) 'Solution-focused leadership: the range between theory and practical application', in Lueger, G. and Korn, H-P. (eds), *Solution-focused Management*. Munchen: Rainer Hampp. pp. 99–110. (Proceedings of 5th International Confer-ence on Solution Focused Practice in Organisations, Vienna 2006).

National Institute for Clinical Excellence (NICE) (2004) *Improving Supportive and Palliative Care for Adults with Cancer*. London: NICE.

Nelson, T. S. and Kelley, L. (2001) 'Solution-focused couples group', *Journal of Systemic Therapies*, 20: 47–66.

Newsome, W.S. (2004) 'Solution-focused brief therapy groupwork with at-risk junior high school students: enhancing the bottom line', *Research on Social Work Practice*, 14: 336–43.

Norman, H., Hjerth, M. and Pidsley, T. (2005) 'Solution-focused reflecting teams in action', in McKergow, M. and Clarke, J. (eds), *Positive Approaches to Change: Applications of Solutions Focus and Appreciative Inquiry at Work*. Cheltenham: Solutions Books. pp. 67–80.

Nowicka, P., Pietrobelli, A. and Flodmark, C-E. (2007) 'Low-intensity family therapy intervention is useful in a clinical setting to treat obese and extremely obese children', *International Journal of Pediatric Obesity*, 2: 211–17.

Nowicka, P., Haglund, P., Pietrobelli, A., Lissau, I. and Flodmark, C-E. (2008) 'Family Weight School treatment: 1-year results in obese adolescents', *International Journal of Pediatric Obesity*, 3: 141–7.

Nylund, D. and Corsiglia, V. (1994) 'Becoming solution-focused in brief therapy: remembering something we already know', *Journal of Systemic Therapies*, 13: 5–11.

Nystuen, P. and Hagen, K. B. (2006) 'Solution-focused intervention for sick-listed employees with psychological problems or muscle skeletal pain: a randomised controlled trial', *BMC Public Health*, 6: 69–77.

O'Callaghan, K. and Mariappanadar, S. (2008) 'Restoring service after an unplanned IT outage', *IT Professional*, 10: 40–45.

O'Connell, B. (2005) *Solution-focused Therap* (2nd edn). London: Sage.

Office of National Statistics (2001) *Regional Trends No. 26*. London: Office of National Statistics.

Osborn, D. P. J., Lloyd-Evans, B., Johnson, S., Gilburt, H., Byford, S., Leese, M. and Slade, M. (2010) 'Residential alternatives to acute in-patient care in England: satisfaction, ward atmosphere and service user experiences', *British Journal of Psychiatry*, 197: s41–s45.

Palazzoli, M. S., Boscolo, L., Cecchin, G. and Prata, G. (1978) *Paradox and Counterparadox*. New York: Jason Aronson.

Panayotov, P., Anichkina, A. and Strahilov, B. (in press) 'Solution-focused brief therapy and long-term medical treatment compliance/adherence with patients suffering from schizophrenia: a pilot naturalistic clinical observation', in Franklin, C., Trepper, T., Gingerich, W. J. and McCollum, E. (eds), *Solution-focused Brief Therapy: From Prac-*

tice to Evidence-Informed Practice. New York: Oxford University Press.

Park, E. S. (1997) 'An application of brief therapy to family medicine', Contemporary Family Therapy, 19: 81–8.

Parkinson, C. N. (1965) Inlaws and Outlaws. Harmondsworth: Penguin.

Parry, G. and Richardson, A. (1996) Psychotherapy Services in England: Review of Strategic Policy. London: Department of Health, NHS Executive.

Patel, V. and Saxena, S. (2003) 'Psychiatry in India', International Psychiatry: Bulletin of the Board of International Affairs of the Royal College of Psychiatrists, 1: 16–18.

Pavlov, I. P. (1926) Lectures on Conditioned Reflexes: Twenty-five Years of Objective Study of the Higher Nervous Activity Behaviour of Animals. English edition: New York: Liveright Publishing (1928).

Peacock, F. (2001) Water the Flowers, Not the Weeds. Montreal: Open Heart Publishing.

Perez Grande, M. D. (1991) 'Evaluacion de resultados en terapia sistemica breve' (Outcome research in brief systemic therapy), Cuadernos de Terapia Familiar, 18: 93–110.

Perkins, R. (2006) 'The effectiveness of one session of therapy using a single-session therapy approach for children and adolescents with mental health problems', Psychology and Psychotherapy: Theory Research and Practice, 79: 215–27.

Perkins, R. and Scarlett, G. (2008) 'The effectiveness of single session therapy in child and adolescent mental health. Part 2: an 18-month follow-up study'. Psychology & Psychotherapy: Theory Research & Practice, 81: 143–56.

Pope, K. S. and Bouhoutsos, J. C. (1986) Sexual Intimacy between Therapists and Clients. New York: Praeger.

Prochaska, J. O. (1999) 'How do people change, and how can we change to help many more people?', in Hubble, M. A., Duncan, B. L. and Miller, S. D. (eds), The Heart and Soul of Change: What Works in Therapy. Washington, CD: American Psychological Association. pp. 227–55.

Prochaska, J. O. and DiClemente, C. C. (1982) 'Transtheoretical therapy: toward a more integrative model of change', Psychotherapy: Theory, Research and Practice,

19: 276–88.

Prochaska, J. O., DiClemente, C. C. and Norcross, J. C. (1994) *Changing for Good*. New York: Morrow.

Proust, M. (2001 [1922]) *In Search of Lost Time*. (trans. Moncrieff/Kilmartin/Enright) Everyman: London.

Reicher-Rossler, A. and Rossler, W. (1993) 'Compulsory admission of psychiatric patients—an international comparison', *Acta Psychiatrica Scandinavia*, 87: 231–6.

Reinehr, T., Kleber, M., Lass, N. and Toschke, A. M. (2010) 'Body mass index patterns over 5 y in obese children motivated to participate in a 1-y lifestyle intervention: age as a predictor of long-term success', *American Journal of Clinical Nutrition*, 91: 1165–71.

Rhee, W. K., Merbaum, M. and Strube, M. J. (2005) 'Efficacy of brief telephone psychotherapy with callers to a suicide hotline', *Suicide and Life-Threatening Behaviour*, 35: 317–28.

Rhodes, J. and Ajmal, Y. (1995) *Solution-focused Thinking In Schools*. London: BT Press.

Rivers, W. H. R. (1917) 'Freud's psychology of the unconscious', *Lancet*, i: 912–14.

Roffe, D. and Roffe, C. (1995) 'Madness and care in the community: a medieval perspective', *British Medical Journal*, 311: 708–12.

Rohrig, P. (2005) 'Solution focused feedback in management development', in Mckergow, M. and Clarke, J. (eds), *Positive Approaches to Change: Applications of Solutions Iocus and Appreciative. Inquiry at Work*. Cheltenham: Solutions Books. pp. 131–40.

Rosenkranz, M. A., Busse, W. W., Johnstone, T., Swenson, C. A., Crisafi, G. M., Jackson, M. M., Bosch, J. A., Sheridan, J. F. and Davidson, R. J. (2005) 'Neural circuitry underlying the interaction between emotion and asthma symptom exacerbation', *Proceedings of the National Academy of Sciences*, 102: 13319–24.

Rothwell, N. (2005) 'How brief is solution focused brief therapy? A comparative study',

Clinical Psychology and Psychotherapy, 12: 402–5.

Rowan, T. and O'Hanlon, B. (1999) *Solution-oriented Therapy for Chronic and Severe Mental Illness*. New York: Wiley.

Royal College of Psychiatrists (2004) *Psychotherapy and Learning Disability*. Council Report CR116. London: Royal College of Psychiatrists.

Rycroft, C. (1972) *A Critical Dictionary of Psychoanalysis*. Harmondsworth: Penguin.

Ryle, A. (1990) *Cognitive Analytic Therapy: Active Participation in Change*. Chichester: Wylie.

Ryle, A. (1997) 'The structure and development of borderline personality disorder: a proposed model', *British Journal of Psychiatry*, 170: 82–7.

Sapolsky, R. (2002) *A Primate's Memoir: A Neuroscientist's Unconventional Life Among the Baboons*. New York: Touchstone.

Scottish Intercollegiate Guidelines Network Y (SIGN) (2002; reviewed 2007) *No. 57: Cardiac Rehabilitation*. Edinburgh: SIGN.

Seidel, A. and Hedley, D. (2008) 'The use of solution-focused brief therapy with older adults in Mexico: a preliminary study', *American Journal of Family Therapy*, 36: 242–52.

Seikkula, J., Alakare, B. and Aaltonen, J. (2000) 'A two-year follow-up on open dialogue treatment in first episode psychosis: need for hospitalization and neuroleptic medication decreases', *Social and Clinical Psychiatry*, 10: 20–29.

Seikkula, J., Arnkil, T. E. and Eriksson, E. (2003) 'Postmodern society and social networks: open and anticipation dialogues in network meetings', *Family Process*, 42: 185–203.

Seligman, M. E. P. (1995) 'The effectiveness of psychotherapy. The Consumer Reports study', *American Psychologist*, 50: 965–74.

Seligman, M. E. P. (2002) *Authentic Happiness*. New York: The Free Press / Simon and Shuster.

Severin, B. (2001) *A Group for Sexual Offenders in Prison*. Presentation, European Brief Therapy Association Conference, Dublin.

Shapiro, F. (2001) *Eye Movement Desensitization and Reprocessing* (EMDR): *Basic Principles, Protocols, and Procedures* (2nd edn). New York: Guilford Press.

Sharry, J. (2001) *Solution-focused Groupwork*. London: Sage.

Sharry, J., Darmody, M. and Madden, B. (2002) 'A solution focused approach to working with clients who are suicidal', Symposium on Suicide. *British Journal of Guidance and Counselling*, 30: 383–99.

Shennan, G. (2003) 'The early response project: a voluntary sector contribution to CAMHS', *Child and Adolescent Mental Health in Primary Care*, 1: 46–50.

Shephard, B. (2000) *A War of Nerves: Soldiers and Psychiatrists 1914–1994*. London: Jonathan Cape.

Shilts, L. (2008) 'The WOWW program', in DeJong, P. and Berg, I. K. (eds), *Interviewing for Solutions* (3rd ed). San Francisco, CA: Brooks/Cole.

Shilts, L., Rambo, A. and Hernandez, L. (1997) 'Clients helping therapists find solutions to their therapy', *Contemporary Family Therapy*, 19: 117–32.

Shin, S-K. (2009) 'Effects of a solution-focused program on the reduction of aggressiveness and the improvement of social readjustment for Korean youth probationers', *Journal of Social Service Research*, 35: 274–84.

Short, E., Kinman, G. and Baker, S. (2010) 'Evaluating the impact of a peer coaching intervention on well-being amongst psychology undergraduate students', *International Coaching Psychology Review*, 5: 27–35.

Sladden, J. (2005) 'Psychotherapy skills in the real world', *British Medical Journal: Career Focus*, 22 January, 33–5.

Smith, M. J. (1981) *When I Say No, I Feel Guilty*. New York: Dial Press / Bantam Books.

Smock, S. A., Trepper, T. S., Wetchler, J. L., McCollum, E. E., Ray, R. and Pierce, K. (2008) 'Solution-focused group therapy for level 1 substance abusers', *Journal of Marital and Family Therapy*, 34: 107–20.

Sparks, P. M. (1989) 'Organizational tasking: a case report', *Organization Development Journal*, 7: 51–7.

Spence, G. B. and Grant, A. M. (2007) 'Professional and peer life coaching and the enhancement of goal striving and well-being: an exploratory study', *Journal of Positive Psychology*, 2: 185–94.

Springer, D. W., Lynch, C. and Rubin, A. (2000) 'Effects of a solution-focused mutual aid group for Hispanic children of incarcerated parents', *Child and Adolescent Social Work*, 17: 431–42.

Stams, G. J., Dekovic, M., Buist, K. and de Vries, L. (2006) 'Efficacy of solution-focused brief therapy: a meta-analysis', *Gedragstherapie* (*Dutch Journal of Behavior Therapy*), 39(2): 81–95. (Dutch)

Steinhelber, J., Patterson, V., Cliffe, K. and LaGoullon, M. (1984) 'An investigation of some relationships between psychotherapy supervision and patient change', *Journal of Clinical Psychology*, 40: 1346–53.

Sterne, L. (1967 [1759]) *Tristram Shandy*. London: Aimont. p. 327.

Stith, S. M., Rosen, K. H., McCollum, E. E. and Thomsen, C. J.(2004) 'Treating intimate partner violence within intact couple relationships: outcomes of multi-couple versus individual couple therapy', *Journal of Marital and Family Therapy*, 30: 305–18.

Stoddart, K. P., McDonnell, J., Temple, V. and Mustate, A. (2001) 'Is brief better? A modified brief solution-focused therapy approach for adults with a developmental delay', *Journal of Systemic Therapies*, 20: 24–41.

Strupp, H. H. (1958) 'The performance of psychiatrists and psychologists in a clinical interview', *Journal of Clinical Psychology*, 14: 219–26.

Sundmann, P. (1997) 'Solution-focused ideas in social work', *Journal of Family Therapy*, 19: 159–72.

Suzuki, S. (1970). *Zen Mind, Beginner's Mind*. New York: Weatherhill.

Swartz, L. (1998) *Culture and Mental Health: A South African View*. Oxford: Oxford University Press.

Taylor, D., Paton, C. and Kapur, S.(2009) *The Maudsley Prescribing Guidelines* (10th ed). London: Informa Healthcare.

Thase, M. E. and Jindal, R. D. (2004) 'Combining psychotherapy and psychopharmacology for treatment of mental disorders', in Lambert, M. J. (ed), *Bergin and Garfield's Handbook of Psychotherapy and Behaviour Change* (5th ed). New York: Wiley. pp. 743–66.

Thomas, F. (1996) 'Solution-focused supervision: the coaxing of expertise', in Miller, S. D., Hubble, M. A. and Duncan, B. L. (eds), *Handbook of Solution-focused Brief Therapy.* San Francisco, CA: Jossey-Bass. pp. 128–51.

Thompson, R. and Littrell, J. M. (2000) 'Brief counseling with learning disabled students', *The School Counselor*, 2: 60–7.

Thorslund, K. W. (2007) 'Solution-focused group therapy for patients on long-term sick leave: a comparative outcome study', *Journal of Family Psychotherapy*, 18: 11–24.

Tilsen, J., Russell, S. and Michael (2005) 'Nimble and courageous acts: how Michael became the boss of himself', *Journal of Systemic Therapies*, 24: 29–42.

Tohn, S. L. and Oshlag, J. A. (1996) 'Solution-focused therapy with mandated clients: cooperating with the uncooperative', in Miller, S. D., Hubble, M. A. and Duncan, B. L. (eds), *Handbook of Solution-focused Brief Therapy.* San Francisco, CA: Jossey-Bass. pp. 152–83.

Tomori, C. and Bavelas, J. B. (2007) 'Using microanalysis of communication to compare solution-focused and client centred therapies', *Journal of Family Psychotherapy*, 18: 25–43.

Triantafillou, N. (1997) 'A solution-focused approach to mental health supervision', *Journal of Systemic Therapies*, 16: 305–28.

Turnell, A. and Edwards, S. (1999) *Signs of Safety: A Solution and Safety Oriented Approach to Child Protection Casework.* New York: Norton.

United Kingdom Council for Psychotherapy (2005) *Code of Ethics.* London: UKCP.

Unwin, D. (2005) 'SFGP! Why a solution-focused approach is brilliant in primary care', *Solution News*, 1: 10–12.

van Baaren, R. B., Holland, R. W., Steenaert, B. and van Knippenberg, A. (2003) 'Mimicry for money: behavioral consequences of imitation', *Journal of Experimental Social Psychology*, 39: 393–8.

Vaughn, K., Webster, D. C., Orahood, S. and Young, B. C. (1995) 'Brief inpatient psychiatric treatment: finding solutions', *Issues in Mental Health Nursing*, 16: 519–31.

Vaughn, K., Young, B. C., Webster, D. C. and Thomas, M. R. (1996) 'A continuum-of-care model for inpatient psychiatric treatment', in Miller, S. D., Hubble, M. A., Duncan, B. L. (eds), *Handbook of Solution-focused Brief Therapy*. San Francisco, CA: Jossey-Bass. pp. 99–127.

Visser, C. (2009) http://solutionfocusedchange.blogspot.com/2010/07/limitations-and-contra-indications-for.html (accessed April 2011).

Von Economo, C. (1931) *Encephalitis Lethargica: Its Sequelae and Treatment*. (trans. K. O. Newman) Oxford: Oxford University Press.

Wade, A. (1997) 'Small acts of living: everyday resistance to violence and other forms of oppression', *Contemporary Family Therapy*, 19: 23–39.

Wainwright, G. W. (1985) *Teach Yourself Body Language*. London: Hodder and Stoughton.

Wake, M., Baur, L. A., Gerner, B., Gibbons, K., Gold, L., Gunn, J., Levickis, P., McCallum, Z., Naughton, G., Sanci, L. and Ukoumunne, O. C. (2009) 'Outcomes and costs of primary care surveillance and intervention for overweight or obese children: the LEAP 2 randomised controlled trial', *British Medical journal*, 339: 1132.

Walker, L. and Greening, R. (2010) 'Huikahi Restorative Circles: a public health approach for reentry planning.' *Federal Probation*, 74. (www.uscourts.gov/Federal-Courts/ProbationPretrialServices/FederalProbationJournal/FederalProbationJournal.aspx?doc=/uscourts/FederalCourts/PPS/Fedprob/2010-06/index.html)

Walker, L. and Hayashi, L. (2009) 'Pono Kaulike: reducing violence with restorative justice and solution-focused approaches', *Federal Probation*, 73. Available at www.uscourts.gov/viewer.aspx?doc=/uscourts/FederalCourts/ PPS/Fedprob/2009-06/index.

html (accessed April 2011).

Wallerstein, R. S. (1986) *Forty-two Lives in Treatment: A Study of Psychoanalysis and Psychotherapy*. New York: Guilford Press.

Walrond-Skinner, S. (1986) *A Dictionary of Psychotherapy*. London: Routledge and Kegan Paul.

Walter, L. J. and Peller, E. J. (1992) *Becoming Solution-focused in Brief Therapy*. New York: Brunner/Mazel.

Wampold, B. E. (2001) *The Great Psychotherapy Debate: Models, Methods and Findings*. Hillsdale, NJ: Lawrence Erlbaum.

Wampold, B. E. and Bhati, K. S. (2004) 'Attending to the omissions: a historical examination of evidence-based practice movements', *Professional Psychology, Research and Practice*, 35: 563–70.

Wampold, B. E., Minami, T., Baskin, T. W. and Tierney, S. C. (2002) 'A meta-(re)analysis of the effects of cognitive therapy versus "other therapies" for depression', *Journal of Affective Disorders*, 68: 159–65.

Warner, R. E. (2000) 'Solution-focused training: developing the "qualitative self-assessment practice standards", *European Brief Therapy Association Web Newsletter*. (Available at www.ebta.nu)

Watzlawick, P., Weakland, J. H. and Fisch, R. (1974) *Change: Principles of Problem Formation and Problem Resolution*. New York: Norton.

Wells, A., Devonald, M., Graham, V. and Molyneux, R. (2010) 'Can solution focused techniques help improve mental health and employment outcomes?', *Journal of Occupational Psychology, Employment and Disability*, 12: 3–15.

Wells, R. A. and Gianetti, V. J. (eds) (1990) *Manual of the Brief Psychotherapies*. New York: Plenum.

Wettersten, K. B., Lichtenberg, J. W. and Mallinckrodt, B. (2005) 'Associations between working alliance and outcome in solution-focused brief therapy and brief interpersonal therapy', *Psychotherapy Research*, 15: 35–49.

Wheeler, J. (1995) 'Believing in miracles: the implications and possibilities of using solution-focused therapy in a child mental health setting', *ACPP Reviews & Newsletter*, 17: 255-61.

Whipple, J. L., Lambert, M. J., Vermeersch, D. A., Smart, D. W., Nielsen, S. L. and Hawkins, E. J. (2003) 'Improving the effects of psychotherapy: the use of early identification of treatment failure and problem-solving strategies in routine practice', *Journal of Counseling Psychology*, 50: 59-68.

White, M. and Epston, D. (1990) *Narrative Means to Therapeutic Ends*. New York: Norton.

Wilmshurst, L. A. (2002) 'Treatment programs for youth with emotional and behavioural disorders: an outcome study of two alternate approaches', *Mental Health Services Research*, 4: 85-96.

Wiseman, S. (2003) 'Brief intervention: reducing the repetition of deliberate self-harm', *Nursing Times*, 99: 34-6.

Wittgenstein, L. (1965) *The Blue and Brown Books: Preliminary Studies for the 'Philosophical Investigations'*. New York: Harper.

World Health Organisation (1994) *International Classification of Diseases (ICD)*, 10th edn. Geneva: World Health Organisation. (See also www.who.int/classifications/icd/en/)

Yang, F-R., Zhu, S-L. and Luo, W-E (2005) 'Comparative study of solution-focused brief therapy (SFBT) combined with paroxetine in the treatment of obsessive-compulsive disorder', *Chinese Mental Health Journal*, 19: 288-90. (Mandarin; abstract in English)

Young, S (1998) 'The support group approach to bullying in schools', *Education Psychology in Practice*, 14: 32-9.

Young, S. and Holdorf, G. (2003) 'Using solution-focused brief therapy in referrals for bullying', *Education Psychology in Practice*, 19: 271-82.

Zabukovec, J., Lazrove, S. and Shapiro, F. (2000) 'Self-healing aspects of EMDR: the therapeutic change process and perspectives of integrated psychotherapies', *Journal of*

Psychotherapy Integration, 10: 189–206.

Zhang, H-Y., Wu, W-E., Wen, W-J. and Zheng, Y-M. (2010) 'Application of solution focused approach in schizophrenia patients of convalescent period', *Medical Journal of Chinese People's Health*, 18: 2410–12. (doi CNKI:SUN:ZMYX. 0. 2010-18-079)

Ziffer, J. M., Crawford, E. and Penney-Wietor J. (2007) 'The Boomerang Bunch: a school-based multifamily group approach for students and their families recovering from parental separation and divorce', *The Journal for Specialists in Group Work*, 32: 154–64.

Zimmerman, T. S., Jacobsen, R. B., MacIntyre, M. and Watson, C. (1996) 'Solution-focused parenting groups: an empirical study', *Journal of Systemic Therapies*, 15: 12–25.

Zimmerman, T. S., Prest, L. A. and Wetzel, B. E. (1997) 'Solution-focused couples therapy groups: an empirical study', *Journal of Family Therapy*, 19: 125–44.

Zunin, L. (1972) *Contact: The First Four Minutes*. London: Tamly Franklin.

There have been several special issues of journals on solution-focused therapy:

Journal of Family Therapy (UK) (1997), 19: 117–232.

Contemporary Family Therapy (USA)(1997), 19: 1–144.

Journal of Systemic Therapies (1999), 18: 1–88 and (2000), 19: 1–13.

Journal of Family Psychotherapy (2005), 16: 1/2 (*Education and Training in Solution-focused Brief Therapy*; published simultaneously in book form; Nelson, T. S. (ed.)).

索 引

(本索引页码为英文版页码)

360 degree feedback(360°反馈), 184

Adams, J. F., 94

Adler, A., 80

adolescents *see* teenagers

affective disorders(情感障碍), 145, 153–5

Ajmal, Y., 41

alcohol(酒精), 18, 52, 111, 114–15, 133–4, 153, 162, 204

amphetamine based drugs(苯丙胺药物依赖), 134, 153

Andersen, T., 102, 177, 181

anger management(愤怒管理), 75, 137

anorexia nervosa(神经性厌食症), 135–6

anticipation conversations(期待对话), 176–8

antidepressants(抗抑郁药), 81, 123, 131, 132, 147–8, 151–2

antihistamines(抗组胺药), 132

antipsychotics(抗精神病药物), 147, 152, 154, 158

anxiety(焦虑), 37, 45, 79, 85, 91, 99, 101, 108, 131–2, 148, 158, 169, 194, 202, 211–16

Appreciative Inquiry(欣赏式探询), 191, 195

Asperger's syndrome(阿斯伯格综合征), 143–4

assessments(评估)

  of complex cases(复杂性评估), 155

  safety(安全评估), 8, 34, 144, 166

  scheduled(预约评估), 130

  urgent(紧急评估), 155, 171

Association for Family Therapy and Systemic Practice(家庭治疗和系统实践协会), 200

Association for Quality Development of Solution Focused Coaching and Training(SFCT)(焦点解决教练和培训质量发展协会), 200

asylums(收容所), 78, 80, 85, 154

attention deficit hyperactivity disorder(ADHD)(注意缺陷多动障碍), 101, 123

autism(自闭症), 143

Bakker, J. M., 121

Bandler, R., 20, 85

Banks, R., 43

Bannink, F. P., 179

Bateson, G., 84

Beck, A. T., 83

behaviour therapies(行为疗法), 82–3,

195

Bell, R., 116

benzodiazepine drugs（苯二氮卓类药物依赖），131-2, 158

bereavement（丧失），36, 130-1, 212

Berg, I. K., 1, 32, 106, 109, 142, 180, 192

Bertolino, B., 42

Bettelheim, B., 81

Beyebach, M., 94, 108, 146, 193, 204

bipolar disorder（躁郁症），123, 150, 191

Bliss, V., 143

Bond, T., 68

Bostandzhiev, V., 158, 203

Bowlby, J., 67, 84

brain injury（脑损伤），115, 143, 191

breaks（断裂），26-7

BRIEF, 30, 109

brief therapies（短期治疗），84, 91, 94

British Association for Counselling and Psychotherapy (BACP)（英国咨询与心理治疗协会），200

bulimia（暴食症），135

bureaucracies and large organisations（官僚政治和大型组织），187

Burns, K., 36, 45, 131

Burr, W., 74, 112

Cade, B., 73, 85

Callcott, A., 126, 129

cannabis, 133

change

　disadvantages of（改变……劣势），46

　pre-session（会谈前改变），13-14, 204

　speed（改变速度），35, 43

　stages of（改变阶段），44, 195

changing minds（改变思维），186

child guidance clinics（儿童指导中心），80

children

　in family interviews（家访儿童），37

　research studies（儿童研究），103, 112, 113

　sexual abuse and protection（儿童性虐待和保护），140-1

　see also teenagers

Chung, S. A., 102

Clarke, J., 160, 191, 195

client-centred therapy（以来访者为中心的治疗），81

clients

　mandated（来访者授权），73, 75

　personal history of（来访者的个人史），8

　see also inpatients; therapists（同时参见门诊患者；治疗师）

coaching（教练），41, 169-70

coca leaf(古柯叶), 133

Cockburn, J. T., 100

cognitive analytic therapy（CAT）(认知分析治疗), 83

cognitive behaviour therapy（CBT）(认知行为治疗), 74, 83, 101, 109, 135, 145, 169, 194–6, 202, 206

Combat Operational Stress Reaction（COSR）(战斗操作应激反应), 131

Common Assessment Framework for Children and Young People(儿童和年轻人共同评估框架), 202

community support teams(社区支持团队), 165

comparison studies（对照研究）, 69, 92, 102, 107, 113, 192

compliments(赞美), 23, 27–36, 43, 64, 92, 117, 130, 160, 182, 206

concluding therapy(结论治疗), 34–5, 110

conflict in teams(团队内的冲突), 174–5

Conoley, C. W., 113

constructive criticism(建设性批评), 174, 181–3

consultations *see* interviews

Consumer Reports study(消费者报告研究), 90

control

internal/external（内部／外部控制）, 94, 146

conversation

with acutely disturbed patients(与受强烈困扰的患者对话), 155–65

anticipation(希望对话), 176–8

pauses in(停顿), 21

see also interviews; language

Coping Resources Inventory（CRI）(应对资源问卷), 108

cost-efficiency of therapy（低成本治疗）, 119, 205

couples（夫妻）, 29, 36–8, 93, 106, 107, 114, 138

case study(个案研究), 47–65

domestic violence（家庭暴力）, 105, 114–15, 130, 137–9, 199, 204

see also families

courses in solution-focused therapy（焦点解决疗法的过程）, 198, 200

Daki, J., 101

Darmody, M., 108

de Shazer, S., 109, 114, 131, 157, 192, 194, 204, 205

'text/reader' focused reading（文本／读者聚焦阅读）, 9, 89

DeJong, P., 93, 109

dementia(痴呆), 143

Department for Education and Skills(教育与技能部门), 202

Department of Health（卫生部）, 196, 201, 202

depression（抑郁症）, 37, 45, 79, 83, 99, 100, 101, 108, 109, 123, 132, 138, 147, 150–152, 158, 169, 191, 194–6, 201, 202, 204

    biological symptoms(生物症状), 150–1

diagnosis

    of hyperventilation(过度换气), 213

    of schizophrenia（精神分裂症）, 153, 154

dialectical behaviour therapy(辩证行为治疗), 83, 195

DiClemente, C. C., 44, 135

disability(伤残), 143, 148, 201

discharging clients(出院病人), 34–5, 110

Dolan, Y., 44, 85, 128, 131, 140, 193

domestic violence(家庭暴力), 105, 114–15, 130, 137–9, 199, 204

drugs see medication; substance misuse

DSM-IV, 92, 109–11, 153

Duncan, L., 206

Duncan, B. L., 91, 196

Durrant, M., 209

Eakes, G., 102

EARS（Elicit Amplify Reinforce Start again）, 32, 106

eating disorders(进食障碍), 135–6, 152

'ecstasy'（MDMA）, 134

Edwards, S., 115, 141

effectiveness studies(效果研究)

    mental health(心理健康), 108–12

    and social class（社会阶级）, 99, 110, 114, 203

    violence(暴力), 114–15

    workplace(职场), 170

Eisengart, S., 97

elation see mania

emotions（情感）, 9, 20, 26, 81, 92–3, 135, 153, 191–2, 214

encephalitis lethargica(昏睡性脑炎), 80

Epston, D., 85

Erickson, M., 15, 21, 84, 94, 131, 140, 195, 204

ethics(道德)

    codes in the UK(英国规范), 68–9

    and culture/religion(文化／宗教), 66

    safety of patients(患者安全), 67

    six sources（Bond）(六种资源), 68

    specific to solution focused therapy（焦点解决疗法的特定）, 73–5

    in supervision(督导规范), 72–3

UKASFP, 69

European Brief Therapy Association (EBTA)(欧洲短期治疗协会), 94, 101, 102, 157, 200, 203, 204

exceptions(例外), 7, 16–17, 30, 32, 36, 39–46, 52–6, 92, 115, 117, 129, 143, 151, 159, 195

eye contact(眼神接触), 184

Eye Movement Desensitisation and Reprocessing(EMDR)(眼动脱敏再加工), 131, 140, 195

eye movements(眼动), 9, 20

families
　of inpatients(家庭住院病人), 135, 160
　and power/boss(家庭与力量), 17
　and tasks(家庭任务), 27–9

family practice(大众医疗), 35–6

Family Regeneration Team(家庭重建团队), 142–3

feedback
　360 degree(360°反馈), 184
　in training groups(训练小组反馈), 184

feelings(感觉), 9, 19, 92–3, 98, 140, 192, 195

finding cooperation(寻求合作), 171–4

Fiske, H., 129

'flight into health', 73

Formula First Session Task(FFST)(首次会谈作业), 94

Forrester, D., 103, 114

Franklin, C., 41–2, 96, 98, 100, 103, 113

Freud, S., 11, 63, 77–82

Furman, B., 43, 85, 200

gambling(赌博), 116

Gardner, R., 142

Ghul, R., 206

Gingerich, W., 97–8

goals
　alternative(替代目标), 45
　of inpatients(住院病人), 159
　key questions(关键问题), 14–16

Goffman, E., 73, 85, 154

Gostautas, A., 93, 103

Grant, A. M., 169

Green, L. S., 169

Greenberg, G. S., 160

group therapy(团体治疗), 80, 100, 101, 107, 114, 158

Haley, J., 73, 84, 85

Hanton, P., 109

Harris, M. B., 108

Hausdorff, J. M., 9

Hawkes, D., 44

Hayes, S. C., 195

Health Professions Council（医疗专业委员会）, 68, 76, 201

hearing voices（听到呼唤）, 130, 153

henden, J., 127-9, 131

heroin（海洛因）, 134

Hjerth, M., 179

Hoffman, K., 170

Hogg, V., 178, 199

Hoogh, H. De, 175-6

Hopwood, L. E., 93, 109

hospital administration（医院管理）, 197

Howard, K. L., 199

Howard, L., 90

Hubble, M. A., 91, 196

hyperventilation（过度换气）
    diagnosis（诊断）, 213
    treatment（治疗）, 215

hypnotherapy（催眠疗法）, 131, 195

hypnotics (sleeping tablets)（安眠药）, 132, 145

identity change（身份改变）, 90

Improving Access to Psychological Therapies (IAPT)（改善获得心理治疗的机会）, 202

individual therapy（个体治疗）, 43, 206

inpatients
    acutely disturbed（强烈受困扰）, 155
    conversations（对话）, 156, 159
    families of（家庭）, 160
    mental health law（精神卫生法）, 165, 185-7

intelligence tests（智力测试）, 82

International Classification of Diseases (ICD)（国际疾病分类）, 137

Interpersonal Therapy (IPT)（人际关系治疗）, 196, 205

interviews
    length of（面询时长）, 92, 190, 205
    number of（面询次数）, 31, 33-5, 110, 190
    return visits（复诊）, 31, 33-5
    severe mental illness, case example（重性心理疾病，个案示范）, 161-5
    see also conversation; language; questions

introduction (first session)[介绍（首次会谈）], 10-11

Isebaert, L., 114, 195, 204

Jackson, P. Z., 168, 169

Jacob, F., 135

jargon（术语）, 10

Kennedy, L., 175
Kim, J. S., 97, 98, 199
Klerman, G. L., 198
Klingenstierna, C., 117, 170
Ko, M-J., 101
Korman, H., 21, 30, 101
Kral, R., 39
Kvarme, L. G., 104, 203

LaFountain, R. M., 103, 117
Lambert, M. J., 68, 70, 91–3, 104, 118, 193
Lamprecht, H., 104
language
    and acutely disturbed patients（语言与受强烈困扰的患者），155
    choice/influence of words（语言选择/影响），9
    and dementia（语言与痴呆），143
    nonverbal（非言语），11
    pauses（语言停顿），21
    positive and negative（积极和消极的语言），27–9, 39, 40, 106, 205
    'should' meaning 'ought'（"可以"指"应该"），13
    tool of thought（语言是思维的工具），89
    'when' and 'if'（什么时候与如果），14, 15
    'why' questions（为什么提问），13, 171
    'yes, but …' construction（"是，但是"建构），30
'language matching'（语言匹配），9, 16, 50, 179
learning disability（学习障碍），143, 201
Lee, M. Y., 109, 112, 114–15
legal processes（法律程序），122, 124, 130, 136, 151, 165, 185–7, 193
length of therapy（治疗长度），92, 190, 205
leucotomy（脑白质切除术），80–1
Li, S., 114
light therapy（光疗法），151
Lindforss, L., 98–9
Lipchik, E., 138
Littrell, J. M., 104, 107, 112
Lonnen study, 93

Macdonald, A. J., 95, 109–11
McAllister, M., 96
McGilton, K., 96
McKeel, J., 70, 92, 93, 205
McKergow, M., 188, 191, 195
McNamara, J. R., 115
Magnusson, D., 98, 102, 114

Mathers, J., 90

management

    acutely disturbed inpatients, 155

    bureaucracies and large organisations, 187–8

    constructive criticism, 181–4

    disagreements with vested interests（与已得利益不一致）, 185–7

    finding cooperation（寻求合作）, 171–4

    team conflict（团队冲突）, 174–6

    see also teams

management consultants（管理顾问）, 188

mania（躁狂）, 124, 150–2

Marks, I. M., 83

Masserman, J., 91

Mathers, J., 90

mediation（调解）, 179

medical model（药物模型）, 80, 81, 91, 121–4

medication

    for acutely disturbed patients, 148

    for affective disorders（情感障碍用药）, 151–2

    combined with SFT（药物联合SFT治疗）, 148

    enforced（药物强制）, 158

    prescribing（药物处方）, 147

    psychosis（精神类药物）, 158

medication enquiry（药物咨询）, 149

mental activity, concepts of prior to Freud（心理活动，弗洛伊德之前的概念）, 77

mental health effectiveness studies（心理健康效果研究）, 108–11

    see also severe mental illness

mental health law（心理卫生法）, 122, 124, 130, 136, 151, 165, 185–7, 193

Mental Research Institute（心理研究所）, 1, 7, 10, 23, 29, 43, 45, 84, 85

meta-analyses（元分析）, 96–7

Metcalf, L., 40, 92

Microtools

    inpatient conversations（住院患者对话）, 159

    solution-focused mediation（焦点解决式调解）, 180

    two minute coaching（2分钟教练）, 179

    WOWW classroom coaching（WOWW班级教练）, 180

Miller, S. D., 91, 196

Milner, J., 37, 86, 115, 196

mindfulness（正念）, 195, 204

Mintoft, B., 116, 203

miracle question

    and bereavement（奇迹提问与丧亡）, 22

    in group work（奇迹提问与团队工

作), 42, 43

and non-miracle scenario(奇迹提问和非奇迹式场景), 44

religious objections to(宗教异议), 21

self-help(自助), 41

Missing Link Support Service（失散联络支持服务）, 143

Morrison, J. A., 113

motivational interviewing（动机访谈）, 103, 116, 195

Murphy, J. J., 40

Mussman, C., 170

narrative therapy（叙事治疗）, 86, 143, 208

National Health Service（NHS）(国家卫生服务), 80, 201, 203

Nelson, T. S., 93

Neuro-Linguistic Programming（NLP）(英国心理卫生国家研究所), 20

Newsome, W. S., 103, 113

no-treatment groups(无治疗组), 70, 92, 96, 105, 107, 205

Norman, H., 180

Nowicka, P., 104

nurses(护理), 146, 200

Nystuen, P., 100

obsessive compulsive disorders（强迫症）, 83, 107, 111, 132

O'Callaghan, K., 170

O'Connell, W., 73, 178

offenders(攻击者), 42, 75, 98, 108, 114, 115, 119, 137, 188

O'Hanlon, W., 73, 85, 161

One Flew Over the Cuckoo's Nest (film)（飞越疯人院）, 154

Osborn, D. P. J., 199

Oshlag, J. A., 73, 199

overbreathing *see* hyperventilation

Palazzoli, M. S., 37

Panayotov, P., 102, 204

panic attacks(惊恐发作), 132, 212

Park, E. S., 36

patients *see* clients; inpatients

Pavlov, I. P., 82

Peacock, F., 43, 195

Peller, E. J., 23

Perkins, R., 105

personal history of clients(来访者的个人史), 8

personality disorders（人格障碍）, 82, 83, 99, 111, 136–7, 199

personality traits(人格特征), 137

pharmaceutical corporations（医药公司）,

123, 124, 214

physical illness/disability（身体疾病／残疾），36, 45, 131, 143, 148, 201

Positive Psychology（积极心理学），10, 192, 195–6, 206

post-hypnotic suggestions（催眠后暗示），40

post-therapy enquiries（治疗后咨询），98, 103, 109

post-traumatic stress（创伤性压力），79, 131, 140, 204

power in families（家庭能量），17

pre-session change（会谈前改变），13–14, 204

prescribing medication（处方药物），146–7

Probation Service（缓刑服务），75, 199

'problem talk'（问题谈话），8, 16

problem-focused/solution-focused work（问题导向／解决导向工作），94, 165, 170, 171, 175

problems

    description in behavioural terms（问题的行为术语描述），11–13

    key questions（关键提问），12

    longstanding（长期存在的问题），110, 122, 154

    multiple（多重问题），12

name given by client（来访者命名的问题），10

process studies

    in psychotherapy（心理治疗过程研究），90–2

    in solution focused therapy（焦点解决治疗过程研究），92–6

Prochaska, J. O., 44, 135

progress in therapy（治疗过程），34–5

psychiatric units（精神病学单位），154–61

psychoanalysis（精神分析），74, 78, 80, 99, 174, 206

psychodynamic theories（精神动力学理论），4, 78–81

psychosis（精神病），111, 124, 130, 148, 152, 154

questions

    repetition of（问题重复），54

    and response（问题和反应），23

    'text/reader focused'（文本／读者聚焦），9, 89

    'why' questions（"为什么"问句），13

    see also interviews; language; miracle question; scaling questions

Rand Study Group（兰德研究小组），201

randomised controlled studies（随机控制组），98-102

recognition of solution-focused therapy（焦点解决认知治疗），201-3

record keeping(记录保持)，70, 130

registration of therapists(治疗师注册)，68

relapse(复发)，30, 44, 108, 113, 131, 133-5, 152-8, 194, 204-5

research
　　comparison studies(对照研究)，92, 102-7, 119, 192
　　effectiveness studies(效果研究)，107-16
　　future developments(未来发展)，204-6
　　involvement of clients(来访者卷入)，92-6
　　meta-analyses(元分析)，96-7
　　process studies(过程研究)，90-6
　　randomised controlled studies（随机控制研究），98-102
　　training(培训)，95-6

residential care（社区保健），42, 135-6, 154-61

　　see also inpatients

resistance(阻抗)，23, 147

response as meaning of the message(回应作为信息的意义)，23

return visits(复诊)，31-4

Reuss, N., 32, 106

Rhee, W. K., 196

Rhodes, J., 41

Rivers, W. H. R., 79

Rogers, C., 81

Rohrig, P., 170, 181

Rosenkranz, M. A., 10

Rowan, T., 161

Royal College of Psychiatrists（精神病学皇家学院），201

Ryle A., 83

safety of clients(来访者安全)，67-8

Sapolsky, R., 86

scaling questions（刻度化问题），17-20, 92, 94, 129

schizophrenia(精神分裂症)，100, 102, 124, 130, 133, 148, 152-4, 158, 204

school counsellors(学校咨询师)，39, 113

schools(学校)，39-42, 98-102

Seidel, A., 105

Seikkula, J., 124, 166, 177

self-esteem（自尊），26, 77, 105, 136, 161, 170, 185, 195, 206

self-harm（自残），27, 93, 95, 104, 125-30, 147, 166

Seligman, M. E. P., 10, 89, 90, 106, 195-6, 205

sessions see interviews

severe mental illness(重性心理疾病), 145–61

　　case example(个案范例), 161–5

Severin, B., 42

sexual abuse

　　of adults(成人性虐待), 139–40

　　of children(儿童性虐待), 13, 67, 73, 115, 140–3

　　of clients(来访者性虐待), 71

SFT-L internet discussion list（SFT-L 网络讨论列表）, 30

Shapiro, F., 131, 140, 195

Sharry, J., 22, 43, 130

shell shock, 79

Shennan, G., 112

Shephard, B., 79

Shepheard, M., 175

Shin, S-K., 101

Short, E., 169

side-effects of medication(药物副作用), 148, 151, 154

SIGN guidelines(SIGN 指南), 45, 201

'Signs of Safety'(安全迹象), 115, 141–2

Skinner, B. F., 82

sleep(睡眠), 131–2, 147, 150, 152, 155

Smock, S. A., 100

social class and effectiveness（社会阶级和有效性研究）, 99, 110, 114, 203

social contact(社交), 174

social environment(社会环境), 154

social workers（社会工作者）, 1, 106, 138, 200

Solution-Focused Brief Therapy Association（SFBTA）of America(美国焦点解决短期治疗协会), 117

Solution-Focused Reflecting Team（焦点解决反映小组）, 180

'solution forced' change(解决强迫的改变), 19, 23, 44

SOLworld, 168

Sparks, P. M., 170

Spence, G. B., 169

Springer, D. W., 105

SSRIs, 147

Stams, G. J. J., 96

steroids(类固醇), 147

Stith, S. M., 105

Stoddart, K. P., 105–6

strategic therapy(策略治疗), 1, 10, 29, 85

substance misuse(物质滥用), 103, 113, 133–5, 163, 194, 199, 201

suicide(自杀), 68, 104, 125–30, 166, 196

Sundmann, P., 106

supervision(督导), 26, 41, 72–3, 106,178–81

surviving the present(当下幸存), 22–3

索引

'symptom substitution'（症状替代）, 73-4
systems theory（系统治疗）, 83-4

tasks（任务）, 28-9, 31, 94, 117
Taylor, D., 133
teams
    anticipation conversations（期望对话）, 176-8
    conflict（团队冲突）, 174-5
    constructive criticism（建设性批评）, 174, 181-3
    Solution-Focused Reflecting Team（焦点解决反映小组）, 180
teenagers
    in care settings（保健机构中的青少年）, 42, 101, 103
    in school settings（学校中的青少年）, 39-42, 98-102
'text/reader' focused reading, 9, 89
therapeutic alliance（治疗联盟）, 28, 91-2, 205
therapists
    clients' choice of（来访者的选择）, 90
    competence（技能）, 54, 97, 106, 130, 142, 183, 199
    ethics（道德）, 66-76
    personal qualities of（人品）, 70
    and personal therapy（个人治疗）, 71
    relationship with clients（与来访者的关系）, 71, 73
    therapeutic alliance（治疗联盟）, 28, 91-2
    training and qualifications（培训和认证）, 97, 199-201
thiamine deficiency（硫胺素缺乏）, 133-4
Thomas, F., 72-3, 178
Thorslund, K. W., 170, 204
Tohn, S. L., 73
Triantafillou, N., 42, 72, 106
Turnell, A., 115, 149, 199

uncertainty（不确定性）, 91
United Kingdom Association for Solution Focused Practice（UKASFP）（焦点解决实践英国协会）, 68-9
United Kingdom Council for Psychotherapy（UKCP）（英国心理治疗委员会）, 70, 200
Unwin D., 36
utilization（Erickson）（使用）, 84, 140

VASES scale, 37
Vaughn, K., 112
violence（暴力）, 114-15
Visser, C., 192

Wake, M., 102

Walker, L., 106

Walrond-Skinner, S., 71, 74

Walter, L. J., 23

Wampold, B. E., 68, 83, 86, 89, 91, 196, 199, 205

Warner, R., 96

Watzlawick, P., 10, 28, 43, 79, 85

Wells, A., 206

Wettersten, K. B., 205

'what else?'(还有什么？), 12, 15, 17, 31, 179

Wheeler, J., 106-7, 142, 178, 199

White, M., 86

Wilmshurst, L. A., 42, 101

Wiseman, S., 93, 104

Wittgenstein, L., 9, 86, 89, 194

Wolf, F., 22

World Wars(世界战争), 79-80

Yang, F-R., 107

Yang, S., 102

Young, S., 113

Zhang, H-Y., 100

Ziffer, J. M., 113

Zimmerman, T. S., 107

Zunin, L., 37, 174